看護判断のための
気づきと
アセスメント

老年看護

編集
湯浅美千代

中央法規

はじめに

Introduction

老年看護の分野において，たびたび「アセスメントが難しい」というご意見をいただきます。確かに，高齢者を看護するには，考える範囲が広く，必要となる情報も多くなります。その情報も，簡単には得られません。

さらに，長く看護界に浸透している問題解決技法や医学的な観点のみではうまくいかず，哲学的・社会学的な観点も必要となります。

そして，さまざまな考え方があるために，一人の考え，看護チームのみの考えだけではうまくいきません。多職種のチームで情報を集め，知恵を集めてアセスメントし，その高齢者の生活と生命の質を改善するように働きかけていくことになります。

そのなかで，看護職がどのようにアプローチできるかを示していく必要もあります。

このようなことを考えながら本書の編集に取り組みました。

第１部では総論として，高齢者とその看護の特徴を踏まえて，気づきやアセスメントのアウトラインを述べています。

第２部では，高齢者の心身の特徴から，気づきやアセスメントの具体的な方法について述べていただきました。

第３部では，老人看護専門看護師の皆さんに，日頃の看護実践を踏まえて特徴的な事例について，アセスメントを中心に述べてもらいました。

高齢者のアセスメントについて，基本的なところを知りたい人は第１部から，アセスメントの具体的な方法やポイントを知りたい人は第２部から，実践の場面をイメージしながら具体的に学びたい人は第３部から読んでいただくとよいと思います。

さらに，第２部では，「気づくためのトレーニング」として，アセスメント力を高めるための学び方も示してもらいました。高齢者の看護が難しいと思う人は，このトレーニングを試してみてください。大学院生や看護師の方々向けの研修方法の参考にしていただくのもよいと思います。

また，第３部の具体的な事例の場面を読んで，自分ならどのようにアセスメントするか，アセスメントとしてどのように記述するか，皆さんが用いている書式を使って記載してみるのも１つのトレーニングとなると思います。

老年看護を実践するには，部分的な理解では不十分です。幅広い知識をもち，考えながら実践する，そして，実践した結果を振り返って自分の知識や考えを確かめるという行為によって実践力を高めます。その行為の一部として，本書を活用していただければ幸いです。

2022年4月

湯浅美千代

目次
contents

◆第３部　事例から理解する気づきとアセスメント

COLUMN

◆ 索引

編集・執筆者一覧

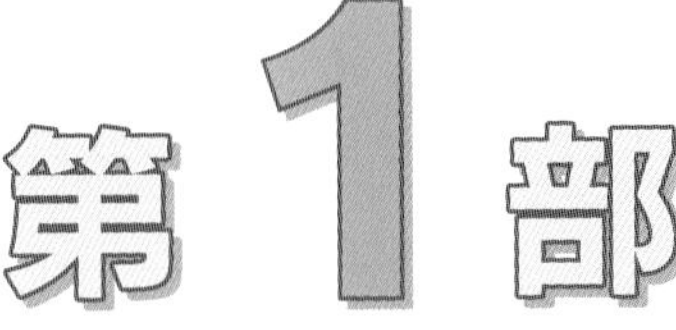

第1部

総　論

1 高齢者看護における アセスメント

01 アセスメントとは

さまざまな使われ方をする“アセスメント”

アセスメントという用語は，看護だけでなく，教育，企業，行政等，さまざまな分野で使用されており，かつ，さまざまな意味や使われ方がある。例えば，私たちは日常的に事象や事実を解釈，判断，評価している。それを感覚的に行っている場合もあれば，知識に照らして論理的な思考で判断している場合もある。自身の経験から判断する場合もある（図1）。これらも広い意味でのアセスメント（査定，評価）である。

看護実践の考え方の基盤となる看護過程は，アセスメントからはじまる。「対象の健康に関するさまざまな情報を収集して整理し分類したのち，予測的問題を含めて問題点の抽出につなげる段階」[1)]である。この段階の一連の行為をアセスメントという場合もあれば，この行為の結果，すなわち，情報の解釈や判断内容をアセスメントという場合もある。対象の全体を捉える前の段階で，1つの情報について意味づけることもアセスメントという場合がある。

看護診断では，診断に至る前の情報収集とその分析，統合を経て看護問題を抽出，明確化する部分をアセスメントといい，それを踏まえて判断すること，すなわち，看護診断については別に捉える[2)]。一方，川島[3)]が「訳書によるほとんどが，情報収集そのものをアセスメントという用語で言いあらわしている。だが，わが国では，一般に情報収集（観察）とは別に，情報を分析し，その情報が意味するものを考えることを指していると思われる」と述べているように，看護過程においてもアセスメントという用語はさまざまな使われ方をしている。

さらに，看護過程においては，実践した内容を評価する段階がある。この評価に基づいて再度アセスメントをし，方法を修正して実行するというサイクルとなる。評価も対象の状態（変化）を捉え分析することという点ではアセスメントと同じ行為といえる。したがって，アセス

図1 情報の捉え方（広い意味でのアセスメント）

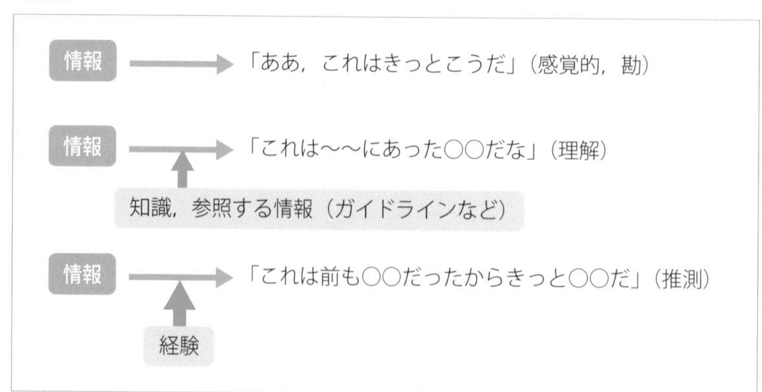

メントという用語を用いる場合，どの時点の何を指しているかを意識しておく必要がある(図2)。

“アセスメント”の目的

看護と同じように，対人援助を行う介護やソーシャルワークにおいても，アセスメントという用語が用いられる。渡部は，ソーシャルワーク・アセスメントについて，テキストに書かれている定義などを集め，アセスメントの共通項をまとめている。その最初に，「アセスメントは将来成すべきこと（援助計画）を見つけ出す道具である」と書かれている[4]。これは看護においても同様で，アセスメントの目的は援助を見出すことであり，援助することを前提にアセスメントしなければならない。さらに，近藤[5]は，対人支援におけるアセスメントを「一つ一つの情報を自分なりに解釈し，それらを組み立て，生じている問題の成り立ちmechanismを構成し（まとめ上げ），支援課題を抽出すること，あるいは，その人がどんな人で，どんな支援を必要としているのかを明らかにすること」と定義している。

本書では，この定義を踏まえて，高齢者看護におけるアセスメントを「高齢者とその家族への看護にいかす前提で，情報を集め，解釈，判断する行為」と捉える。

不適切なアセスメントによる影響

アセスメント結果に基づき援助が計画され実施される。そのため，アセスメントが不適切であれば援助の効果は得られないことになる。つまり，高齢者が不快であったり，不安をもったりする期間が長くなる。これは成人でも同様であるが，高齢者の場合，その影響が大きくなる。例えば，回復に時間がかかる，状態が悪化する，合併症が生じるなどであり，生命予後に直結することもある。高齢者は急変しやすい，合併症が生じやすいといわれるが，アセスメントが難しく，不十分なアセスメント，あるいは不適切なアセスメントに起因している可能性も考えら

図2 看護過程におけるさまざまなレベルでのアセスメント

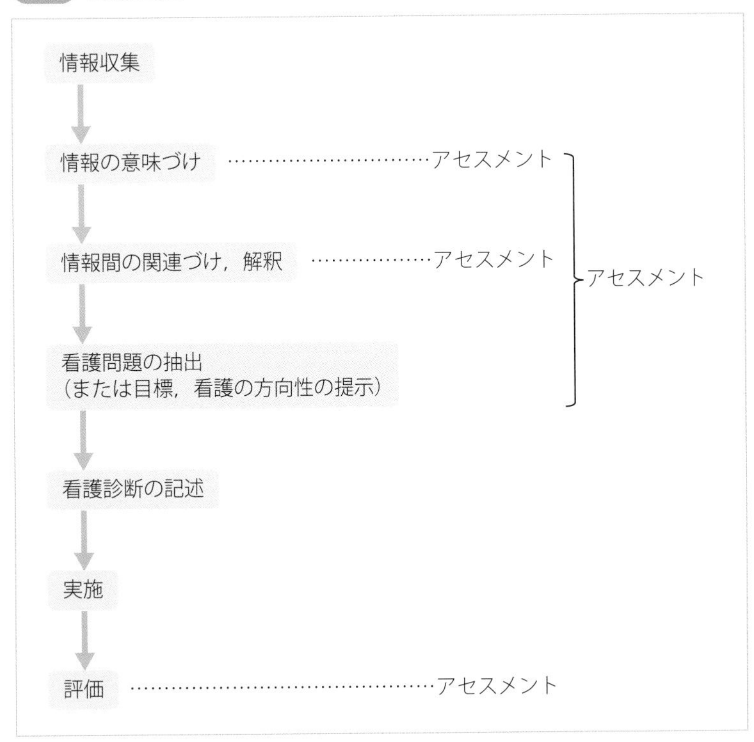

れる(図3)。

02 高齢者看護において，アセスメントが難しいと感じる理由

アセスメントに必要となる高齢者の要素の多さ(図4)

看護師が行うことには，診療の補助に加え，療養上の世話がある。高齢者の場合，人間らしい生活が保障されること，少なくとも患者が安心できる寝食の場が提供されることは治療効果にも影響する。この点は，看護師が責任をもって実行しなければならない。ゆえに，看護師が行うアセスメントは身体面にとどまらず，心理，環境，生活，人生など多岐にわたる必要がある。また，高齢者の生活や療養には，家族の存在，家族の支援状況が影響する。家族についても情報を得て，アセスメントする必要がある。

高齢者の場合，身体面についてもさまざまな要素が影響する。例えば，自覚症状，他覚症状に加齢の影響が加わる。高齢者では複数の疾患をもっていることが多いため，今の症状がどの疾患からきているのか判別しにくい。現段階では診断されていない疾患による症状の可能性もある。一方で，生活の仕方に影響された症状である場合もある。その人独自の価値観や考え方，心理状態や経験が自覚症状の表現に影響することもある。

個別性が高い高齢者をアセスメントしようとすると，多面的に情報を得て，それらを統合して判断する思考が求められる。

想像しがたい老化と生活体験(図5)

看護師は，老化の知識をもっているが，それを経験している人は少ない。若い看護師が高齢者の体験している老いを感覚的につかむことは難しい。加齢に伴う変化は徐々に進むので，高齢者自身も明確には自覚していない場合があるが，若いときと同じではないという実感はある。

一方で，高齢になって身体は衰退しても，気持ちは若いときと変わらないという思いがあり，自分が慣れ親しんだ統一的な自己意識をもつ[6)]。これまでの人生で成し遂げてきたことがあり，それに誇りをもっている。それが何であるかは各自で異なり，病床にある今の高齢者の姿からは想像しづらい場合もある。

日本は戦後75年の間で急速に生活が変化した。それをすべて体験しているのが高齢者であ

図3 アセスメントの適否の影響の例

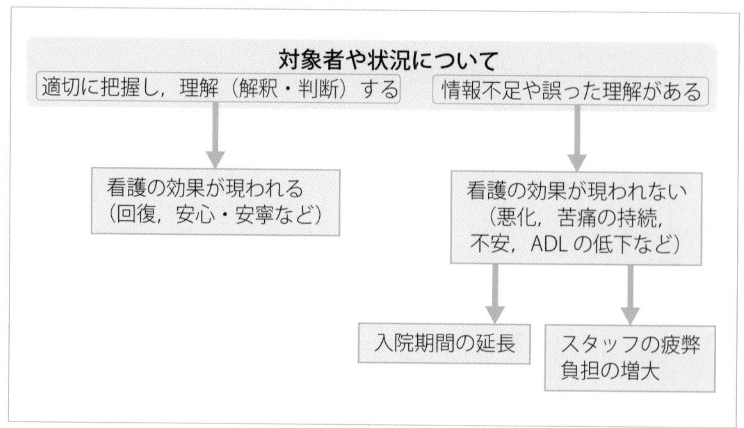

図4 高齢者の看護のためのアセスメントに必要となる情報

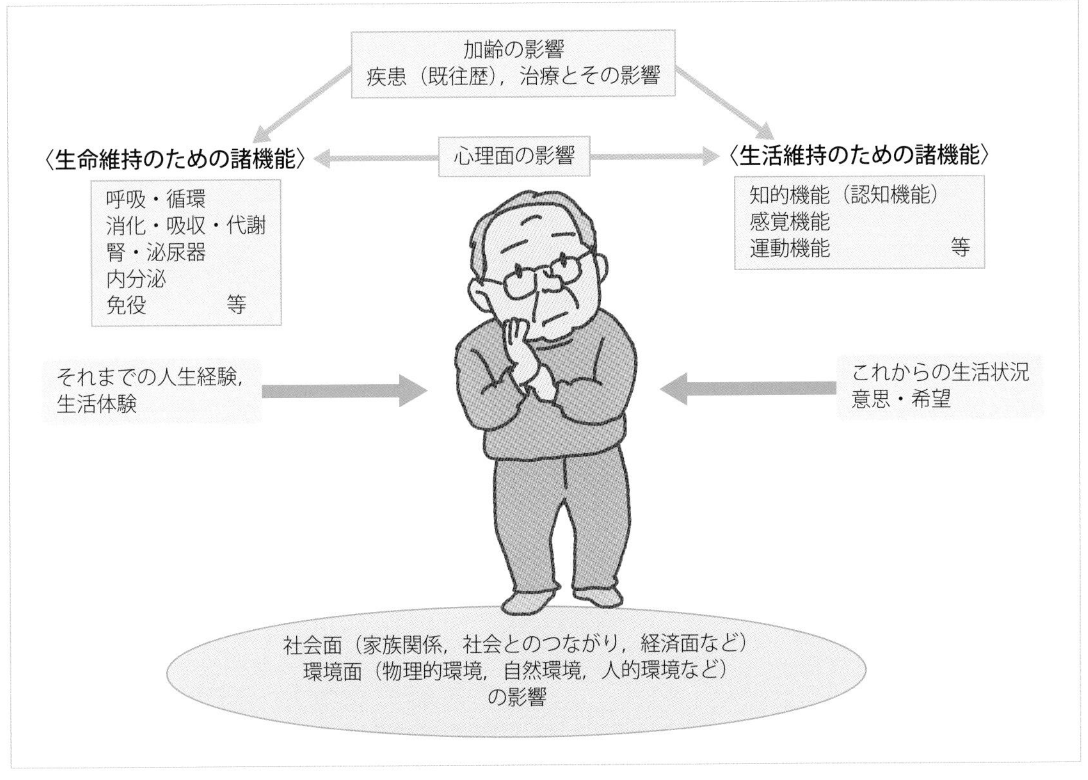

図5 高齢者の自己イメージと若い人からみたその人の捉え方とのギャップ

耳が少し遠くなったけど，
性格は昔のまま
物を大切にしなければ
足元が危ういから
注意しよう
食べて力をつけよう
糖尿病なのに
あんなに食べては
いけないのでは
若い頃の
自己イメージ
若い頃の文化，価値観，
時代背景，経験
高齢者
若い看護師

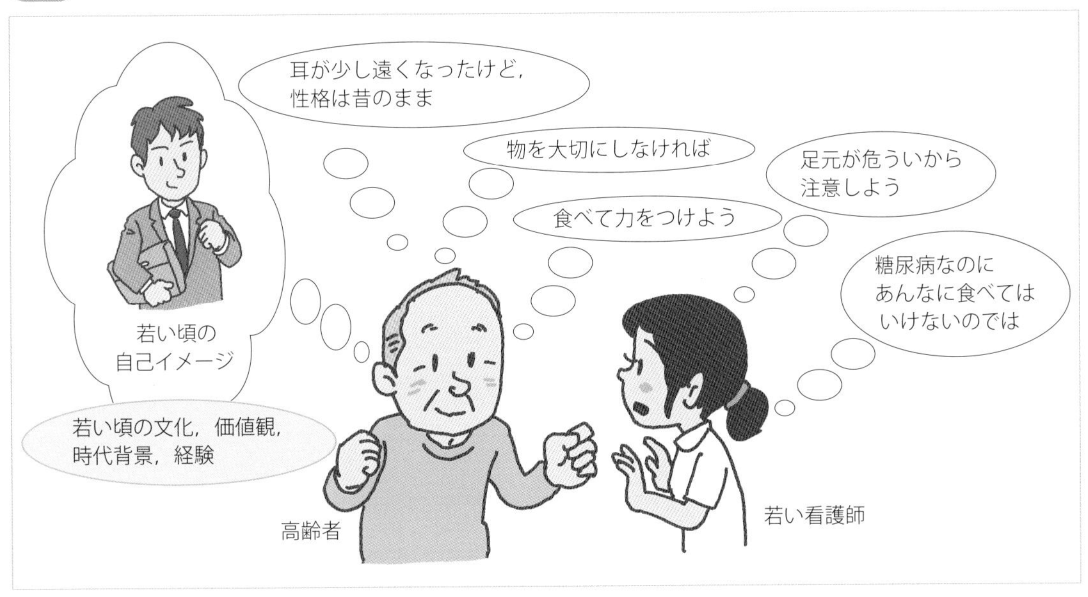

る。例えば，1940年代以前の日本では，若い看護師には想像できないような生活があった。そして，昭和という60年ほどの間で，住居，生活用品，服装，金銭感覚，価値観，倫理観などが大きく変化した。また，高齢者の使う言葉がわからず，話の理解ができなくなった経験のある看護学生が73.5％いるという調査[7)]が示すように，高齢者と若者とでは理解できる言葉が異

なる。

つまり，若い看護師にとって，高齢者の生活体験は異文化といえるくらいに異なっており，若い看護師がもつ常識と高齢者がもつ常識とが異なる可能性も高い。そのなかで，看護師が高齢者を理解しがたいと感じやすくなる。

急性期治療の現場で求められるパターン化した行動とその限界

生命の危機に直面し，一刻も早く，適切に処置する必要がある場合，患者について多くの情報を得て，複雑な思考，判断をしている時間はない。この状態だからこうする，というパターンで最も適切な方法を選び取り，機敏に動く必要がある。患者の生命を守り，苦痛を緩和するために必要な行動である。

一方，慢性疾患のため長期的に治療・療養している高齢者やエンド・オブ・ライフケアが重要になる後期高齢者では，医療者の見方だけでは不十分で，高齢者自身の個別性，価値観，死生観，人間関係などを考慮して判断する必要が生じる。例えば，医学的にはこの処置，このケアが良い，生命予後のためにはこのような自己管理をしてほしいと判断できても，高齢者の望みや生き方に反する場合がある。逆に，医療者がこのような治療は負担が大きいと判断しても，本人や家族は治療したいと希望するかもしれない。本当にその治療・処置がこの高齢者に適しているのか，本来的にはどのような看護が求められるのかを考えるために，高齢者一人ひとりについて掘り下げるアセスメントが必要になる。

看護基礎教育課程で看護過程を学ぶ際，患者の個別性を踏まえてアセスメントする思考を学んでいる。しかし，卒業後，身体疾患を中心とした急性期治療の場で成長する看護師たちは，円滑に治療を進めるためにパターン化された思考・行動を身につける。よって，そのパターンが通用しない，個別性の高い高齢者の看護に苦手意識をもつ看護師もいる。

急性期治療の現場にもナラティブ・ベイスド・メディスン※1やパーソン・センタード・ケア※2といった考え方が導入されてきている。後期高齢者の増加する日本において，高齢者とその家族の視点でのアセスメント，複雑な思考を必要とするアセスメントに挑戦する必要がある。

看護師の思考力・表現力を鍛える機会の減少

経験の長い看護師であっても，○○疾患についてではなく，目の前にいる“○○さん”についてアセスメントしてもらうと，どのように表現してよいかわからず，戸惑う人がいる。病院では主治医の診断や指示のもとに医療が提供されるため，医師による診断や治療方針に基づいた看護方針が出されることから，看護職独自のアセスメントが必ずしも必要とされない場合もある。

また，標準看護計画や看護診断を引用することで日々の看護計画立案を記載できるようなシステムを導入している場合や，入院期間が短く

※1 ナラティブ・ベイスド・メディスン（narrative based medicine：NBM）　グリーンハル（Greenhalgh T），ハーウィッツ（Hurwitz B）らによって提唱された医学/医療の概念[8]。evidence based medicine（EBM）を補完する概念と捉えられることが多く，EBMとNBMは「患者中心の医療を実現するための車の両輪」[9]と理解されている．患者が自身の人生や出来事についての物語を語ることを助け，そこから医療者は真の患者像をつかむこと，そして，語りを通して患者が自身の物語を捉え直すことを試み，再起・再生，あるいは成長することを支援する臨床行為である。

※2 パーソン・センタード・ケア　英国の心理学者であるキットウッド（Kitwood T）によって提唱された認知症ケアの考え方。年齢や認知機能障害の有無にかかわらず，人々の価値を認め，一人ひとりの独自性を尊重し，認知症をもつ人の視点をすべてのケアプラン作成の中心に置き，意義ある生活ができる人としてその人の価値を認め，その人たちが周囲との人間関係を維持できるように相互に支え合う社会環境を提供すること[10]。

記録の簡略化が進められている施設では，その患者自身の背景や個別性について思考し，自分たち独自のアセスメントや看護問題を記述する機会が少なくなる。その結果，自分の思考や表現に自信がもてず，ほかの何かに頼りたくなるということが生じている。

エビデンスの乏しさ

高齢者のアセスメントに活用すべき多くの知識が存在するが，多面的であるがゆえに，体系立っていない。また，経験的には有効とわかっているケアであっても，その検証がしづらくエビデンスが蓄積されていない。そのため，自信をもって根拠を示し，明解に判断を述べにくいという弱みがある。

例えば，転倒リスクを予測するアセスメントツールはあるが，入院し治療を受けている高齢患者の多くは転倒リスクが高くなるため，個別的な援助につながりにくい。一方，看護師がこれまでに多くの高齢者を看護してきた経験から危険性を直観し，なんらかの援助を行って危険を回避している看護師がいる。逆に，危険を予測できない看護師や，なんとなく予測していても援助のための行動をしない看護師がいる。また，援助しているが，意図的ではなく，決められたことをしているだけという場合もある。経験に基づく判断は有効な場合も多いが，アセスメントの根拠として表現できないため，アセスメントするという意図的な行動に結びつかない場合もみられる。その結果，チームとしての計画的な看護に至らない。

看護の研究では倫理的な観点からエビデンスを示すランダム化比較試験を行いにくく，また，行ったとしても条件すべてをコントロールできないという限界がある。エビデンスの乏しさはアセスメントの困難につながっている。

03 高齢者のアセスメントの特徴

多面的に得た情報と気づき，発見

高齢者のアセスメントの特徴の1つに，多面的に情報を得ることがある。そして多くの情報を整理，統合して全体像を捉える。整理した情報を俯瞰してみることで，つながりが見えたり，根本原因がわかったりする。つまり，情報から援助につながる何かに“気づく”“発見する”ことが求められる。これには知識だけではなく，経験知，経験に基づく直観も活用される。経験そのものが活用されるというよりは，経験したことの意味や因果関係を考えたりしているからこそ活用できる。よって，高齢者を看護するためのアセスメントを行ううえでは，高齢者やその家族との関わりを通して日々感じていること，考えたことを言葉にすること，つまり，体験を意識化し表現することを通して，気づく力，発見する力を高める必要がある。

仮のアセスメントと実践の評価を通したアセスメントの修正

テキストや参考書を見ると，看護するために得るべき情報について，疾患・症状・治療別に網羅的に示されている。これらを参考に，まずは一般的に必要とされる情報を集め，それをもとに仮のアセスメントをする。このアセスメント結果に基づいて援助をしてみて，その評価からアセスメントを修正あるいは確定する。情報の不足に気づけば，意図的に情報を集めてアセスメントを修正する。情報の解釈が誤っていたことに気づくことでアセスメントを修正することもある。これらによって，援助方法を変更する，あるいはその援助方法の継続を決定する（図6）。これを繰り返していくことになる。

高齢者のアセスメントで多くの情報を必要とするということは，そのときに得ていなかった情報が1つ加わるだけでも，解釈，判断，つまりは援助方針が大きく変わりうることを意味する（図7・8）。

特に，関わりはじめた当初，その高齢者の看

図6 看護過程におけるアセスメントの繰り返し

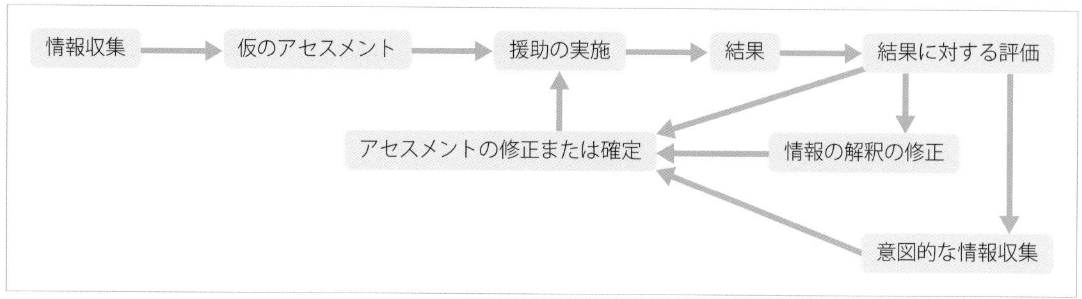

図7 情報が加わることによってアセスメントや援助が大きく変わる例①

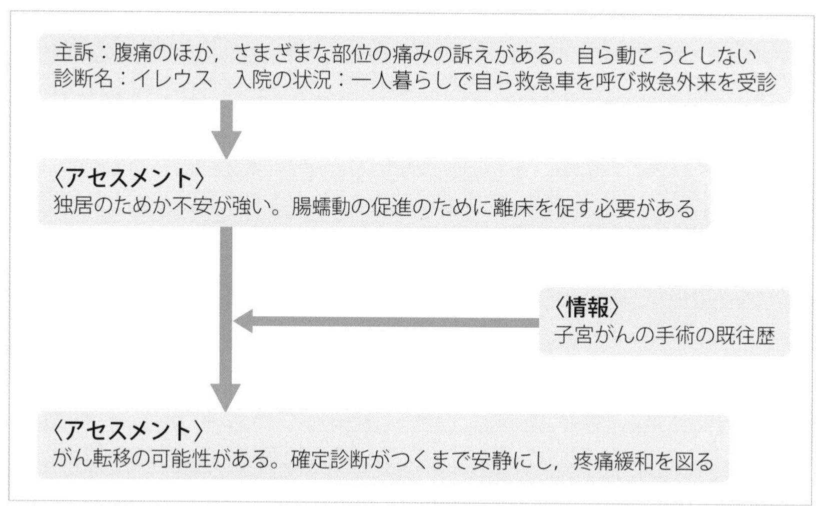

図8 情報が加わることによってアセスメントや援助が大きく変わる例②

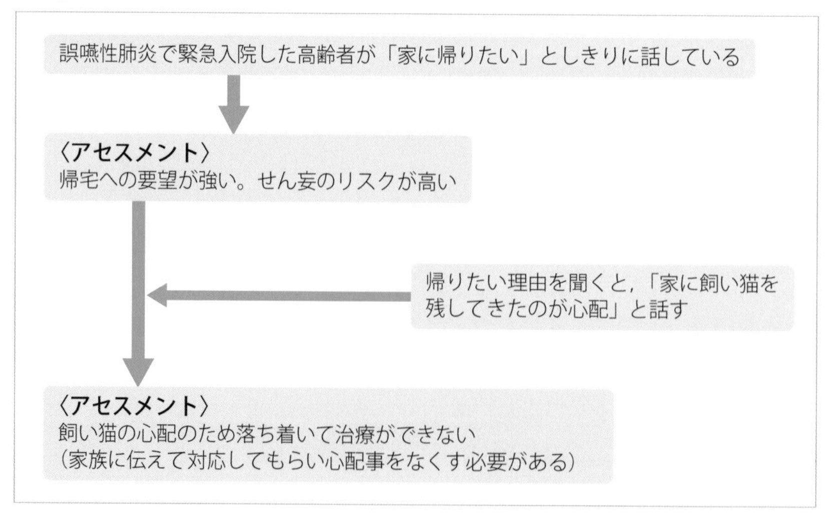

護方針を左右する重要な情報，鍵になる情報が何であるかは定かでない。患者のことを知り得ていないこと，情報をつかみきれないことを前提とする。これが高齢者のアセスメントの特徴の1つである。

情報の捉え方の多様性と時間的な経過に伴う変化

1つの情報にしても，事実の一部を切り取ったものにすぎない。また，その情報をどのように見るか，どのように捉えるかは一様ではない。同じ情報について，看護師の立場からの見方と本人や家族の立場からの見方とは，異なる可能性もある。例えば，高齢者や家族の「わかりました」という言葉は，了解したという意味だけとは限らない。礼儀としての返答かもしれない。言葉をオウム返ししただけという場合もある（図9）。その単純ではないところや不確実さに留意しつつ，アセスメントを進める必要がある。

仮のアセスメント結果に基づき援助を実践し，その反応や追加した情報を加えて，アセスメント結果を修正し，援助を適切なものにしていくが，この経過のなかで，援助の対象者である高齢者や家族は変化する。その変化には回復や成長もあれば，衰退や悪化もありうる。時間的な経過が加わることで，アセスメントを修正する必要があることにも留意する必要がある。

さらに，再アセスメントのタイミングが重要である。再アセスメントするタイミングが遅れれば，適切な看護が提供できない期間が長くなることを意味する。再アセスメントのタイミングが早い場合は，情報が乏しいままであったり，その後の変化をつかめなかったりする。アセスメント後に変化しうることを念頭に，情報を得ていき，適切な時期に再アセスメントを提示できるようにする。

多職種間でのアセスメントの相違

高齢者看護では多職種との連携が多くなるが，同じ情報でも職種によってアセスメント結果が異なることがある。1つの情報でもさまざまな見方があり，さまざまな解釈が可能である。

その解釈・判断に欠かせないのが知識であるが，専門分野が異なる職種ごとにもっている知識体系が異なる。また，その専門性によって援助として行う内容が異なるため，情報を何にどのように活用するかは異なる（図10）。よって，職種によってアセスメント結果が異なることも

図9 看護師と高齢者の意図の食い違い

検査の説明は以上です。
大丈夫ですか？
大丈夫です
看護師
高齢者

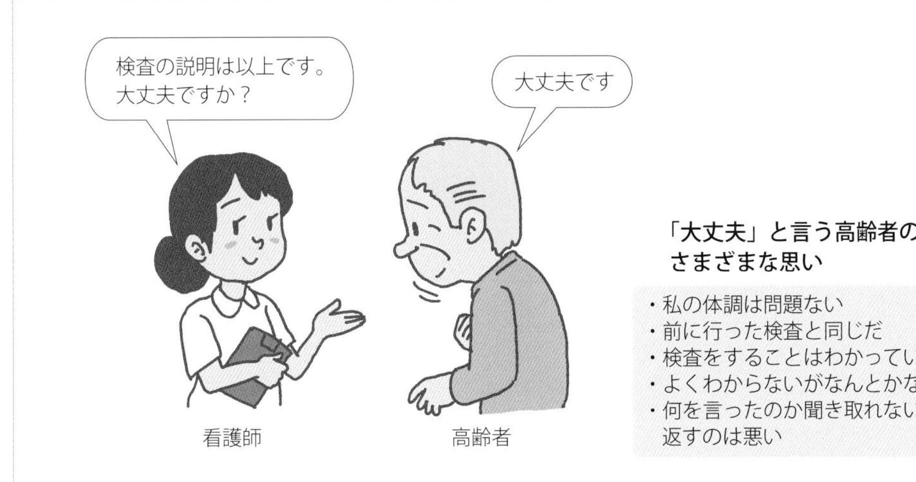

「大丈夫」と言う高齢者のさまざまな思い

- 私の体調は問題ない
- 前に行った検査と同じだ
- 検査をすることはわかっている
- よくわからないがなんとかなるだろう
- 何を言ったのか聞き取れないが，聞き返すのは悪い

図10 観察（情報）・感想の違いと，関心や知識による判断（アセスメント）の違いの例

〈観察（情報）〉
赤い
丸い
つやつやしている
ずっしり重い
香りがする
りんご
〈アセスメント〉
紅玉
りんごに関する知識
買い物への関心，知識
とれたてだ
流通への関心
○円くらいだろう
通信販売すれば儲かる
料理への関心
〈感想〉
おいしそう
好き
すっぱそう
美しい
アップルパイの材料にしよう
これは絵手紙の題材になる
絵画への関心

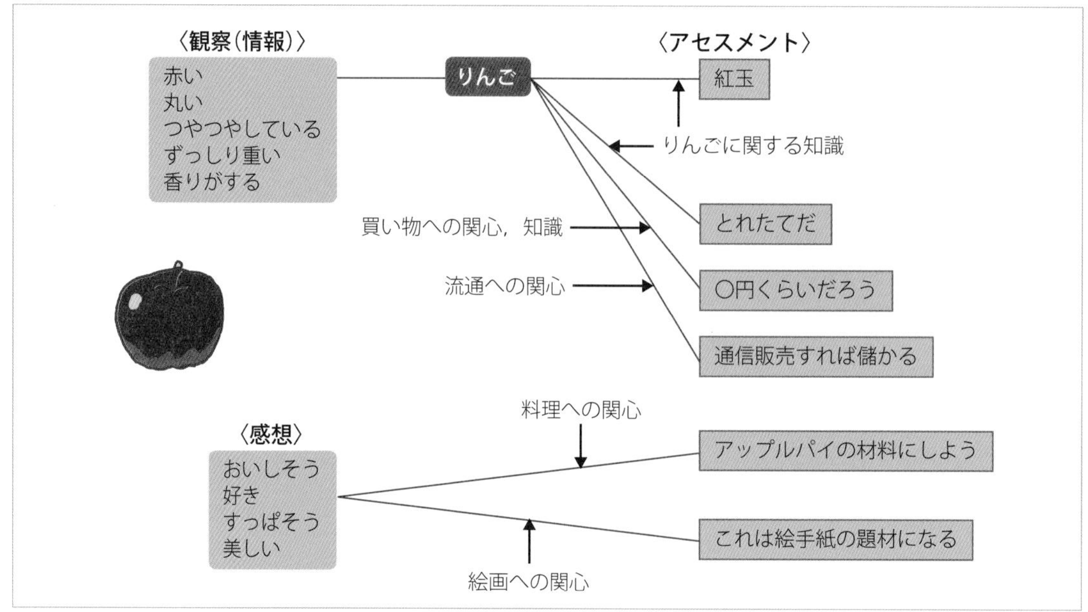

図11 専門性，関心による患者の状態把握（アセスメント）の違いの例

せん妄のリスク
が高いのでは
受けもち看護師
骨折したのだから
痛みがあるのは当然だ
整形外科医
理学療法士
術後のリハでも
痛みを訴えるかも
しれない
鎮痛薬の量が
不足しているのか
薬剤師
骨折の治療目的で
入院したAさん
体動時の痛みあり
糖尿病治療中
管理栄養士
糖尿病食の指示が
出ているから
注意しないと
術後はインスリンが
必要になるだろう
糖尿病の専門医

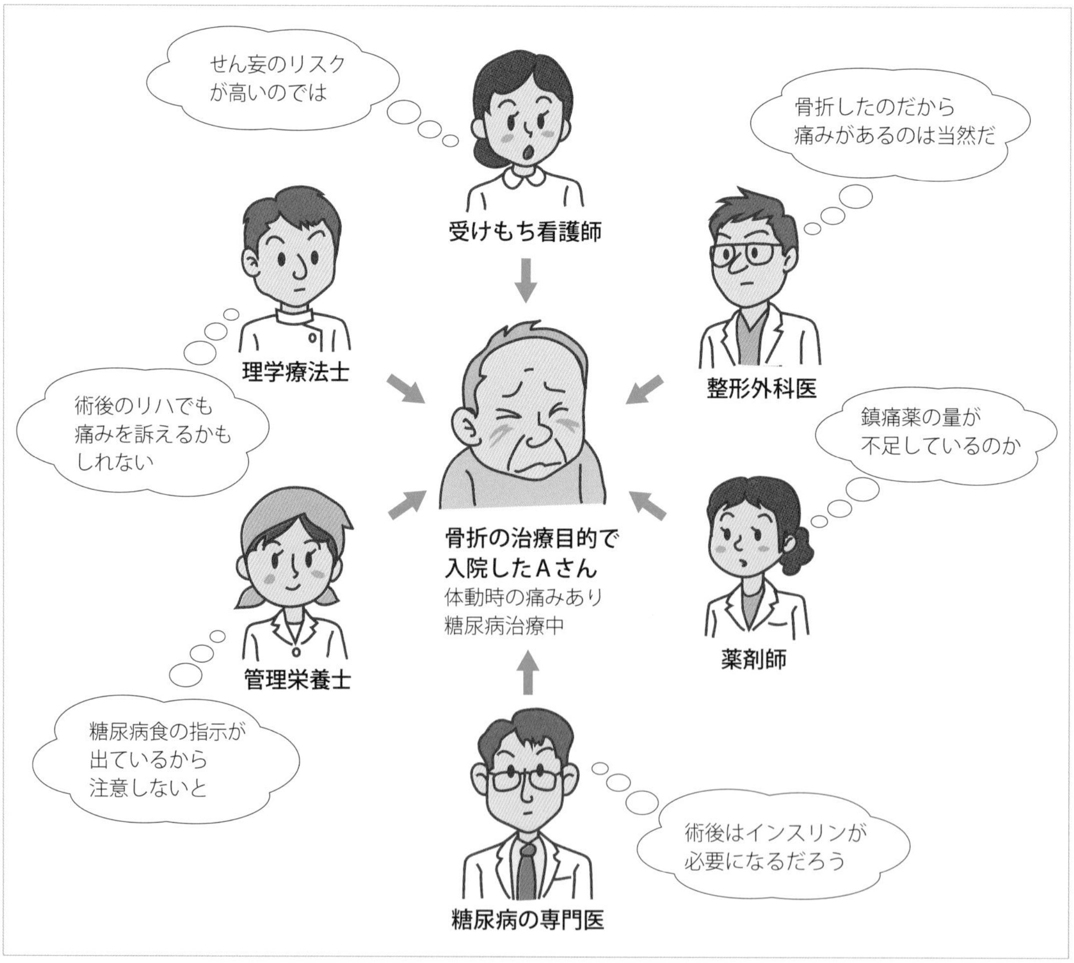

当然ありうる(図11)。また，同じ看護職であっても，目指す看護の違いや看護師個々の関心や経験の違い，もつ情報・知識の豊かさの違いなどによって，アセスメント結果は異なる(図12)。

意見交換を行い，不足や誤りは修正しなければならないが，それぞれの立場に立って理解し合う努力も必要である。つまり，アセスメント結果に基づいて看護を計画・実施するうえで，看護チーム内，そして多職種間でのカンファレンスが重要になる。

アセスメント結果の共有と検討

看護，医療は一人で行うわけではない。バラバラの目標で援助していては援助の効果も上がらない。関わるスタッフが同じ方向性，共通の目標に向かってケアするためには，チームメンバーや各職種の捉え方の相違が生じる可能性について理解したうえで，アセスメント結果を共有することが重要になる。

看護チームで高齢者や家族の情報を出し合い，何が問題かを検討してアセスメントし，その結果に基づき看護の方向性や具体的な方法を決める。多職種チームで援助する場合も同様で，アセスメント結果を検討し，共有する話し

図12 関心や経験，学習内容による状況の解釈(アセスメント)の違いの例

不安や不満が
あるのだろうか
心理面が気になる
Aナース
いつもと違う。体調に
変化があるのでは
高齢患者に興味がある
Bナース
家族と会えないので
寂しくなったのか
家族が気になる
Cナース
治療が
効いていないのか
膠原病治療に興味が
あるDナース
私たちが忙しいのを
わかってくれない。
わがままな人だ
最近疲れている
Eナース
私の対応が
悪いから何度も
呼ばれるのだろう
臨床経験が少ない
Fナース
リウマチの治療を
行っているAさん
ナースコールで
たびたび看護師を呼ぶ

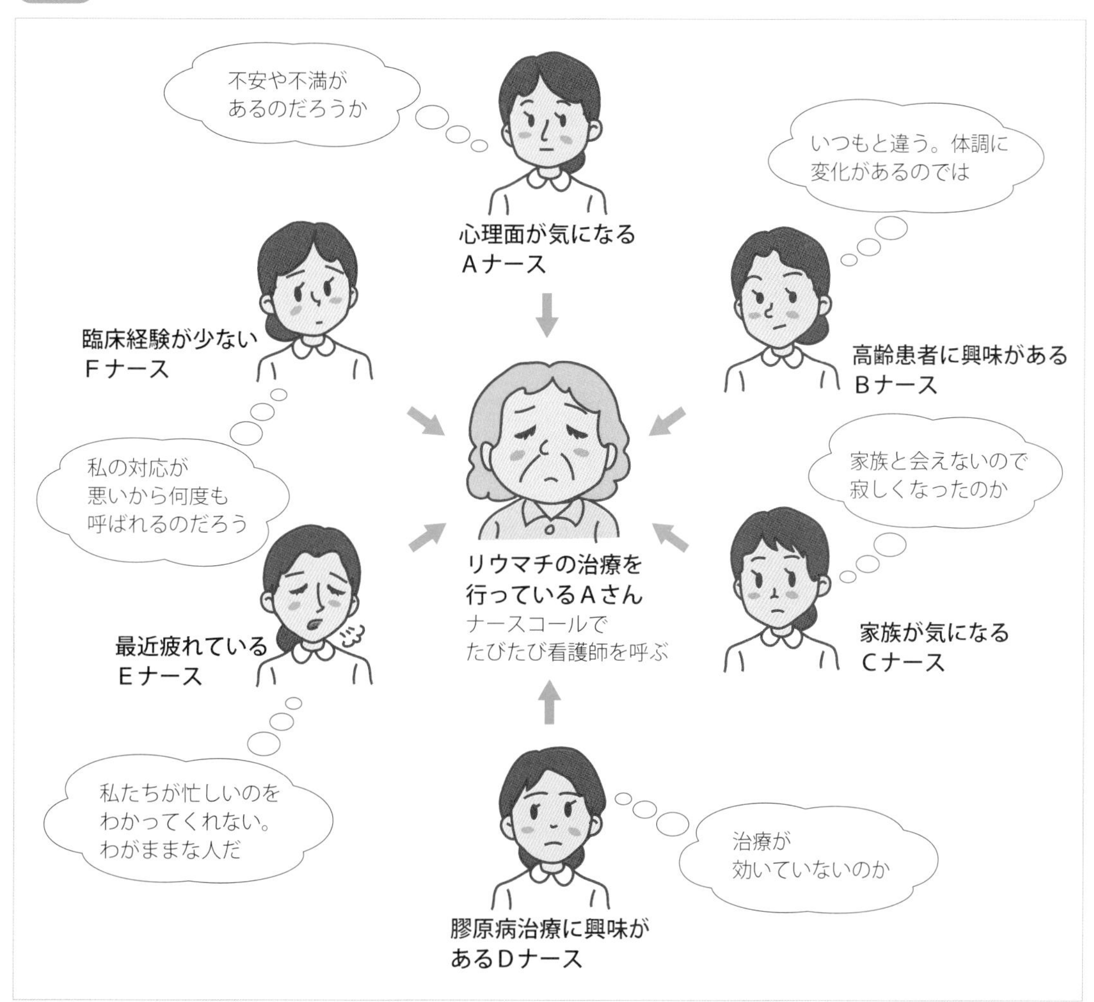

合いが重要である。

スタッフ一人がもつ情報は限定的である。また解釈や判断には偏り（バイアス）や誤りがつきものである。それを多数の視点で考えることにより，情報を豊かにし，さまざまな角度から考えることで偏った見方や判断の誤りを少なくする。その際，認知バイアスや集団による思考によって陥るヒューマンエラーの知識（p39の表2参照）をもち，小さな気づきや異なる意見も取り上げながら，1つひとつ検討することが重要である。そのため，話し合いに参加するスタッフ同士がさまざまな意見を言い合える関係になるよう配慮することも重要になる。

COLUMN

統一した看護の功罪

アセスメント結果をチームで共有，検討し，看護の方針や目標，具体的な方法を計画として記載し，実行する。このことを「統一した看護を実施」と表現されることがある。確かに，チームとして活動するうえでチームメンバーがバラバラに動くことでの弊害がある。一時的にチームメンバーが同じケア方法をとることで効果を確かめる場合もある。

しかし，計画された看護が絶対ではないことを念頭においてほしい。高齢者の状態の変化や治療法の変更，新しい情報の追加などがあれば，アセスメントを変更しなければならない。アセスメントが変わることで行うべき看護は変わってくる。また，関わっているなかで今行っている方法よりもその高齢者に適した方法がみつかる場合もある。「統一した看護」を遂行するために，高齢者にとってよりよい看護が見出されないということがないようにしてほしい。

引用文献

1) 江藤真紀，渡邊トシ子：II．看護過程とPOS．ヘンダーソン・ゴードンの考え方に基づく実践看護アセスメント　同一事例による比較，渡邊トシ子編，p15，ヌーヴェルヒロカワ，2011.
2) 滝島紀子：看護過程から理解する看護診断　改訂第3版，pp11-13，丸善出版，2019.
3) 川島みどり：新装版　看護観察と判断　看護実践の基礎となる患者のみかたとアセスメント，p77，看護の科学社，2012.
4) 渡部律子：福祉専門職のための総合的・多面的アセスメント　相互作用を深め最適な支援を導くための基礎，p24，ミネルヴァ書房，2019.
5) 近藤直司：医療・保健・福祉・心理専門職のためのアセスメント技術を高めるハンドブック　ケースレポートの方法からケース検討会議の技術まで　第2版，p24，明石書店，2015.
6) シャロン・カウフマン著，幾島幸子訳：エイジレス・セルフ，pp7-8，188-189，筑摩書房，1988.
7) 髙野真由美：看護学生と高齢者との世代差言語とコミュニケーションへの影響．日本看護学教育学会誌，30（2）：49-59，2020.
8) トリシャ・グリーンハル，ブライアン・ハーウィッツ編，斎藤清二，山本和則，岸本寛史監訳：ナラティブ・ベイスト・メディスン　臨床における物語りと対話，金剛出版，2001.
9) 斎藤清二：改訂版　医療におけるナラティブとエビデンス　対立から調和へ，pp139-150，遠見書房，2016.
10) ヘイゼル・メイ，ポール・エドワーズ，ドーン・ブルッカー著，水野裕監訳，中川経子訳：認知症と共に生きる人たちのためのパーソン・センタードなケアプランニング，p18，クリエイツかもがわ，2016.

参考文献

・斎藤清二：医療におけるナラティブ・アプローチの最新状況．日本内科学会雑誌，108（7）：1463-1468，2019.
・ジョン・ローナー著，山本和利監訳：ナラティブ・ベイスド・プライマリケア—実践ガイド，診断と治療社，2005.

2 情報の集め方

アセスメントは情報を集めるところからはじまる。本項では，アセスメントの一側面である「高齢者への看護を行う前提での情報の集め方」を述べる。情報は，予測的，意図的に情報を得ていく場合(能動的な情報探索)と，その高齢者や家族と関わるなかで自然と得られる場合(受動的な情報探索)があり，高齢者看護ではその両方が必要となる。知識や経験などによってつくられた網に情報が引っかかってくる。知識や経験によって網目が細かくなるほど，情報が引っかかってくる(図 1)。ただし，情報が多すぎることで判断に迷ったり，都合の良い意味づけをしてしまったりする場合もある。

図 1　知識や経験などによる網目の細かさにより得る情報量の異なり方

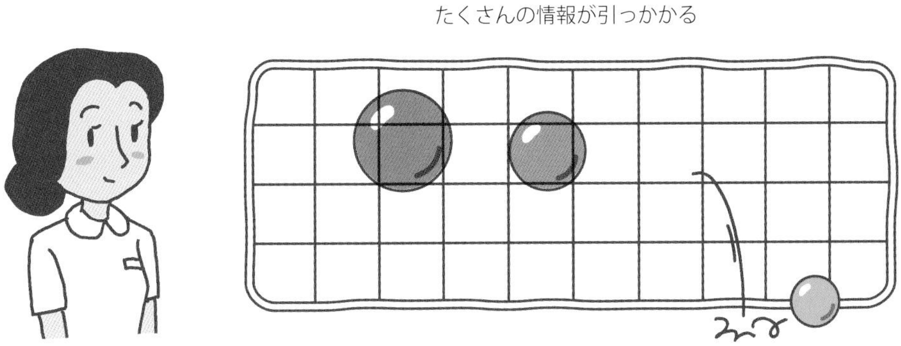

たくさんの情報が引っかかる

多くの知識・経験から，情報を意味ある情報として認識する（網に引っかかる）

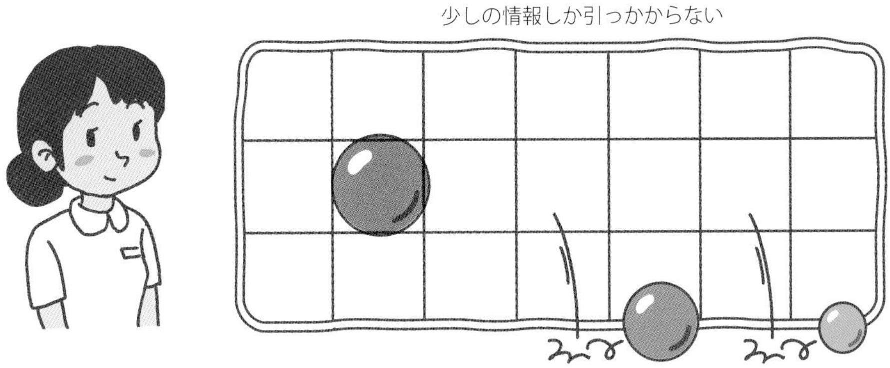

少しの情報しか引っかからない

知識や経験が乏しく，情報があっても情報として認識されない（網から漏れ落ちる）

01 枠組みをもって見る(観察する)

多面的に情報を集めるといっても，やみくもに探しているだけでは看護に必要な情報は得られない。そこで，効果的に情報を得るために，これまで蓄積されたエビデンスや知見をもとに作成された枠組みをもって援助の対象者(高齢者や家族など)を見る(観察する)ことが，情報を得る手段の1つになる。

高齢者のアセスメントでは，さまざまな疾患，状態などを見ていくために，知識を多くもつ必要がある。枠組みを学び，アセスメントや看護援助に活用することを通して，知識が身についていく。その経験を重ねることで，枠組みがなくても，ある程度の情報を網羅的に把握できるようになる。このことが，受動的な情報探索の豊かさにもつながる。

「疾患」の枠組み

情報を集める枠組みの1つに，「疾患」の枠組みがある。例えば，心不全の既往がある患者，あるいはその疑いのある患者では，心不全の徴候を示す自覚症状・他覚症状を観察や問診によって確認する。また，検査を行い，そのデータから心不全の重症度や原因を把握する。そのために，診断基準，ガイドラインが整備されている。

これらは，診断を確定するために必要な情報が何か，重症度を判断するために何を確認すればよいか，想定される原因とその把握方法，およびこれらに基づく治療方法の種類とリスクなどが示されている。また，看護のテキスト・参考書には，心不全患者のアセスメントとして，何を観察するか，観察項目として示されている。心不全と診断されている患者，あるいは，心不全が疑われることがわかっている患者では，このような枠組みを活用し，現在の状態に関する情報を網羅的に集める。

これは，疾患を中心にアセスメントする場合の情報の集め方であるが，診断されていない疾患や既往歴がわからない場合は活用できない。

加齢変化(老化)の枠組み

高齢者を看護するうえで必要となるもう1つの枠組みに，加齢変化(老化)がある。高齢者には加齢変化によるさまざまな支障が生じる可能性があることを想定して情報を能動的に得る必要がある。例えば，80歳を超える高齢者であれば，難聴である可能性は高い。そのため，難聴の可能性を念頭に情報を得る。加齢変化という大きな枠組みのなかの1つひとつについて，アセスメントしていくことになる(表1)。

加齢変化とその影響による機能低下，疾患とを明確に分けることはできない[1]こともあり，治療の場では疾患に焦点が当たりやすいが，加齢に伴う変化とその影響の可能性を忘れないようにする。加齢変化が生じている可能性を念頭に情報を得る場合と，生活への影響を把握したときにその原因の1つとして加齢変化をアセスメントする場合がある。

多面的な枠組み

高齢者の身体面に影響する要因として，社会面や心理面および環境がある[2]。これらを全体として把握する枠組みをもつとよい(表2，また，p5の図4参照)。

このような多面的な枠組みとして活用されている代表的なツールとして，高齢者総合的機能評価(comprehensive geriatric assessment：CGA)[3]がある。これは，高齢者の機能として，基本的日常生活動作(basic activity of daily living：BADL)，手段的日常生活動作(instrumental activities of daily living：IADL)，認知機能，行動上の問題，気分(不安，意欲，抑うつ)，人的な介護環境，物理的・社会的な介護環境を評

表1 加齢に伴う変化と生活への影響の例

加齢に伴う変化	生活への影響の例	間違われやすい状態
視力の低下	文字が読みづらい 物・人を見分けにくい，物にぶつかる	意欲低下，認知症
視野の狭まり	周囲の状況に気づきにくい （交通事故，転倒のリスク）	不注意
聴力の低下	声やテレビの音が大きくなる 聞き直しが多くなる	集中力の低下，認知症
誤音弁別能の低下	会話での誤解が増える	認知症
歯牙の欠損	咀嚼力の低下，食べることができない食材・調理法がある	食欲低下，嗜好の変化 嚥下機能の低下
味覚の低下・嗅覚の低下	味やにおいが通常と異なる物を食べる 食欲低下	認知症 意欲低下，嗜好の変化
嚥下機能の低下	食事中のむせ，飲み込みに時間がかかる 食欲低下	意欲低下，嗜好の変化，風邪
心肺機能の低下	疲れやすさ，倦怠感 ふらつき，息切れ	意欲低下，風邪
皮膚・皮下組織の脆弱性	皮下出血	皮膚疾患，打撲
下肢筋力の低下	疲れやすさ，活動量の低下 ふらつき，歩行時につま先が上がらない，転倒	意欲低下
移動時のバランスの悪さ	どすんと腰を落として座る ふらつき，歩行時の身体の揺れ，転倒	筋力の低下

表2 高齢者の身体面に影響する心理・社会・環境要因の例

要因	具体例	身体面への影響の仕方
心理	寂しさ，悲しさ	活動量の低下 → 筋力低下 食欲の低下 → 低栄養，貧血
	緊張，不安	不眠 → せん妄
	嬉しさ，興奮	注意集中力の低下 → 転倒
社会	ソーシャルサポート不足 経済的な支援不足	衛生状態の悪化，食事の偏り→ 生活習慣病の悪化
環境	暑い	熱中症
	雪が多い，坂道が多い 2階以上に住んでいるがエレベーターがない	閉じこもり → 筋力低下
	膝が悪いがベッドではなく布団に寝ている	起き上がるのがつらい → 寝ている時間が長い → 廃用症候群

価し，高齢者の機能全体を把握するための枠組みである。この簡易版としてCGA7[3]がある。7つの質問をし，そこでなんらかの支障を確認した場合に，詳細な指標で把握するというものである。このような包括的なツールは，多職種チームが統一してアセスメントし，その結果を共有するのに役に立つ。また，CGAの考え方や情報の取り方を学ぶことで，身体機能の発揮（パフォーマンスレベル）を中心に，それに影響する認知機能や心理，環境という枠組みをもつことができる。

記録用紙の枠組み

入院時の情報取集に活用される記録用紙やサマリーなどは，多面的に情報を把握するための枠組みとなっている。記録用紙は毎日使用するものであるため，自然とその枠組みをもって思考するようになる。この記録用紙に高齢者の看護に必要な項目が入っているかを確認してほしい。例えば，社会的な介護環境の1つである介護保険の申請状況や要介護度がある。難聴や視力低下，義歯の使用など，加齢変化やその影響を示す項目はあるだろうか。特に入退院に関する記録用紙はアセスメントに活用する情報を網羅するために，高齢患者を把握する項目が十分であるかを検討する必要がある。

また，記録用紙を作成するにあたり，ヘンダーソン（Henderson VA）の看護論（基本的欲求），ロイ（Roy SC）の適応看護モデル（適応様式），ゴードン（Gordon M）の11の機能的健康パターンなどの理論や看護診断の枠組みを使っているかもしれない。これが1つの枠組みとなる。海外で作成された枠組みを用いる場合は，日本の医療・看護，日本文化や高齢者への適用への妥当性や表現の適切性などを検討して導入する必要がある。

さまざまなアセスメントツールの活用

アセスメントのためのさまざまなツールが開発されている。それが1つの枠組みである。そのツールを活用することでどのような情報が得られ，その結果をどのように判断できるかを学んで活用してほしい。そのツールで得た情報や判断に基づいて，どのような看護を行うのかを設定し，看護にいかす必要がある。単にチェックをするだけ（つまり情報だけ）にとどまるのであれば，手間が増えるだけになる。ツールの使用にあたっては，使用する目的やツールの有用性を検討して選択する。

枠組みをもって見るうえでの留意点

枠組みを適切に活用することは重要である。しかし，一定の枠にはめて複雑な世界を捉える行為であることから，枠組みにない情報は捉えられないということも生じる。枠組みをもって見る際も，枠組みにない事柄が看護の情報となる可能性があることを念頭に置く。そのような情報をキャッチしたら，「その他」として記録にとどめるようにする。

02 1つの情報や気づきから広げる，探る，確かめる

高齢者や家族，あるいはほかの看護師や医師，他職種からの情報でアセスメントが大きく変わる場合がある。そのきっかけとなる情報は，高齢者や家族との会話や記録物の記載，ミーティングでの報告，多職種カンファレンスなどさまざまな場面で得られる可能性がある。このとき，1つの情報をどのように取り扱うかが重要になる。

1つの情報から関連する情報を集める

ある情報を得たときに，関連する情報を集めることがポイントの1つとなる。例えば，嫌いな食べ物の情報を得たら，なぜ嫌いなのかという理由を尋ねることでアレルギーを発見するかもしれない。これまで食べなかったのか，という質問から過去の食生活の話が聞けるかもしれない。さらに，普段の食事はどうなのか尋ねることで栄養の偏りを発見するかもしれない。

高齢者や家族は医療者から尋ねない限り，自らいろいろな話をすることは少ない。医療者が重要だと思う事柄を，高齢者や家族が重要とは認識していないことも多い。1つの情報から話題を広げ，より多くの情報，隠れている情報を得るようにする（図2）。

気づき，確かめる

ある情報を得たときに，それは「いつものことか」「何を意味するのか」「なぜそうなのか」「いつもそうなのか」などの疑問や，「いつもと違う」「○○ではないか」「○○かもしれない」などの直感，すなわち気づきをもつことが，もう1つのポイントとなる。また，疑問や気づきは主観的な捉え方であり，誤解や考えすぎの場合もあるため，高齢者本人や関係者に確認することが大切になる。すなわち，質問する，根拠となる検査データを見る，フィジカルアセスメントをするなど，確認のための行動をとる（図3）。

これは何かの情報を得たときだけでなく，高齢者や家族との会話や観察の場面でも同様に疑問や気づきをもつことで，適切なタイミングで確認のための行動をとることができる。例えば，会話中に「この高齢者は○○と思っているかもしれない」と感じたとすると，「○○ということはありませんか」「○○と思ったんですか」などと問いかける。こうして確認ができてはじめてアセスメントに結びつく情報となる（図4）。

高齢者や関係者に確認の質問をする際は，なぜその質問をされるのかが理解できるように，伝えることに留意する必要がある。質問を受けることで脅威を感じたり，不審に思ったりしないような配慮が必要である。

気づきを得るための努力

なにげない会話や関わりのなかから，あるいはいつものミーティングや記録から，疑問や気づきを得ることが重要になる。これは，心に何かの「引っかかり」をもつことである。そのために必要なのが疾患や治療，症状，看護に関わる「知識」である。また，経験を意味づけ，知識にするための「リフレクション」（p40のCOLUMN参照）も有用である。チームメンバーのもつ情報や多職種のもつ情報，記録物に目を通すような「アンテナを張っておく」ことも役に立つ。

さらに，心に引っかかったことをそのままに

図2 疾患の悪化による入院時に原因を探る問いかけ

心不全の急性増悪で
入院した高齢者

急性増悪のきっかけは何だろう？
身体や生活で何かあったのかな？
受けもち看護師

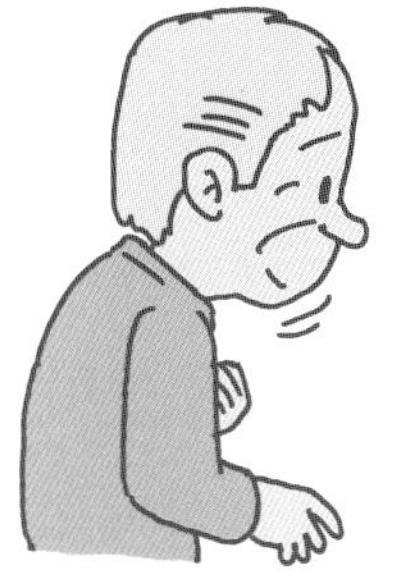

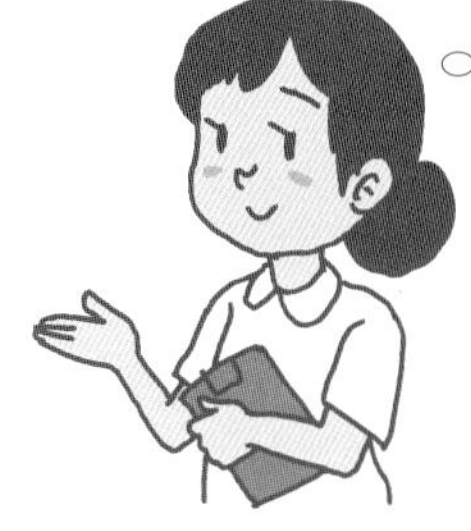

急性増悪の一般的な原因の推測と確認のための質問
- 感染？
  「風邪をひいたりしましたか？」
- 過労？　運動量の増加？
  「無理をしたことはありませんでしたか？」
  「最近かわったことはありませんでしたか？」
- 服薬？
  「薬を飲めなかった日がありましたか？」
- 家族の介護状況の変化？
  「ご家族の体調はいかがですか？」
- 食事や水分？
  「食事の摂り方は前と変わりましたか？」

図3 気づきを確認し，介入への行動に向かう例

今は大丈夫です
高齢者
疑問：前は大丈夫じゃなかったのか？
これから大丈夫ではないことが生じると
思っているのかも？
比較：いつも大丈夫と言っているが
本当に大丈夫なのか？
いつもは具体的に言ってくれるのに
今日は言ってくれないな
直感：大丈夫じゃなさそう
今は関わらないでほしいということかな？
介入へ
「確認（質問）」「検査データの確認」
「フィジカルアセスメント」
「配慮，見守り」
など

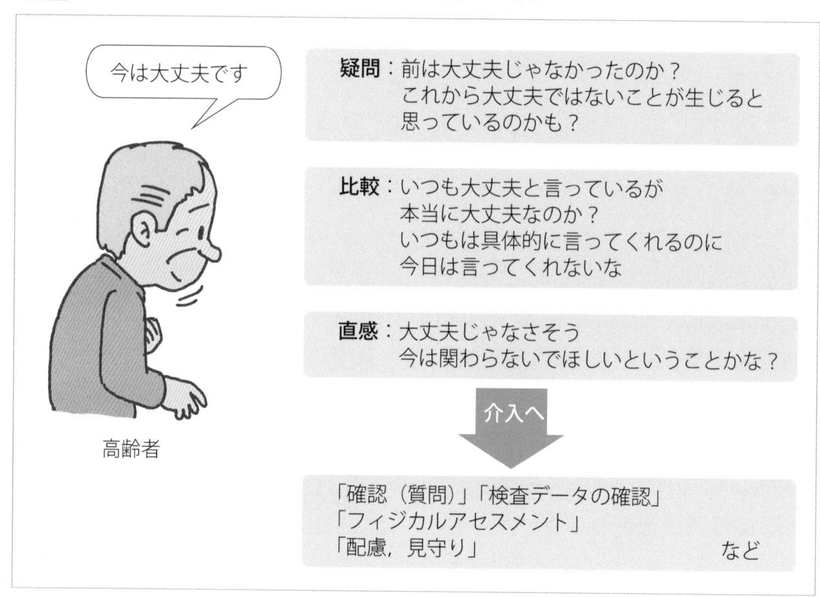

図4 気づきや関心から次の問いかけにつなぐ例とつながない例

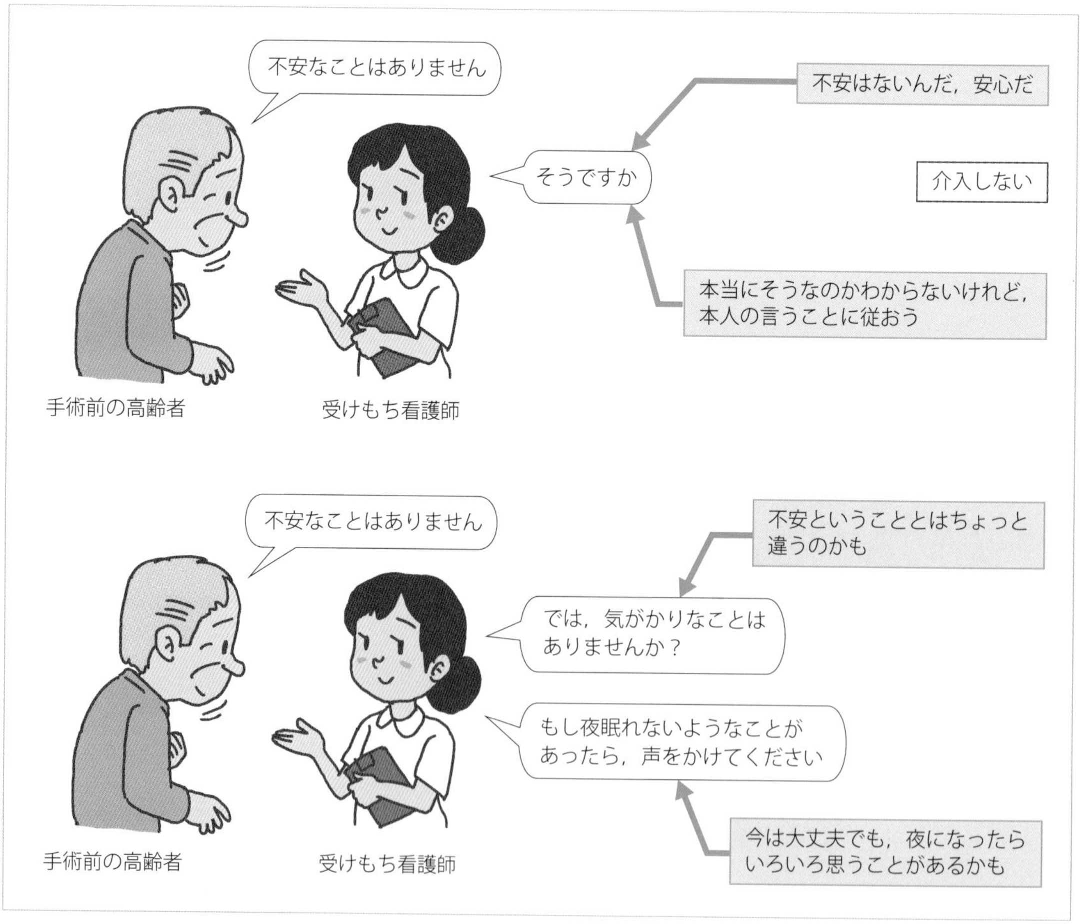

不安なことはありません
手術前の高齢者
受けもち看護師
そうですか
不安はないんだ，安心だ
介入しない
本当にそうなのかわからないけれど，
本人の言うことに従おう
不安なことはありません
手術前の高齢者
受けもち看護師
不安ということとはちょっと
違うのかも
では，気がかりなことは
ありませんか？
もし夜眠れないようなことが
あったら，声をかけてください
今は大丈夫でも，夜になったら
いろいろ思うことがあるかも

せず，何を意味しているのか確認する，どうするべきかを探索するといった行動に結びつける。このような気づきや行動に至るには，高齢者や家族に関心を寄せることが基盤となる。

03 関わりながら(医療・ケアを進めながら)少しずつ集める

一度にすべての情報を集めない

高齢者とその家族を対象とする場合，すべての情報が一度で集められると思ってはいけない。集めた情報は限定的なものであることに留意しておく必要がある。例えば，入院時は枠組みを活用した能動的な情報探索を行うが，高齢者の場合，入院時には意識レベルが低下していたり，苦痛があったり，混乱していたりと十分な話ができないことが多い。また，視力や聴力，認知機能などへの加齢の影響が把握できていないこともある。むしろ，一度にすべての情報を得ようとすることで高齢者に負荷がかかり，不確かな情報を得てしまう場合もある。よって，当初の情報に基づいて仮のアセスメントを行い，暫定的な看護の方針を決めて，その医療やケアを進めながら，継続的，意識的に情報を集める。

医療者からアプローチする

通院や入院経験があり，医療者に必要な情報をあらかじめ用紙にまとめており，受診時に提供してくれる高齢者や家族もいるが，それはまれなことである。むしろ，高齢者と家族は医療者やケア提供者が何を情報として知りたいのか，どの情報が自分たちのケアに必要なのかがわからないものである。そのため，医療者から何が知りたいのか，何を考えてもらいたいのかなど，わかりやすく説明する必要がある。また，関わりのなかで医療者が問いかけることは，高齢者や家族がどのような情報を医療者，看護師に提供すればよいかを認識する機会となる。

重要な事項ほど時間をかけて情報を得る

高齢者や家族の思いや今後の治療に対する意向など，重要な意思決定に関わることは高齢者や家族からすぐに表出されるものではない。高齢者や家族は医療者が知りたいと思うようなことをまったく考えておらず，医療者が情報を提供したり必要性を説明したりすることを契機に考えはじめる場合もある。さらに，決断が早い高齢者もいれば，さまざまな状況を考えあわせ，慎重に決める高齢者もいる。なかなか決められない人や，家族や医師など他者に決断をゆだねる人もいる。

重要な事項ほど医療者，看護師との対話が重要になり，時間が必要になる。考えやすくするための会話，問いかけや情報の提示の仕方も重要である。しかし，重要な事項については看護師もうまく対話できず，高齢者の本心とは異なる方向で話が進んだり，高齢者が伝えたい内容とは異なる意味で解釈してしまったりする場合もある。自分の会話や問いかけ方，高齢者や家族の反応を振り返る必要がある。

変化することを念頭に継続的に情報を得る

治療が進むなかで，また時間の経過に伴って，高齢者の身体の状態は変化する。当然のことながら，高齢者と家族の意思やニーズは変わりうる。その点にも留意する必要がある。短期の入院であっても，また状態が安定しているなかでの長期入院であっても，高齢者の身体は回復，あるいは疾病・加齢の進行により衰退の変化が生じる。当然，心理面も変化する。家族関係など社会面も変化する。特に，治療目的の入院では，短期であっても身体面が大きく変動することを念頭に日々情報を更新する。一方，長期入院や外来での長期的な関わりにおいては，定期的に網羅的に情報を得る。あるいは，指標となる情報を定期的に確認する。

04 重要な情報を逃さずに捉える

いつもと異なる状態や異常時にはすぐに情報を得る

例えば，落ち着いた状態でのバイタルサインと，活動した後のバイタルサインの値は当然異なる。いつもは落ち着いた状態で同じ時間帯で測定していても，異常な呼吸がみられたときなど，観察によってバイタルサインの異常が予測されれば測定しなければならない。そして，安静時と活動時の値を比較し，原因や必要な処置について判断する。

しばらく安静にしていればバイタルサインが安定する場合，活動直後のバイタルサインを測定しないでいたらチームメンバーがリスクを把握できない可能性がある。異常の発見が遅れることは治療の遅れにつながるため，測定のタイミングは重要である。

時間が経ってからあのときこうだったと言われても，客観的な値を示せない場合はチームメンバー間で共通認識をもてない。高齢者の場合，典型的な症状が現われにくく，ちょっとした変化を見逃すことで，気がついたときには重篤になっている可能性がある。いつもと異なる状態や異常と判断できた場合は，その後の急激な悪化や回復も念頭に，すぐに必要な情報を得るようにする。

少ない機会を逃さない

いつ来院するかわからない家族の面会時など，情報を得る機会が限られるものについては，チームの看護師誰もがその少ない機会で情報を得ることができるように，どのような機会にどのような情報を得るか，チーム内で申し合わせておく。

また，どのような看取りや医療を希望するか，退院先をどうするかなど，微妙な心理状態や環境に配慮して得る必要がある情報の場合，高齢者が話したいタイミングや関連する話題に関心を示したタイミングなど，好機を逃さないことが重要である。そのためにも，この高齢者にとって今後重要となる情報は何か，どのような問いかけが効果的かなどをあらかじめチーム内で検討しておくとよい。

意図的に情報を得る機会をつくる

日頃のなにげない会話のなかで得られる本音や身体の状態が情報として重要な場合もあるが，高齢者の価値観や意向，特別な活動時の変化など，日常では得にくい情報もある。その場合は，必要な情報を得やすい状況をつくる。高齢者と受けもち看護師との面談や家族を交えた面談，特別な環境下での測定などである。情報を取るための場所や環境への配慮も重要になる。

05 本人以外から情報を集める

高齢者の場合，意識障害や認知機能障害，言語障害をはじめ，視力や聴力の低下など，コミュニケーション上の問題がある場合は直接本人から情報を得にくい場合がある。痛みなど，疾病や外傷の影響のため情報が得られない場合は治療効果を待てばよいが，障害が持続する場合は，本人以外から情報を得る必要がある。

家族からの情報

一番の情報源となるのは通常，家族である。しかし，同居していない家族は情報をもたない場合もある。同居の有無にかかわらず，自立している高齢者については，家族が詳しい情報をもっていないことも多い。例えば，既往歴，現在の病状，服用している薬など，治療に直結する情報を家族がもたないこともある。まして，治療に関する意思，終末期医療をどうしたいかなどを家族で話し合っていない場合がある。重要な決定に関わる情報を家族がもたなければ，手がかりとなる情報を家族とともに探すことからはじめる。

手がかりとしては，高齢者との過去の会話や行動の記憶がある。そのほか，日記や写真など記録されたものを探す場合もある。介護を担っている家族だけでなく，孫や兄弟姉妹など別の家族が情報をもっていることがあるので，情報や手がかりが少ない場合は確認の依頼をするとよい。

友人・知人・近隣からの情報

入院している高齢者の場合は，友人や知人等の面会があればその人から情報を得ることもできる。まずは面会者にとってどのような関係をもつ人なのかを尋ねる。家族でない人がその高齢者にとっては重要他者といえる場合もある。例えば，その高齢者の家族と思って話してみたら，親しい近隣の人であったということがある。血縁でなくても家族同然の関係から，血縁であっても親しいとはいえない関係までさまざまである。

親しい様子に見える関係者には，医療者が把握したいと思う情報をもっていないかを率直に尋ねる。その人を通してほかの関係者から情報を得ることができるかもしれない。

独居の高齢者の場合，家族よりも近隣の人がその人のことをよく知っている場合がある。医療者が直接その近隣の人と関わりをもつことが難しい場合，家族を通して情報を得てもらう。

他の専門職

在宅で介護保険サービスや福祉サービスを利用していた場合，そこで鍵となるのが，地域包括支援センターの担当職員，またはケアマネジャーである。要介護1以上で介護保険サービスを利用している場合は通常，ケアマネジャーが詳細な情報をもっている。また，要支援1・2または自立，要介護認定審査を受けていない場合の連携の中心は地域包括支援センターとなる。いずれもケアマネジメントのためにその高齢者と関わっている。入院している高齢者に関わっている看護師が情報を得るためだけでなく，退院後に向けて情報を提供することでの連携も行う。

ケアマネジメント担当者だけでなく，サービス提供者からも情報を得る場合がある。例えば訪問看護ステーションを利用している場合は，訪問看護師との情報交換ができる。他機関の職員から情報を得るにあたっては，高齢者自身あるいは家族を通して情報を得る。または，本人，家族に許可を得て，直接連絡をとる場合もある。個人情報も含まれるため，情報のやりとりは慎重に行う。

06 情報を集めるうえで必要なこと

高齢者とその家族の情報を得るのは簡単ではない。言語的・非言語的コミュニケーションに配慮しながら，継続的に情報を集める。このためにも，高齢者とその家族，関係者から信頼を得る必要がある。

コミュニケーション力

高齢者・家族の言語的・非言語的コミュニケーション能力とコミュニケーションパターンの把握

コミュニケーションを通して情報を得る場合，高齢者あるいは家族の言語的・非言語的コミュニケーション能力を把握することからはじめる。疾病や加齢のために，コミュニケーションに関わる機能に障害がある場合，それをどのように補うかを考える。

また，「せっかく出してくれた薬を飲んでいないとは言えない」など，医療者との関係を維持するために正しいことを伝えないこともある。問われる相手によって答えが変わる場合もある。それは思い違い，記憶違いの場合もあれば，そのときの心理状態に影響されたためということもある。アセスメントを導く際には，情報を得たときのコミュニケーションに影響する心理面や社会面，環境などについても考慮し，言語以外の情報も含めて判断する（表3）。

コミュニケーションがとれ，情報収集をはじめたら，高齢者や家族のコミュニケーションのパターンも把握する。例えば，笑顔がなく頑固に感じるような対応をする高齢者でも，それが病状からくるものなのか，その人の個性なのか，看護師の対応が不適切だったのかを検討する必要がある。また，難聴のため医療者の質問がよく聞こえなくても，「はい，そうです」などと肯定する返事をすることはよくみられる。

このように，応答の良さと理解や心情が一致していない場合もある。アセスメントを導く際にはこれらの関係についても考慮する。

医療者，看護師のコミュニケーション力の向上

医療者が簡単な質問と思っても，高齢者や家族が質問を誤解して受け取る場合もある。また，高齢者や家族との会話がうまく進まなかった

表3 言語的に表出される情報に影響を与える要因の例

高齢者の要因の例			影響の仕方
身体	疾患	失語や構音障害をもたらす疾患 記憶など，知的能力に障害をもたらす疾患	情報を適切に表出できない
	症状	呼吸困難，痛み	情報を適切に表出できない 情報を表出する意欲が出せない
	老化	視力障害，難聴	情報を適切に表出できない
	治療	催眠効果のある薬 気管切開，酸素吸入	情報を表出できない
心理		遠慮，苦手意識 自分をよく見せたい気持ち	情報を表出しない，一部しか表出しない 情報を修飾して表出する
社会		上下関係などの関係性の意識	情報を型にはめて表出する
環境		うるさい 暑い・寒い	情報を適切に表出できない 情報を表出する意欲が出せない

り，高齢者や家族を理解できないままになったりすることもある。それを高齢者や家族の問題と捉えていないだろうか。まずは，医療者，看護師のコミュニケーション力に問題がないかを考える必要がある。

高齢者の視聴覚の問題に配慮して問いかけているだろうか。また，会話のスピードが速いということはないだろうか。どの程度のスピードがその高齢者にとって適切かは，家族やほかの医療者との会話を観察し，自分の会話のスピードと比較してみる必要がある。言葉はどのように選択しているだろうか。専門用語をわかりやすく言い換えること，聞き取りやすい言葉を選択するためのボキャブラリーの豊かさなど，医療者のコミュニケーション力の影響は大きい。開かれた質問，閉じられた質問，繰り返し，言い換え，要約，わかりやすい例示，共感的な態度，アイコンタクトなどのコミュニケーションスキル[4]を活用し，高齢者や家族から情報を引き出すようにする。

若い看護師が高齢者から発せられた言葉や意味を正しく捉えることができないこともある[5]（表4・5）。高齢者世代の人の生活背景や生きてきた歴史（表6）を理解して，単語だけでなく，

表4 高齢者が使用し，若い世代が理解しづらい言葉の例（服装）

高齢者		若い世代
さるまた，ももひき		
らくだ（のシャツ）		
もんぺ		
ズロース	→	ショーツ
シュミーズ	→	キャミソール
とっくり	→	タートルネック
ネッカチーフ	→	スカーフ

表5 高齢者が使用し，若い世代が理解しづらい言葉の例（生活）

高齢者		若い世代
さじ（匙）	→	スプーン
おまんま（御飯）	→	ごはん
えもんかけ（衣紋掛け）	→	ハンガー
めりけんこ（メリケン粉）	→	小麦粉
ちょうめん（帳面）	→	ノート
はばかり（憚り），ごふじょう（ご不浄）	→	トイレ

表6 100歳高齢者の人生の例

＊2020年

年		個人史		日本の状況	世界の状況	平均寿命(歳)		高齢化率(%)
						男性	女性	
大正10年	1921年	0歳	誕生	メートル法公布	ワシントン会議	42.1	43.2	
大正12年	1923年	2歳		関東大震災				
昭和 3 年	1928年	7歳	尋常小学校入学					
昭和 4 年	1929年	8歳			世界恐慌			
昭和16年	1941年	20歳	お見合い結婚	配給制度が始まる	太平洋戦争始まる			
昭和17年	1942年	21歳	長男誕生		ミッドウェー海戦			
昭和20年	1945年	24歳		広島・長崎に原爆投下。終戦	第二次世界大戦終結			
昭和22年	1947年	26歳	長女誕生	第一次ベビーブーム		50.1	54.0	
昭和25年	1950年	29歳	二女誕生		朝鮮戦争	58.0	61.5	4.9
昭和27年	1952年	31歳	次男誕生	サンフランシスコ講和条約発効		61.9	65.5	5.7
昭和39年	1964年	43歳		東京オリンピック		67.7	72.9	6.3
昭和45年	1970年	49歳	子どもたちの結婚	大阪万博		69.3	74.7	7.1
昭和47年	1972年	51歳	初孫が生まれる	沖縄返還		70.5	75.6	
昭和50年	1975年	54歳	父80歳で死亡	沖縄国際海洋博覧会	ベトナム戦争終結	71.7	76.9	7.9
昭和54年	1979年	58歳		第二次オイルショック		73.5	78.9	9.1
昭和60年	1985年	64歳		バブル景気 つくば科学万博		74.8	80.5	10.3
平成元年	1989年	68歳			ベルリンの壁崩壊	75.9	81.8	12.1
平成 4 年	1992年	71歳	母93歳で死亡	バブル崩壊		76.1	82.2	
平成 7 年	1995年	74歳		阪神淡路大震災		76.4	82.9	14.6
平成13年	2001年	80歳	夫87歳で死亡		アメリカ同時多発テロ事件	78.1	84.9	17.4
平成17年	2005年	84歳		愛知万博		78.6	85.5	20.2
平成23年	2011年	90歳		東日本大震災		79.4	85.9	23.0
令和 3 年	2021年	100歳		東京2020オリンピック	新型コロナウイルス大流行	＊81.6	＊87.7	29.9

文脈を理解する力も求められる。例えば，高齢者が唐突に「〇〇がない」と訴えたとき，単に〇〇がなくなった，と理解するだけでなく，〇〇がその高齢者にとってどのような意味をもつのかを，生活背景を踏まえて考えてみる。さらに，なぜ〇〇のことが気になるのか，〇〇がないことがその高齢者の心理にどのような影響をもたらすのかなどを前後の状況から考える。また，その言葉を言い間違っている可能性も想定して，何を伝えたいのかを考える。

さらに，コミュニケーションは単なる情報のやりとりだけでなく，会話そのものを楽しむという面もある。豊かな情報を得るには，高齢者や家族が看護師との対話を楽しみの1つと感じて，質問に具体的に答えたいと思えるようなコミュニケーション力が求められる。情緒的に豊かな表現，ユーモアなども重要になる（表7）。

表7 高齢者から情報を引き出すことに影響する看護師の能力や態度

看護師のもつ能力や態度		影響の仕方
知識	昭和～平成について さまざまな職業について 地域について	話題の広がり，高齢者の発する言葉を理解し話題を進める 高齢者の会話の意欲を高める
感受性	非言語的メッセージを読み取る力	高齢者の発するサインや言葉の意味を読み取る 高齢者の言いたいことを補う
表現力	言葉を言い換える力 ユーモア 豊かな表現，表情	高齢者の言いたいことを補う，高齢者の理解を補う 高齢者の会話の意欲を高める
関心，意欲		高齢者の会話の意欲を高める

看護職者や他の専門職との円滑なコミュニケーション

情報を得るのは，高齢者と家族からだけではなく，近隣の人や看護チームのメンバーや他職種も含まれる。コミュニケーションが円滑に進むよう，相手の立場や状況を理解し，時間や場所の配慮を行い，丁寧に会話を進める。また，自分が理解したことや情報の必要性を提示しながら情報のやりとりを行う。

観察力

高齢者から言語的に情報を得ることが困難な場合や，十分でない場合も多い。視覚や聴覚など感覚器を通して高齢者の状況をキャッチする「観察」が重要になる。この観察する力を高めるよう努力する必要がある。

意識的に観察すること

観察は，見ること（視覚），聴くこと（聴覚），嗅ぐこと（嗅覚），触ること（触覚）といった感覚器を通した情報の把握である[6)]。しかし，ぼんやりと見ているだけでは，情報があったとしても見逃してしまう。情報を情報として認識できないのである。どのような情報を得るのか，意識的，目的的に観察することが重要である。

また，意識して見たとしても捉えきれないこと，捉えたとしてもそれを適切に表現できないことがある。関心をもって見ること，経験を重ねて比較することなどにより観察力を鋭くしていく。そして，観察した結果をより適切に，細かく，具体的に表現できるようトレーニングすることも重要である。

脅威を与えないように関わりながら観察すること

観察することは，相手（高齢者やその家族）のプライベートスペースに入って，見たり聞いたり触れたりする行為であり，プライバシーの侵害にもなりうる。また，「見られている」「聞かれている」ことは，相手を脅かすことにもつながる。可能であれば，観察の意図や目的を伝え，高齢者にも協力してもらいながら観察することが望ましい。あるいは，日常生活援助やバイタルサイン測定など，ケア場面を通して観察していく。ケア行為をしながら同時に五感を働かせ，高齢者とその環境について情報を得ていくには，高い注意力，記憶力，概念化の能力も必要になる。

COLUMN

車いすで検査に行く途中で挨拶をする場面で何を観察するか？

車いすで検査に行く途中の高齢者に出会ったとしよう。あなたは何を観察するだろうか。

「おはようございます。検査ですね。いってらっしゃい」と声をかけて会話できた場面でも，いろいろな観察ができるはずである。

例えば以下のようなことである。

- 腕はどれくらい上がるのか（肩関節の可動域）
- どのくらいの声が出せるのか（発声や肺活量）
- 視線の動き方（視力，視野）
- 座り方（座位保持力，褥瘡のリスク）
- 服装（検査室で寒くないか，脱ぎ着はしやすいか）
- 靴（転倒のリスクがないか）
- 腕や足の位置（車いすでの危険はないか）
- 下肢（浮腫の有無）
- 表情（心理状態や理解の状態など）

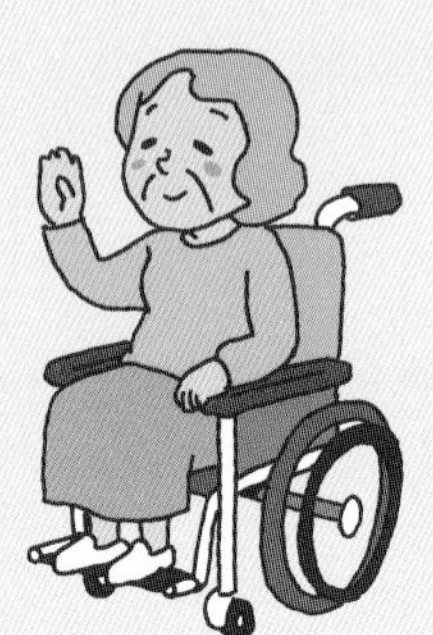

日常のさまざまな場面で，高齢者を看護する視点で見て知識と結びつけることによって，さまざまなことが把握でき，看護にいかすことができる。

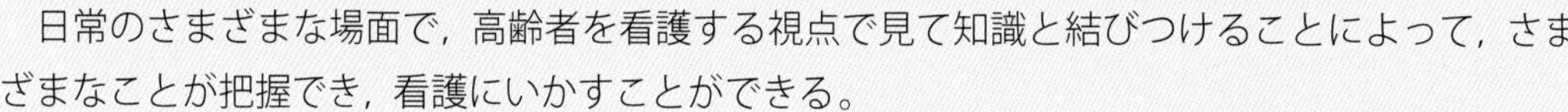

信頼を得ること

高齢者と家族の信頼があることで，得られる情報の量と質に大きな違いが生まれる。しかし，高齢者と家族の信頼を得るといっても簡単なことではない。どのような事柄を通して高齢者や家族は，看護師を信頼するのだろうか。

1つめは看護や知識の技術である。高齢者や家族にとってその看護師は，自分たちの治療や回復，療養にとって有用であるかという観点がある。援助のための確かな知識や技術をもっていること，それが相手に伝わることが必要である。

2つめは，高齢者と家族に対して関心をもち，意欲的に関わる態度である。そして，高齢者と家族に対して誠実に関わり，看護の責任を果たそうとする態度である。知識や技術が未熟な看護学生や新人看護師でも，この点から高齢者や家族の信頼を得ることは可能である。たとえ知識や技術があったとしても，自分たちに関心がないようだと感じる，意欲的に見えない，結果的に無責任だと感じるといったことを経験すると信頼は得られない。

3つめに，高齢者や家族の立場を理解しているか，自分たちの立場に立って対応してくれるかという観点がある。例えば，医療者の見方を押しつける，上からの目線で会話を進めるということを感じると，壁がつくられてしまう。専門職として信用してくれるかもしれないが，信頼という観点から豊かな情報を提供してもらえるかはわからない。

これらについて，自分の行動や態度を振り返ってみよう。どの部分はできていて，どの部分はできていないか。もっとできることはないか。そして，努力することを通して高齢者と家族との関係性が変わったり，得られる情報の量と質が変わったりすることを感じてほしい。

引用文献

1）湯浅美千代：老いによる変化とその影響．エビデンスに基づく老年看護ケア関連図，工藤綾子，湯浅美千代編，p9，中央法規出版，2019.

2）前掲1）pp15-19.

3）荒井秀典：高齢者総合機能評価とその意義．老年医学系統講義テキスト，日本老年医学会編，pp62-63，西村書店，2013.

4）岩間伸之：第3章認知症の人とのコミュニケーション．認知症ケア標準テキスト　認知所ケアの実際Ⅰ：総論　改訂第4版，日本認知症ケア学会編，pp41-56，ワールドプランニング，2016.

5）髙野真由美：看護学生と高齢者との世代差言語とコミュニケーションへの影響．日本看護学教育学会誌，30（2）：49-59，2020.

6）川島みどり：看護観察と判断　看護実践の基礎となる患者のみかたとアセスメント　新装版，pp38-42，看護の科学社，2012.

3 情報の解釈，意味づけ

コミュニケーションや観察を通して得た情報は，看護や医療に活用するために，なぜ，その高齢者はこのようなことを言ったのか，なぜこのような検査値になったのかなど，知識（根拠）や論理に基づき吟味され，解釈される。そして，その情報が看護・医療にとって意味のあるものかどうかが判断されて，意味のあるものが記録される。論理的な吟味，解釈，判断のための思考過程をトレーニングすることが，的確なアセスメントへの近道である。

一方，このような判断過程を経ていない情報，看護や医療に活用することを意識しないでもっている情報もある。例えば，雑談のなかで高齢者や家族が語っていること，訪室時のなにげない表情など，情報と思わず，当然記録しない情報も多くある。しかし，何かのきっかけでそれが看護の情報となる場合がある。カンファレンスの場で「そういえばあのとき……」と話題に出すようなときである。つまり，別の情報や話題と関連づくことによって，新たな意味をもった情報となるということである。

1つの情報ではわからなかった意味が，複数の情報をつなげて考えることで浮かび上がるように，情報間の関連性が検討される必要がある。その結果が看護のためのアセスメントとなる。

情報の論理的な吟味，解釈の前に存在している情報（事実）にも，それを得た看護師の解釈，取捨選択，意味づけが含まれる。解釈，意味づけが看護師や看護チームの主観や経験に基づいたり，情報が少なかったり偏ったりすることによって，アセスメントに誤りや不適切な判断をもたらすことがある。よって，事実そのものからどのように解釈，意味づけられ，アセスメントに至ったかを再評価することも必要になる。その際には，情報そのもの（事実）と，捉えた意味（どのように解釈したか）の両方が重要になる。

01 1つの情報の意味づけ，解釈

1つの情報はさまざまな意味づけ，解釈ができる。見たまま聞いたままをありのままに，あるいは測定した値そのものを示すことも重要であるが，それは何か（つまり解釈）を示すことがアセスメントの検討に入る近道である。意味づけ，解釈には，指標となるものとの比較など方法として明確なものから，推測，推論といった深い思考を必要とするものまである。

比較による解釈，意味づけ

観察結果や検査値などの情報に関して，正常な状態や標準を示すことができるもの，あるいは基準の値があるものがあれば，それと比較することによって意味づけができる。すなわち，基準値より高いあるいは低い，正常な状態と異なる，といった内容である。

高齢者の場合，その基準値や標準がその個人に当てはまらない場合がある。基準値や標準から外れている場合，時間的な経過を確認する必要がある。その値（状態）で長く経過しており，その他の症状などがなければ，その高齢者にとっては安定した値といえるかもしれない。あるいは，より悪いところから回復している途上か

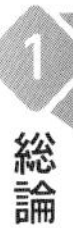

もしれない。時間的な経過も踏まえてその高齢者にとっての意味を捉える。

時間的な経過という点では，入院前後，発症前後など，あるイベントの前後での状態を比較して解釈することもある。

COLUMN

高齢者版の診療ガイドライン

高齢化に伴い，治療の対象患者も高齢者が多くなっている。高齢者の場合，治療に伴う副反応が成人と異なるなど，加齢や複数疾患の影響および生活の質などを考慮した治療を行う必要が出ている。そのため，診療にあたって，高齢者であることを考慮したガイドラインが作成されるようになっている[1〜5]。

非言語的な表現からの意味の読み取り

入院時に枠組み（情報シート等）に沿って能動的に情報を得る場面でも，フィジカルアセスメントのために高齢者に接する場面でも，言語以外の，つまり非言語的なさまざまな情報がある。例えば，高齢者の行動，表情，視線，筋肉のこわばりなどである。それは高齢者の症状のほか，認識，感覚，感情などを示す。言語的表現にも，例えば声のトーンや強弱など非言語的な表現があり，感情が表現される。非言語的な表現に高齢者や家族の示す意味を読み取る。

非言語的表現は情報を得る側が意識して捉えて表現しないと，情報として浮かび上がらない。また，誤って解釈しやすい点もあるので注意する必要がある。例えば，高齢者では神経系の疾患などの影響で表情が変化しない場合や，豊かな表情を示せない場合がある。加齢や心肺疾患の影響で声の張りがなくなる場合もある。白内障など眼疾患の影響で目の輝きが鈍ったり，視線が定まらなかったりもする。非言語的な表現についてはこれらの影響も加味して解釈する必要がある。

物理的環境が示す情報の解釈

高齢者の周囲にある物理的環境も情報である。例えば，入院患者であれば，シーツの乱れ方という情報からその人の動き方を解釈できるかもしれない。ベッド周囲に置いてある物からその人のニーズが解釈できるかもしれない。在宅での療養者では，訪問することによって生活そのものを把握でき，家族関係まで解釈できることもある（表1）。

このように，環境が情報となりうることを念

表1 在宅での物理的環境と情報としての意味の例

在宅で観察できる物理的環境	情報としての意味
玄関に置いている履物や傘	同居者として，本人以外に誰がいるか
何階建てのどこにいるか，階段はあるか	外出しやすいか，生活しやすいか
台所の様子，冷蔵庫の中	自炊できているか，買い物はできているか，いつもどのようなものを食べているか
ゴミの袋や片づけの状況，床やトイレなどの汚れ方	片づけや掃除，ごみ捨てができるか
薬の置き場	薬の管理を自分でできているか，忘れずに服用しようとしているか
飾ってある物	趣味，大事にしているもの

頭に意識的に観察し，解釈することによってアセスメントに結びつく。

情報の背景，文脈を加味した解釈

バイタルサインを測定した際，治療や処置が必要な異常を示す値なのか，日内変動など正常な変化なのか，その値の意味を判断している。測定値がいつも通りの値であれば「変化なし」と判断するだろう。また，基準値から逸脱した値の場合，「異常」とだけ判断するのではなく，測定時の観察結果や日頃のその人の状態を考慮している。例えば，「動いた後だから」「測定方法のミス」「薬の変更の影響」など原因を考え，意味づけとともに情報化される。つまり，情報が得られたときの状態を加味して測定値を解釈，判断するのである。

同様に，コミュニケーションでもその背景や文脈を加味して判断する必要がある。例えば，リラックスできる環境で高齢者が語ることと，脅威を感じるなかで語ることとでは，同じ表現でも異なる意味となる。逆に，同じ状態であったとしても，環境の影響を受けて表現は変わることがある。医療者，看護師も環境の一部であることから，医療者・看護師のコミュニケーションスキルや心理状態，相手への構えや理解などが，相手（高齢者や家族）の表現や状態，すなわち情報を変化させる。また，そのときの環境や状況は，医療者，看護師の言語的・非言語的コミュニケーションにも影響する。

これらが複雑にからみ合ってその状況や高齢者の言動になる。そのことが原因でアセスメントが異なる可能性もある。情報は，どのような状況のなかで得られたかということも加味して解釈する。さらに，その解釈が間違っている可能性もあるので，事実や実際の値に状況を含めて判断，解釈したことを記録，報告する。

02 複数の情報からの意味づけ，関連づけ

1つひとつの情報も解釈され，意味づけられているが，複数の情報間の関連を捉えることによって，新たな意味や解釈ができる（図1）。

高齢者を看護するために多様な情報を得るが，これを全体として意味づける必要がある。まずは，得た情報を整理し，高齢者の全体像を捉える。これは情報の整理という単純作業ではなく，情報を枠組みに沿って整理しつつ，情報間の関連を捉え，状態像，全体像を発見する。いわば，看護の対象者である高齢者について深く理解する，再発見する過程である。

情報を整理する枠組みとしてさまざまなアセスメントツールが提示されている（p14「⓪1枠組みをもって見る（観察する）」参照）。この枠組みを利用して情報を集め，集めた情報を整理する。このプロセスで情報間の関連を発見し，高齢者の全体像を捉える。

03 からみ合う要因を分析し，関わるポイントを見出す

高齢者の場合，1つの症状にも複数の原因が考えられる。身体的な面だけでなく心理社会的な要因も大きく作用する。高齢者の場合，複数の疾患をもち，治療の影響も受ける。また，高齢者自身の個別性が高く，多様である。これらのことから，高齢者の現在の状態を把握し，看護方法を導くようアセスメントするには複雑な思考を要する。

情報間を整理し，情報間の関連を検討し，からみ合う要因を分析して，看護援助の方向性，

図1 情報が追加されることによるアセスメントの修正

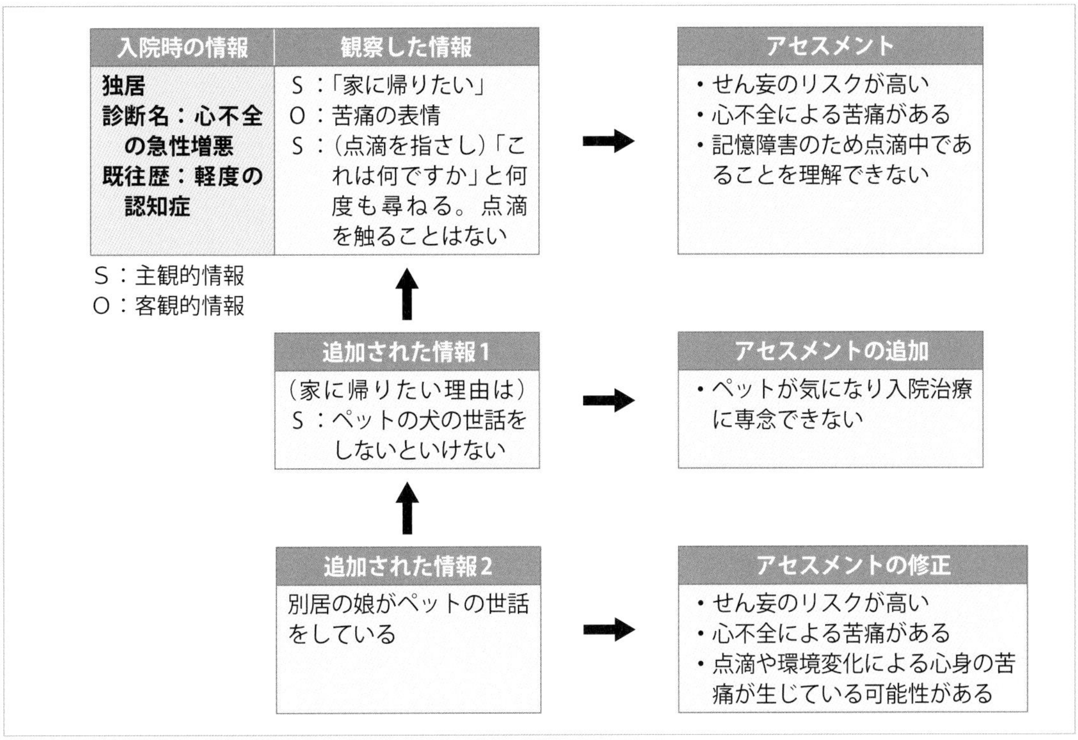

入院時の情報	観察した情報		アセスメント
独居 診断名：心不全の急性増悪 既往歴：軽度の認知症	S：「家に帰りたい」 O：苦痛の表情 S：（点滴を指さし）「これは何ですか」と何度も尋ねる。点滴を触ることはない	→	・せん妄のリスクが高い ・心不全による苦痛がある ・記憶障害のため点滴中であることを理解できない

S：主観的情報
O：客観的情報

↑

追加された情報1		アセスメントの追加
（家に帰りたい理由は） S：ペットの犬の世話をしないといけない	→	・ペットが気になり入院治療に専念できない

↑

追加された情報2		アセスメントの修正
別居の娘がペットの世話をしている	→	・せん妄のリスクが高い ・心不全による苦痛がある ・点滴や環境変化による心身の苦痛が生じている可能性がある

ポイントとなる文脈を見出す。また，問題や目標，その根拠となる原因，要因を特定，または仮定する。これらを論理的に記述する。これが看護を行うためのアセスメントである。

その手がかりとする例として，関連図の作成，時間軸での分析，国際生活機能分類（International Classification of Functioning, Disability and Health：ICF）の枠組みの活用を紹介する。

COLUMN

臨床推論

臨床推論は，ケアの対象者についてさまざまな情報を推理，解釈することによって健康問題，ニーズを明らかにし，解決に導こうとする思考過程である。つまり，臨床推論とは看護過程における思考過程のこと[6]といえる（p117参照）。

COLUMN

臨床判断モデル

臨床判断は「患者のニーズ，関心事，健康問題について解釈や統合を行い，アクションを起こすか起こさないかを判断し，標準的なアプローチを使用するか修正し，もしくは患者の反応によって適切とみなされる新しいことを即興で行うこと」[7]とされる。タナー（Tanner CA）は，看護師のもつ文脈と患者との関係性から最初の把握を行い，そのことをさまざまな推論方法（分析的思考・直感・説話的思考など）を用いて判断し，看護行為に至る。そして，その行為や結果を振り返り，自身の文脈に組み込むというモデルを作成している[8]。

関連図の作成

アセスメントの根幹となる「情報間の関連を

検討し，からみ合う要因を分析する」ための方法の1つとして関連図を描くことがある。関連図にもさまざまな考え方があるが，1例として，高齢者を取り巻くさまざまな情報の因果関係，すなわち原因と結果を結びつけて描く方法を紹介する。

高齢者自身を起点として，集めた情報を配置し，原因，結果という因果関係で結んでいく。さまざまな病態や症状の関連図を示した書籍[9, 10)]を参考にできるが，それだけでは不足する。今，目の前にいるその高齢者の症状や苦痛のほか，今後現われうる症状を捉える。また，その検査，治療とそれらに伴う合併症や二次的障害およびそのリスクを捉える。さらに，加齢変化，心理，社会関係，環境要因を含めることで網羅的に把握する。捉えた事象（1つの情報）の原因，あるいは誘因，関連する要因を論理的に結び，図示する（図2）。つまり，ある事象の原因，誘因，要因を網羅的に可視化する。また，その事象があることで今後起こりうる悪影響を予測して描く。その事象によって生じる良い変化も規定されるが看護上の問題を特定するうえでは悪い変化を示すことになる。高齢者の場合，捉えるべき事象が多いため，通常複雑な図となる（図3）。

因果関係をつなぐなかで，多くの原因をもつ事象は看護すべきポイントとなる。つまり，看護上の問題や目標となる。また，原因1つひと

図2 関連図の示し方の考え方（例）

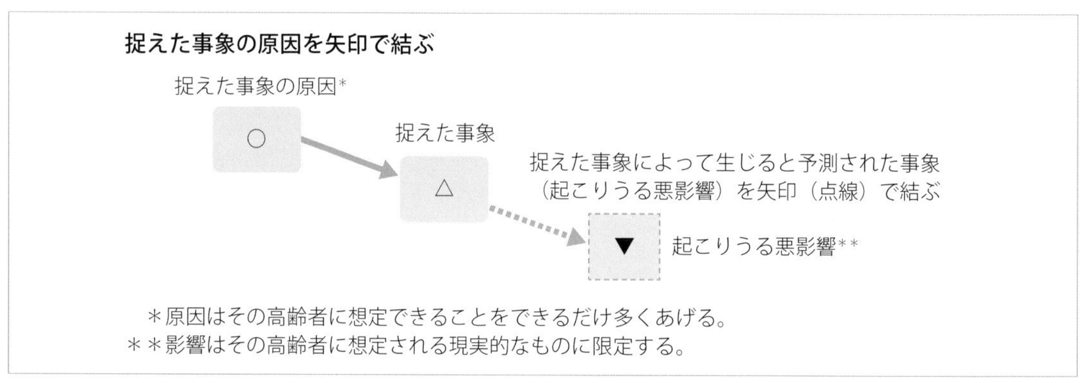

図3 関連図の配置イメージ

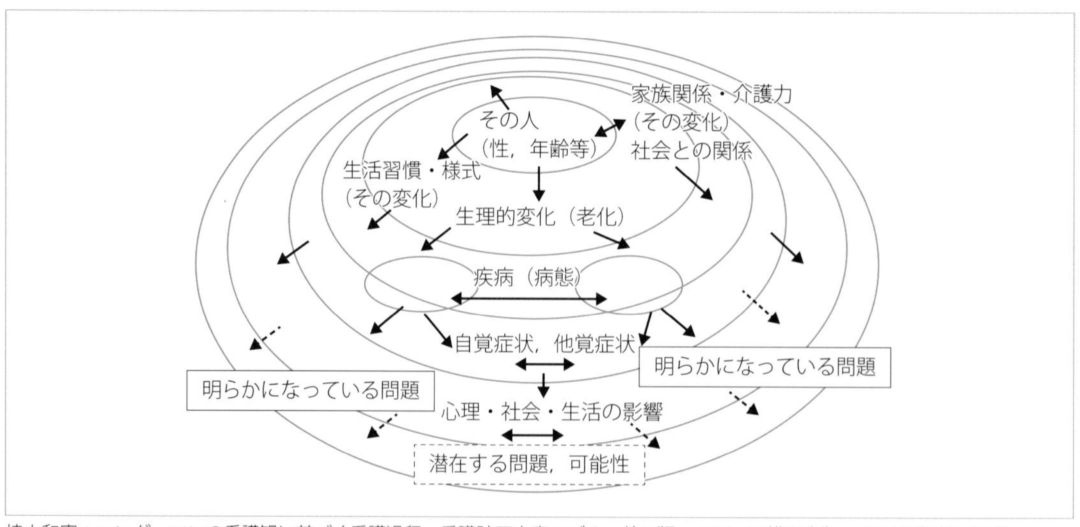

焼山和憲：ヘンダーソンの看護観に基づく看護過程　看護計画立案モデル　第4版，p106，日総研出版，2007を参考に作成.

つを解決するよう援助を考えていくことになる。また，その事象がさまざまな悪影響を与えている原因となっているとすれば，その事象を解決する看護援助によって多くの問題を解決できるかもしれない。よって，これも看護すべきポイントとなる。これが看護援助の根拠となる。

高齢者の場合，原因と結果は1つではなく，結果が原因となって次の事象へとつながっていく。図示されたなかで看護上の問題を検討する（図4）。自分が看護上の問題と捉えた事象については，原因と影響を図示できないか考えるとよい。また，問題と考えた事象の原因をさまざまに考え，関連づけるなかで真の問題に気づくこともある（図5）。

関連を検討するなかで，どの事象を看護上の問題，あるいは目標として捉えるかは，アセスメントする者によって異なってよい。どのように考えたか，すなわちどのようにアセスメントしたかを図で説明でき，関わる看護チームメンバーや他職種と意見交換をすることで問題を特定し，看護方針を導く。

時間軸での分析

関連図は，さまざまな情報を統合するため，多くの情報が網羅的に示される。高齢者の場合，かなり複雑な図となる。一方，現在を起点として，時間の流れで情報を統合することもできる。それをもとに看護の方向性を考える。例えば，現在の状態〔症状，苦痛，重症度などの病状や病態（加齢変化や生理機能を含む）および生活機能〕，その原因・要因（予測されたものを含む），今後の予測や可能性（悪化・回復，患者・家族による選択など）という，過去，現在，未来の時間軸で捉え，現在行われている治療や看護などの支援を記述する（図6）。これらを整理することで，原因・要因に対する援助，現在の状態に対する援助を考えるほか，今後生じうるリスクを回避し，より良い状態を導く援助を計画することになる。

国際生活機能分類（ICF）の枠組みによる分析

ICFの枠組みでは，「健康状態」「心身機能・身体構造」「活動」「参加」「環境因子」「個人因子」が要素としてあり，それぞれの関連が図示されている[11)]。さらに上田らは，これらの視点に主観的な内容を加えて状況を整理，把握しアセスメントを導くシートを作成している（図7）[12)]。情報をこれらの視点で配置するが，その際，関連を検討しながら必要な情報を絞り込む。高齢者の「健康状態」により求められる看護援助は変わってくるが，図示されたどの部分を援助，補助，強化するかを検討し，アセスメントを導く。

図4 関連図上での問題の捉え方（例）

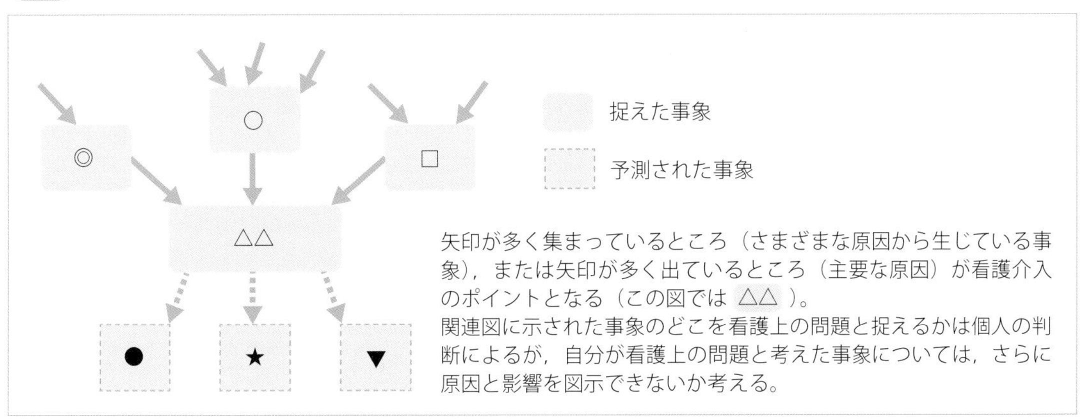

図5 「心不全の急性増悪で入退院を繰り返す」原因の探索の例

①見えやすい問題に焦点が当たった場合（A さん）

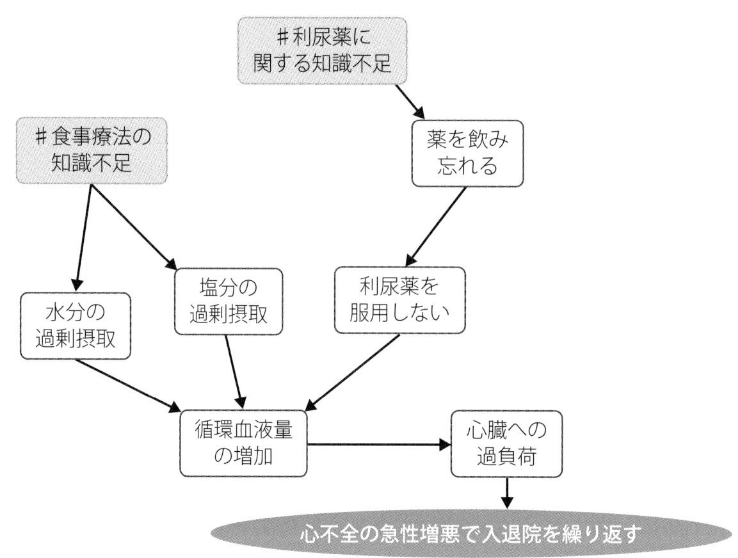

②退院後の生活の実際に焦点が当たった場合（A さん）

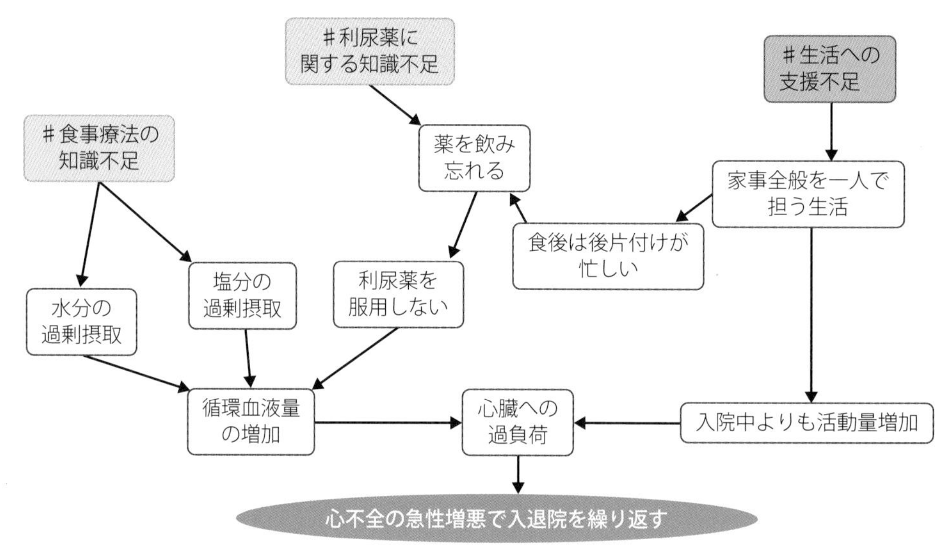

問題と考えたことの原因を探索するために情報を得ることによって，看護としてアプローチすべき問題が明確になる場合がある。例えば，心不全の急性増悪で入院した高齢者Aさんについて，「入退院を繰り返していること」を問題と捉えたとする。一般的な高齢者の傾向として，食事療法や薬物療法が医師の指示どおりできていないことを原因にあげやすい(①)。しかし，Aさんに話を聞き，Aさんは「退院すると家事全般を担わなければならず，入院中のような安静が保てない」ことがわかると，家事による心臓への過負荷が原因になりやすく，生活への支援が必要とアセスメントするかもしれない(②)。

同じように，心不全の急性増悪のため入退院を繰り返している高齢者として，さまざまな情報を関連づけたBさんを例として述べる。入院前に風邪をひき，食欲がなくなったこと，食事を摂らないときは薬を飲まないことという情報から，「感染を契機に心不全の悪化が生じること」「食事を摂らないときでも利尿薬を服用する必要性を知らないこと」を原因と考えた。さらに話を聞くと，家

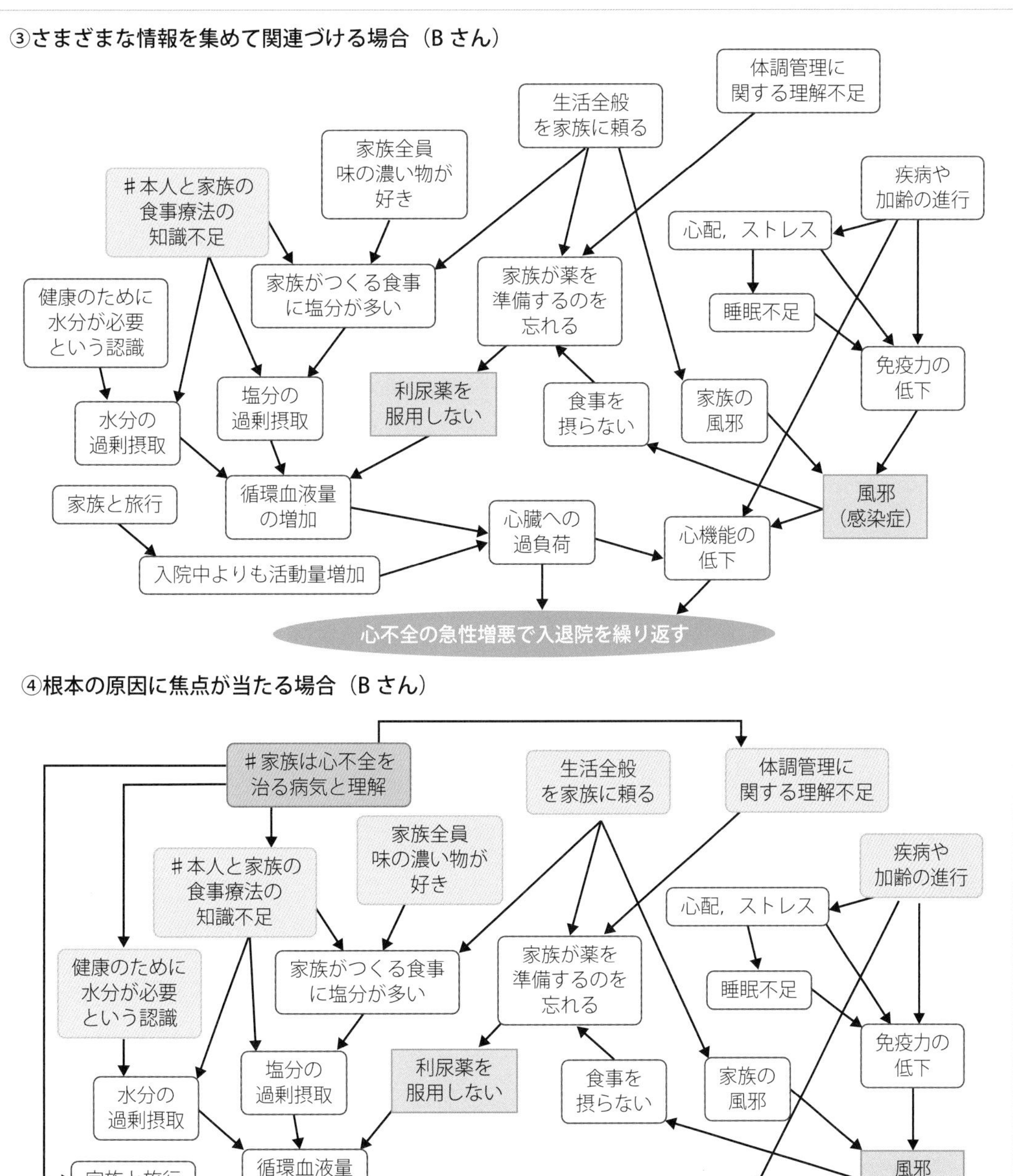

族全員味の濃い物が好きで，家族がつくる食事に塩分が多いため，塩分の過剰摂取があることも原因と考えられ，「本人と家族の食事療法についての知識不足」を問題と捉えた（③）。そのうえで家族から話を聞くと，家族はBさんの心不全についてよく知らず，「入院すれば良くなる病気」と捉えていることがわかった（④）。つまり，「家族が心不全を治る病気と理解していること」について看護介入が必要とアセスメントし，家族に疾患について説明して理解を求める看護を計画することとなった。

これらは1つの例であるが，キャッチした問題や原因についてその高齢者の背景や状況を関連づけていき，根本にある原因やその高齢者にとっての問題をアセスメントすることで個別的な看護介入が可能となる。つまり，その事象の原因が何かをさかのぼるように情報を位置づけたり，集めたりすることで新たに見えてくるものがある。

図6 時間軸で分析する枠組みの例

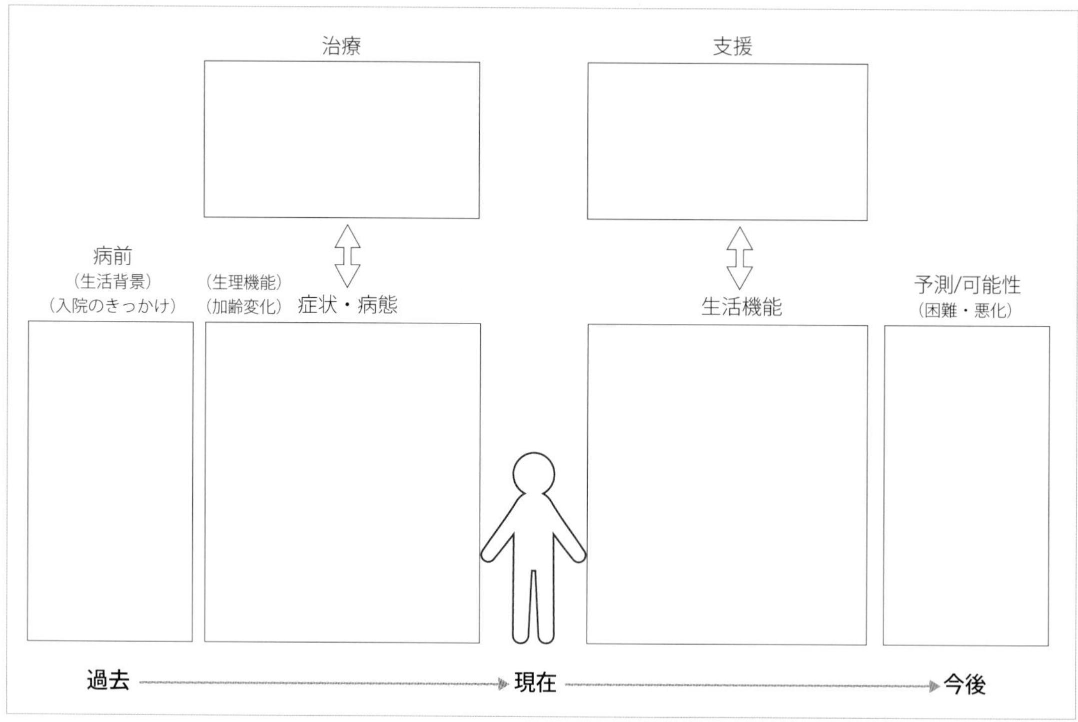

図7 ICF整理シート

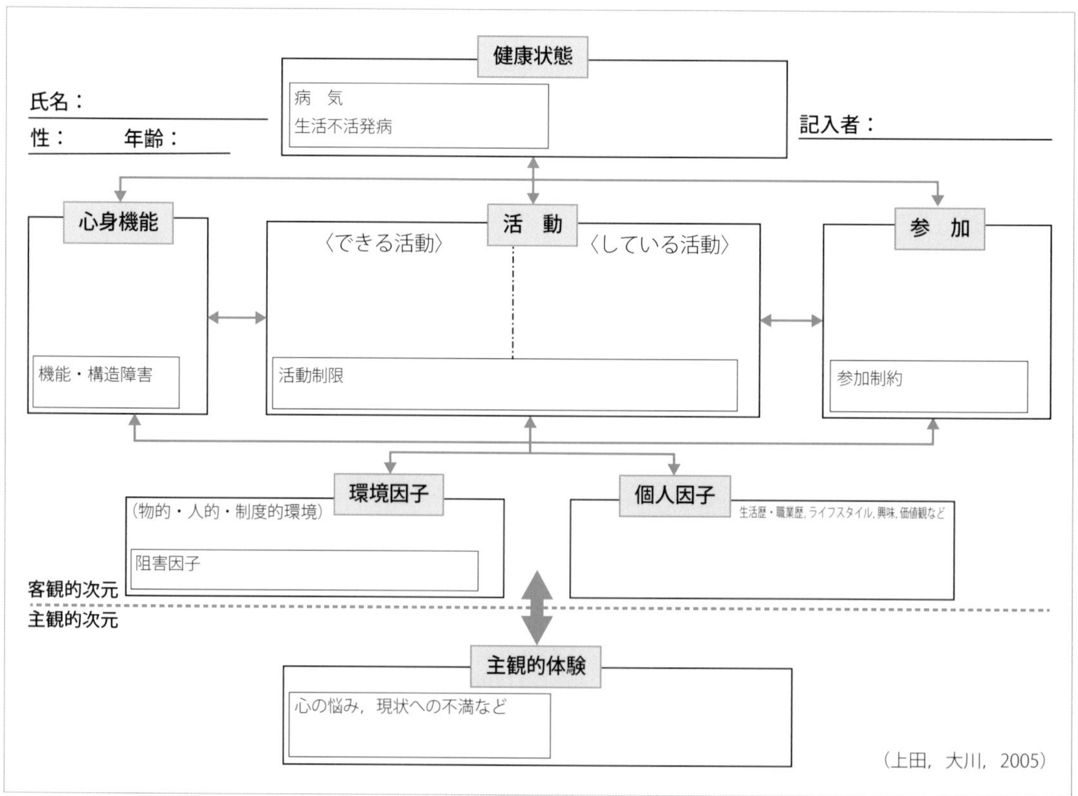

上田敏：ICF（国際生活機能分類）の理解と活用：人が「生きること」「生きることの困難（障害）」をどうとらえるか，p59，きょうされん，2005.

04 解釈時の注意点

1つの情報の解釈，複数の情報の結びつき，関連性の解釈や意味づけ，さらに，アセスメントにつながる要因の分析においては，複雑な思考を必要とする。複雑な思考のもとになるものとして，1つは論理に基づく思考，推論がある。さらに，1つの情報からイメージを広げ，思考し，発想する力が求められる。そこから新しい気づきが生まれ，解釈が深まる。

一方，解釈は捉える人の主観であるため，適切でない場合もある。この要因の1つが認知バイアスである。解釈やアセスメントに偏りや不適切さがある可能性を踏まえ，それを最小にする努力が必要となる。

論理的思考の活用

事象がなぜ生じたのかなどの原因の分析，根拠となるデータの吟味，根拠に基づく判断，なぜそういえるのかを論理的に捉え，看護行為の必要性や根拠を示すことなどの思考である。事象の本質を捉えて抽象化することや，関係者が納得できる説明ができることが含まれる。

アセスメントは，自身の経験や標準的な枠組みに当てはめて情報を解釈，判断するのではなく，整理した情報を論理的思考に基づき解釈することが必須となる。考えたことを記載する，つまり，言語化して他者からの評価を受けることができるようにし，その評価を再度考えてみるというトレーニング，自分の思考内容や思考過程を自分で振り返るというメタ認知のトレーニングが思考力を育む。

COLUMN

メタ認知

自分が思考・判断したこと（認知したこと）について，考えたり，判断したりすること。つまり，上位の観点から自分自身の思考を確認，点検し，その結果に基づいて自分の思考活動を改善，調整していく。このため，メタ認知による活動は自己学習の中核となる[13)]。

イメージする力の活用

情報とは，言葉に限定された内容しか示されない。そこから発想を広げたり，その情報が示す状況を想定したりして思考する（つまり，イメージする）ことで，新しい発見，気づきが生まれ，より深い解釈が可能となる（図8）。

イメージするにはさまざまな知識と知識を活用するための思考力が必要となる。また，自分の生活体験や看護経験も知識として活用される。例えば，高齢者が退院後，自宅でどのように過ごすかは，実際の高齢患者の生活を見聞しているか否かではイメージする内容は異なる。情報を言葉として解釈するだけでなく，動きを伴う像，あるいは感覚を伴う像としてイメージできると，アセスメントや計画する看護方法が具体的になる。

ただし，イメージは自分の主観的な思考や固定観念から生まれることもあるため，看護の対象者である高齢者や家族の状況や感じ方，実際とは異なる可能性がある。この点も意識しておく。

イメージする力を育むには，高齢者と家族についての物語（ナラティブ）を見聞して想像し，感じ，それを表現する（語る，書く）という経験が必要である。

認知バイアス

看護を行ううえでは，看護の対象者をどのように捉えているか，その根本となる看護師のもつ偏見や感情，経験などが影響する。また，物

図8 患者の情報からイメージを広げる例

情報「患者が手帳に自分の血圧の値を書いていた」

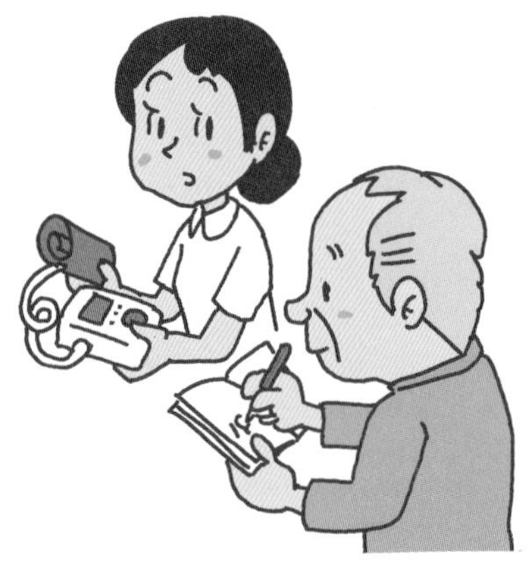

→ 解釈『血圧の値に関心がある』
『血圧を測ったら患者に伝えないと気になるだろう』
『あとで読み返したりするかもしれない』
『主治医に見せたりするのだろうか』

情報「脳梗塞後遺症のため右半身に麻痺が生じた患者は右利きだった」

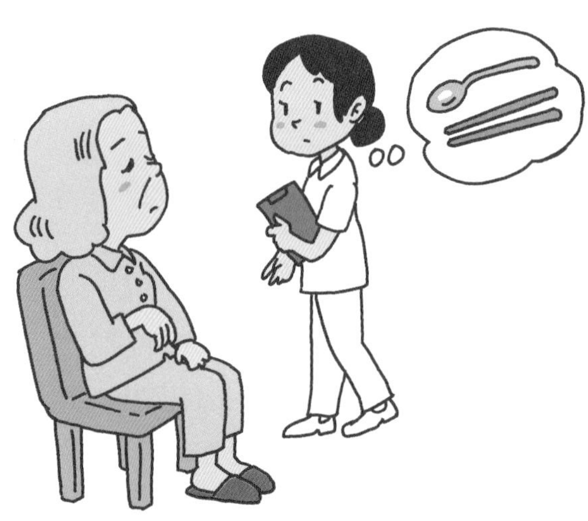

→ 解釈『すぐには利き手交換できないので，食事のときに支障が出るだろう』
『トイレの手すりの位置は問題ないだろうか』

情報「家族から患者の介助方法にさまざまな要望が出された」

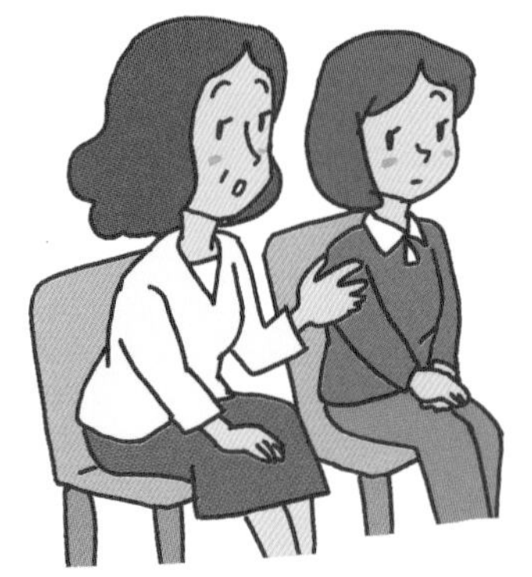

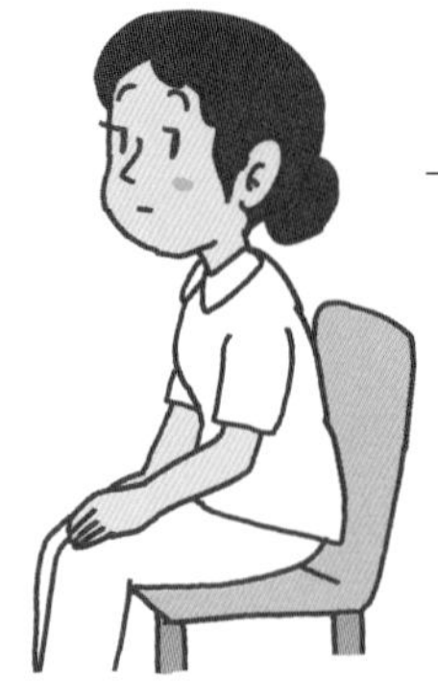

→ 解釈『在宅で家族は工夫しながら介護してきたのだろう』
『家族は自分の手を離れることで心配が尽きないのだろう』
『これまでの入院経験で困ったことがあったのかもしれない』

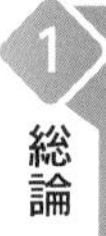

事の捉え方については一定の傾向があり，適切でない（偏りがある）考えに至ることがある。これを認知バイアスという[14]。また，個人の認識というよりも集団や対人関係によって適切でない判断となる場合もある[15]（表2）。これらによってアセスメントを誤ることもある。自分の考え方や行動の傾向を知って，自分自身で注意を払うこともアセスメントするうえでは重要である。

解釈・アセスメントの偏りや不適切さを最小にする対処

情報の少なさや偏り，そして，認知バイアス

表2 判断や決定において誤りを生じやすい認知・行動の傾向と具体例

こじつけ解釈（story building strategy）	集めた情報が自分のもっているものと異なったり，情報相互のつじつまが合わなかったりしたときに不安な気持ちになる。その不安を解消するため，情報を都合良く解釈して，全体が説明できる物語をつくって安心する 例）回復しているはずなのに，検査値が異常を示した →測定方法に問題があったと解釈
正常性バイアス	通常と異なる状態を認めず，通常通りであると認識して安心しようとする傾向 例）警報が鳴った →いつもの訓練と解釈
ヒューリスティック	思考過程をショートカットしてしまい，最も典型的・代表的なものに絞り，ほかを考えないこと。あるいは1つのことを思い浮かべたらそれ以外は考えないこと 例）呼吸器科に入院中の患者の呼吸困難 →呼吸器の問題だけを考える
確証バイアス	自分の仮説に不適合なデータを無視する 例）「隣の患者さんの様子がいつもと違う」と伝えてくれた患者の言葉 →「その人は認知症だから様子が違っていても当たり前」と認知症による言動と考え，ほかの原因に関する情報を認識しない
アンカーリング・バイアス	最初に想起した仮説に固執する。限られた側面にのみ注目し，追加情報を無視する 例）既往歴のない女性の呼吸困難 →精神面の問題と考えたり，フィジカルアセスメントをしない
ルール・バイアス	完全に正しいわけではない一般的ルールに盲目的に従う 例）高齢者には親切にし，手を貸すべきという考え →本人の意向を確認せずに介助が必要と判断する
同調圧力	周囲の人が自分と異なる意見である場合，自分の意見を主張せず，他者の意見に合わせる傾向 例）安全のため身体拘束をすべきという意見が多数を占める →身体拘束はしないでケアできるという自分の判断を伝えない
権威勾配 オーバーコンフィデンス・バイアス	権威をもつ人に指示や命令をされた場合，自分が異なる意見をもっていてもそれに従う傾向 権威ある人（先輩や医師等）の意見に盲目的に従う 例）医師が「この患者は自宅退院できない」と言う →本人が自宅退院を希望していることを言わずに，医師の判断に従う
ハッスル・バイアス	精神的あるいは肉体的に楽に処理できるような仮説を選択する 例）介護が必要な高齢者が独居生活する自宅退院を希望している →（在宅療養のケアマネジメントは調整が複雑になるが，施設入所はソーシャルワーカーと家族に依頼できるため）独居生活は不可能と判断する
集団浅慮	一人ひとりは優れた思考能力があるのに，集団になると愚かな選択になったり，愚かな選択に従ってしまう傾向 例）個人の意見を聞くと「身体拘束はしないでケアできる」と言う →カンファレンスでは身体拘束を外せるという判断を誰も言わず，身体拘束を続ける決定となる

など看護師の思考により，情報の解釈や判断に偏りが生じる場合やその高齢者に不利益をもたらす不適切なアセスメントとなる場合がある。これをできる限り少なくするために，まずは多面的に情報を集め，複数の解釈や複数の可能性を想定する。また，アセスメントを一人で考え決定するのではなく，看護チームや多職種チームのメンバーとともに検討する。そして，すぐにアセスメントを決定してしまうのではなく，仮のアセスメントとして看護を行い，その結果からアセスメントを確定する。

せっかくチームでアセスメントを検討する場があっても，チームや施設の方針によって考え方が固定化されたり，日々の業務の繰り返しのなかで一定のパターンで高齢者を解釈してしまう傾向にあったりすると，その高齢者の真の思いや問題の原因に気づかなくなってしまう。つまり，解釈やアセスメントを誤る可能性が生じる。よって，個別性の高い高齢者の看護を行うためのアセスメントでは，論理的な思考とともに自由で柔軟な発想も重要になる。

また，チームで検討するなかで，経験の少ない看護師から常識的でないと思われるようなアイデアが出されたり，経験のある看護師が思いつかないような発言があったときに，それを否定したり，軽視したりせず，思考のヒントとして取り上げて考えてみることも重要である。そして，高齢者自身がどうなのか，高齢者の立場で考えて最善の判断となっているかをチェックするしくみも必要である。つまり，倫理的な観点でのアセスメントである。高齢者の看護では特に必要な観点といえる。

さらに，自分たちの考えがこれでよいか，自分たちがもっている前提を確認すること，既成概念やとらわれている思考がないかなど，自分自身の思考を振り返るリフレクションを行う。現状をとりあえず横において理想を自由に語ることも既成概念や思考の殻を破るのに効果がある。自由に語ってみることで自分たちの思考がいかに縛られているかに気づくだろう。このような取り組みを推進するうえでは，看護管理者やチームリーダーの役割が重要になる。

COLUMN

倫理的な観点でのアセスメントの重要性

ゴードン（Gordon M）は，看護過程の教授および研究のために臨床判断（clinical judgement）の統合モデルを提示し，看護独自の判断領域として，「診断的判断」「治療的判断」「倫理的判断」の3つをあげ，これらの相互性と統合を述べている[16]。

老年看護においては，このいずれも重要であるが，特に倫理的課題が生じやすい分野であることから，看護過程における「倫理的判断」，つまり倫理的な観点でのアセスメントが重要であることを強調しておきたい。

看護行為において，倫理原則を日常的に実行するという点で，看護師は倫理的義務を負っている。また，さまざまな判断の場面において，看護師自身や所属施設の価値観に基づいている。この価値観が看護の対象者である高齢者の価値観，あるいは他の専門職の価値観と対立することがある。この倫理的ジレンマに対して適切に判断できるようにトレーニングする必要がある。また，高齢者の立場から倫理的課題の存在に気づき，行動できるよう，看護師個人，そして組織的にも倫理的感受性を高める必要がある。

COLUMN

リフレクション

リフレクションは，単なる自己反省ではなく，意図的な活動であり，実践的な振り返りのプロセスである。このプロセスは知的な活動として目に見える形にされることで，新たな学びのプロセスとして活用される。つまり，自身の活動について振り返り，意味づける活動であるとともに，これを繰り返す間に自身の中に理論や知識が蓄積され，新たな出来事に遭遇した際，これまでの経験や知識，理論を引き出しながら行為を決定できる[17～19]。

COLUMN

多職種によるカンファレンスの効果

カンファレンスは，多職種が有する経験，価値観，信念，ノウハウなどの「実践知」を共有する場である[19]。高齢者のケア(医療，看護，介護など)のためのカンファレンスでは，その高齢者のためのより適切なケアを実施し，効果を上げるために各職種のもつ情報とアセスメントを出し合い，目標を明確にするという合意形成を行う。そしてその成果を共有する。この積み重ねが一体感のあるチームを形成する。このために必要な要素として，個々の専門分野の能力はもちろん，ほかの職種について理解し，敬意を示す態度と十分なコミュニケーションが必要である。また，メンバーとしての役割，リーダーあるいはファシリテータとしての役割のそれぞれを理解し，協力する態度も必要である[20]。

05 解釈，アセスメントを伝える(記述する)ときの注意点

事実と解釈の混同，根拠となる事実の記載もれ

把握したこと(事実)とそのときに感じたことや考えたこと〔意味づけ，解釈，判断(アセスメント)〕を区別して表現する(記録する)ことが重要である。情報への意味づけや解釈は，直観的，主観的に行っていることが多い。それが適切な場合もあるが，真偽が確認されていない場合や誤っている場合もある。また，複数の情報があっても偏りがあったり，肝心な情報が不足している場合もある。偏りや不足のある情報に基づくアセスメントは最善なものとはいえないだろう。

アセスメントの適切さを確認する際，あるいはアセスメントに基づく看護の結果を検証する際に，アセスメントのもとになった情報が吟味される必要がある。その情報は事実かどうかが曖昧であると適切な検証ができない。事実が不明確な場合は，情報がいつの時点の誰による解釈・判断かを明らかにし，事実を検証する必要がある。

情報が伝聞される過程で別の誰かの解釈が入ることもある。事実を表現せずに，感じたことだけを表現する人もいる。自分が感じたことを事実のように表現する人もいる(表3)。その

表3 感じたことや解釈を含んだ不適切な記録の例

観察したことなどの情報	(事実を確認していない)感じたこと，解釈	記録
デザートから食べはじめ，途中で食べるのをやめた	甘いものが好き	好きなデザートしか食べない
点滴ラインを見ている	点滴が気になっている	点滴を気にしている
内服薬を飲もうとしたが，吐き出した	薬を飲むのを拒否した	内服拒否あり
30分おきにナースコールで看護師を呼び，トイレへの介助を希望したり，枕の位置を直したりと用事を伝えた	忙しいときに何度もコールで呼ぶ人	ナースコール頻回

記録を読んだ人は，書かれたことが事実であると誤解してしまう。チームで看護を行う場合，記録の妥当性が吟味されることは少ないため，誤解が広がる可能性がある。

どのような事実からそのように感じたか，解釈・判断したかを意識し，言語化するトレーニングが必要である。これはメタ認知を発達させることになる。

用語や概念の理解，表現の誤り

情報は記録され，整理，統合されてアセスメントに活用される。この過程において，情報やアセスメントが正しく記述される必要がある。正しく記載していても，多職種間で知識基盤が異なったり，普段の用語の使い方が異なったりすることで，伝えたいことが共通理解されない場合がある（表4）。また，用語を誤用することで，伝えたい意味とは異なる意味で伝わる場合もある（表5）。

これは専門用語に限らず，一般的な用語や文章でもみられる。話し言葉で使っている言葉をそのまま記載すると，そのニュアンスや意味がうまく伝わらない場合がある。逆に，なにげなく使っている日常の言葉を記述することで言外の意味を捉えられたり，言葉のもつ印象によって，それを書いた看護師や看護が行われている場に対する印象を悪くしたりする場合もあるので注意が必要である（表6）。日常の看護ではチームメンバーのみで記録を活用するため，支障はないかもしれないが，アセスメントが不十分であったり，倫理的な問題が生じていたりしても気づきにくい。アセスメントを伝える際には，誰が見聞しても適切に，誤解なく伝わるように表現することを意識してほしい。

表4 職種間で異なる捉え方をする例

「ADLが低下した」という記載に対する理解の例			
看護職	**介護職**	**医師**	**理学療法士，作業療法士**
歩行能力の低下	生活機能の低下	運動能力の低下	ADLの何が低下したか？ どの測定具で低下を捉えたのか？

「夜間不穏」という記載に対する理解の例			
看護職	**介護職**	**医師**	**理学療法士，作業療法士**
夜，眠らず，落ち着きがなかった	夜，たいへんな状況だった	夜間せん妄か？	精神機能の悪化 精神機能の変動

「コミュニケーション障害」という記載に対する理解の例			
看護職	**介護職**	**医師**	**理学療法士，作業療法士**
言語的に相互理解ができない	意思疎通ができない	患者のコミュニケーション能力の低下をもたらす疾患	患者のコミュニケーション機能の障害

表5 誤用の例

記載	誤用	正しい意味
「病識がない」	病気の知識をもたず，自己管理ができていない	自分が病気であるという認識をもたない
「DNAR」 do not attempt resuscitation	今後，治療や処置を何も行わないこと	（患者本人または患者の利益に関わる代理者の意思決定を受けて）心肺蘇生法を行わないこと
「コンプライアンスが良い」	患者の自己管理が良好であること	患者が治療方針の決定に賛同し，その指示に従った行動をとること

表現と現実とのずれ

アセスメントでは，その高齢者の個別性を踏まえて看護の方針を考えたとしても，また実際に適切な看護を行っていたとしても，個別的なアセスメント内容が記述されていない場合がある。この理由の1つとして，客観的に表現しようとするなかで，かつ短い文で端的に記録することが求められるあまり，すべての高齢者に当てはまるような表現になってしまうことがある。また，現実の高齢者像とは異なる内容となっていることさえある（図9）。

自分がその高齢者について何をどのように思考したのか，自分の考えを自分で捉えること，つまりメタ認知ができていないと，アセスメントの記述が自信をもってできない。そのため，よくある記載例やモデルの記述を模倣することになってしまい，現実とのずれが生じる。標準看護計画やマニュアルにあるようなモデルや記載例では包括的，一般的な表現であるため，その高齢者の状態も包含される。そのため，どの高齢者でも同じ方法で援助することになる。これでは個別性に対応しようとアセスメントする意味がなくなる。その高齢者の問題を解決する，

表6 言外のマイナスイメージが伝わる記載例

記載例	言外の意味
利用者たちには，このアクティビティに参加するとおやつが食べられるという楽しみができた	おやつというご褒美によって，高齢者を操っている
○○さんは心配ばかりしている	心配する○○さんの気持ちを軽視している
家族に介入したことで治療を後退させずに済んだ	治療が第一優先
うまく退院にこぎつけた	（本人たちの状況はどうあれ）退院させることができればよい （スタッフが）苦労して退院させた
患者さんが勝手に売店まで歩いて行った	患者の行動は看護師が把握すべき 患者の自己判断は許されない

図9 実際と異なる記載となった例と解釈を含めた記載例

中等度のアルツハイマー型認知症のＡさんについて「実際に観察された内容」

食堂での昼食の場面：配膳してもなかなか食べはじめない。スプーンを逆さまに持ったり，あたりを見回して独り言を言ったりする。最初に介助すると，自分でスプーンを使って米飯を食べはじめるが，副食やお茶には手をつけない

記載例 1　昼食：主食全量，副食手をつけず。

＊食事摂取量以外で観察された内容を記載していない

記載例 2　食事の拒否あり。独語著明。遊び食べあり。

＊事実と異なる内容が含まれている。Ａさんに対する蔑視的な意味を含む

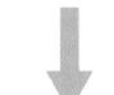

＊観察に対する知識に基づく解釈（認知症に伴う注意障害や失行，空間認知の障害の可能性）を含めた記載例

昼食時，食事に集中できない様子でなかなか食べはじめない。スプーンを逆さまに持ち，うまく使えないが，介助すると自分で米飯を食べる。ほかのものには手をつけない

あるいは目標を目指してどこを重点的に看護する必要があるのか，どこから優先して看護する必要があるのかといった具体的な道筋は見えてこないだろう。

アセスメントによってどのような看護を目指しているか，看護によって高齢者がどのような状態になることを目指しているかという目標がその高齢者の現状と合致しているかを確認してほしい。目標が高くて到達できない，あるいは具体的な看護と目標が結びつかないという場合は，その高齢者のアセスメントが記述されていないことになる。

アセスメントと具体的な事実との関係

アセスメントはそれを見聞した人が検証できなければならない。つまり，具体的な事実からどのように考えたかという思考過程を第三者が追うことができる記述が求められる。実際は，多くの情報，試みた看護への反応などからさまざまに考え，関係者の意見も取り込んでアセスメントを導いている。アセスメントを記述する際には，それらの情報を整理し，アセスメント結果が導かれるように，情報を記載していくことになる。つまり，実際の思考過程とは異なり，アセスメントを念頭に置いて情報を取捨選択して記述する。もしアセスメント（いわゆる結論）が曖昧なまま記述すると，情報やその経過の羅列になってしまい，どのように思考してアセスメントが導かれたのかがわからなくなる。それを読んだ第三者はアセスメントに納得できず，看護方針や看護方法もバラバラになってしまうかもしれない。

アセスメントを根拠づける情報（事実）は必要不可欠であるが，そこに記載される情報は厳選されている。どの情報が重要なのかを考えることがアセスメントを記述する第一歩となる。

看護の本質からのずれ

アセスメントを記述したところで，自分たちの思考過程や目指すところが看護の本質，すなわち，高齢者と家族の権利を守る立場，高齢者を尊重する倫理的な観点での判断から外れていないかを確認してほしい。例えば，あるリスクが高い状態があり，その回避を目指すアセスメントを記述したとする。リスクが高いことはその高齢者にとっての問題か，医療者や関係者にとっての問題ではないか，第三者の視点で確認してほしい。表現として客観的に見たときに，あるいは高齢者自身や家族がそのアセスメントを読んだと仮定して，その内容や表現に納得できるかを考えてみるとよい。

自分たちが目指している看護とアセスメントの表現が乖離している場合がある。また，看護師，医療者等関係者の立場を守ることを目指したアセスメントの記述内容の場合もある（例）。そして，そのことに自分たちが気づいていない場合もある。

アセスメントの記述の問題について，自分たちで気づいて表現を修正できる看護チームを目指す必要がある。

【例　看護師の立場を守ることを目指した思考の例】
転倒事故は患者にとって良くない
→身体拘束をして転倒事故を防ぐ必要がある
→身体拘束を患者が外してしまうと転倒するリスクが高くなる
問題の表現
「身体拘束を患者自身が外してしまう」
目標の表現
「患者が身体拘束を自分で外さない」

引用文献

1） 日本老年医学会，日本医療研究開発機構研究費・高齢者の薬物治療の安全性に関する研究研究班編：高齢者の安全な薬物療法ガイドライン2015，メジカルビュー社，2015.

2) 日本老年医学会，日本糖尿病学会編著：高齢者糖尿病診療ガイドライン2017，南江堂，2017.
3) 日本老年医学会：高齢者脂質異常症診療ガイドライン　2017，2017.
https://www.jpn-geriat-soc.or.jp/tool/pdf/guideline2017_03.pdf（最終アクセス2022年2月15日）
4) 日本老年医学会，「高齢者高血圧診療ガイドライン2017」作成委員会：高齢者高血圧診療ガイドライン2017（2019年　一部改訂），2019.
https://www.jstage.jst.go.jp/article/geriatrics/56/3/56_56.343/_pdf/-char/ja（最終アクセス2022年2月15日）
5) 日本うつ病学会，気分障害の治療ガイドライン検討委員会：日本うつ病学会治療ガイドライン　高齢者のうつ病治療ガイドライン，2020.
https://minds.jcqhc.or.jp/docs/gl_pdf/G0001224/4/depression_in_the_elderly.pdf（最終アクセス2022年2月15日）
6) 伊藤敬介，大西弘高編著：ナースのための臨床推論で身につく院内トリアージ，pp12-13，学研メディカル秀潤社，2016.
7) 松谷美和子，三浦友理子，奥裕美：看護過程と「臨床判断モデル」．看護教育，56（7）：616-622，2015.
8) Tanner CA，和泉成子訳：看護実践におけるClinical Judgement．インターナショナルナーシングレビュー，23（4）：66-77，2000.
9) 工藤綾子，湯浅美千代編：エビデンスに基づく老年看護ケア関連図，中央法規出版，2019.
10) 山田律子，内ケ島伸也編：生活機能からみた老年看護過程＋病態・生活機能関連図　第4版，医学書院，2020.
11) 世界保健機関著，障害者福祉研究会編：ICF国際生活機能分類―国際障害分類改定版，中央法規出版，2002.
12) 上田敏：ICF（国際生活機能分類）の理解と活用：人が「生きること」「生きることの困難（障害）」をどうとらえるか，p59，きょうされん，2005.
13) 田中耕治編：よくわかる教育評価　第2版，pp60-61，ミネルヴァ書房，2010.
14) 伊藤敬介，大西弘高編著：ナースのための臨床推論で身につく院内トリアージ，p83，学研メディカル秀潤社，2016.
15) 河野龍太郎：医療現場のヒューマンエラー対策ブック，pp33-38，日本能率協会マネジメントセンター，2018.
16) マージョリー・ゴードン著，輪湖史子監訳：エキスパートナース・ムック　プラスワン・シリーズ①ゴードン博士の看護診断，pp69-77，照林社，1995.
17) 田村由美，津田紀子：リフレクションとは何か―その基本的概念と看護・看護研究における意義．看護研究，41（3）：171-181，2008.
18) サラ・バーンズ，クリス・バルマン編，田村由美，中田康夫，津田紀子監訳：看護における反省的実践―専門的プラクティショナーの成長，pp18-21，ゆみる出版，2005.
19) 篠田道子：多職種連携を高めるチームマネジメントの知識とスキル，pp42-51，医学書院，2011.
20) 日本認知症ケア学会編：認知症ケア標準テキスト改訂4版・認知症ケアの基礎，pp145-151，ワールドプランニング，2016.

看護実践の振り返り・評価を通した再アセスメント

アセスメント，もしくは仮のアセスメントによって看護実践を行った後，看護実践の評価を行い，再度アセスメントを行う。このアセスメントによって計画を修正する。高齢者のアセスメントは複雑な思考が必要であり，時間経過による状態の変化，情報の追加・修正などもあることから，アセスメントと計画の修正を繰り返すことが重要である。自分たちの看護実践を振り返ることによって気づきを深めることは，高齢者看護の実践能力を高めることにつながる。

01 チームで看護実践を振り返る

ここでは，看護計画の実施後の評価という観点でのフォーマルな振り返りについて述べる。多くの場合，高齢者の看護はチームで行うことから，チームでの振り返りを想定する。

振り返りの目的と方法

目的の明確化

目的を明確にして看護実践を振り返る。通常，計画を修正し，現在の看護にいかすことが主となる。つまり，その高齢者のための評価，振り返りである。しかし，例えば退院後など，看護実践全体を評価する目的でも振り返りが行われる。これは，看護チーム，あるいはチームメンバー個々のための評価，振り返りの意味が大きい。そして，看護の質を高め，次の高齢者への看護にいかすのである。

このように，振り返った結果をどのようにいかすかを，振り返るチーム全体で共通認識をもって行うのが効果的である。

目的に応じたメンバーの招集

振り返りを行う目的によって，集めるメンバーは異なる。チームの看護師，病棟の看護師，関係者を含めた多職種などである。どの範囲で何をするか，振り返りを行う担当者あるいは責任者（受けもちの看護師あるいはチームリーダーなど）が決めてメンバーを招集する。その際，看護管理者や他部署（他職種）の理解と協力が必須となる。振り返りの目的を明示して協力を求める。

目的に応じた資料の準備

目的によって，準備する資料，振り返る範囲が異なる。看護師個々，あるいは各職種のスタッフ個々の高齢者への関わりは部分的なものである。チームでの振り返りにおいては，高齢者に提供された看護全体，あるいは医療全体を捉える必要がある。よって，なんらかの資料の準備が必要となる。それは，看護問題あるいは目標ごとに高齢者の状態を示したものになるかもしれない。あるいは，現在最も問題となっていることに焦点を絞ったものかもしれない。入院患者であれば，入院時から退院までの全過程になるかもしれない。資料としては，看護記録や看護計画だけか，他の診療録や他部署の記録物や評価内容も含めるかも目的によって異なる。

現在は，診療録や看護記録が電子化されていることから，参加者がすべての記録に目を通すことも可能であるが，どこを読んでもらいたいかを明示しておくことによって効果的な振り返りとなる。

振り返りの会の運営

短時間で効果的に行うためにも，進行役(司会)と書記を決めて振り返りを行う。高齢者の概要を説明する担当者については事前に連絡し，準備してもらう。話し合いの場に慣れないスタッフには，あらかじめ，どのように話し合いが進むか，どのような役割を果たしてもらいたいかを説明し，振り返りの内容など発言してもらいたいテーマを伝えて準備してもらってもよい。さまざまな立場のスタッフ間で力関係が生じてしまう場合は，発言に偏りが出ないように進行する。

また，各自の発言，反省の言葉のみで終わるのではなく，次のアセスメントにつながるようにまとめをする。その際，いつもと同じ結論，紋切り型のアセスメントを繰り返すのではなく，その高齢者の特徴や今回の看護実践の評価を踏まえたものになるよう，リーダーの立場にある者が意識しておく必要がある。振り返りの会のなかでも各自に新たな発見があることを目指す。

そして，欠席者にも会の内容が伝わるように記録を残す。

振り返りの評価

振り返りによる再アセスメントの記述と看護計画の修正

振り返りの結果から，再度アセスメントを記述する。そのアセスメントに基づき計画修正する。アセスメントに修正，変更がなかったとしても，それまでに実践した結果に基づき，目標が明確化されたり，方法が追加されたり，より効果的な方法を重点的に行うことを意識づけたりできるものである。これまでと同じということがない，つまり，振り返りによって，看護になんらかの進歩をもたらすことを意識して行う。

振り返りの会に対する評価

振り返りの会での検討内容・結論，それに基づく再アセスメントの内容を評価する。効果的に実施できたか，その振り返りが効果的な再アセスメントをもたらしたかを考え，問題があれば次回は問題を解決できるようにする。これは会の責任者やリーダー，看護の管理者，高齢者の看護の担当者(受けもち看護師)などで行う。

02 日々の看護実践の振り返りと気づき

振り返りは一定の看護実践の後に行うだけでなく，日々の看護のなかで，あるいはその後に行われる。いわば，インフォーマルな振り返りであり，高齢者や家族，そして自らの看護実践，あるいはチームでの看護実践についてイメージする。イメージしながらアセスメントにつながる新たな意味，発見，気づきを得る。この振り返りは自分の思考に対するメタ認知を発達させることになる。

高齢者とその家族について関心をもつ

日々の看護の振り返りは，看護の対象者である高齢者あるいはその家族が，自分たちのアプローチに対してどのような言動，反応を示したのかを思い出し，それはなぜか，どのような意味があったのかを思考するところから始まる。これは，高齢者とその家族に関心をもってその状況を捉えていなければできないことである。実際は多くの時間をかけてその高齢者に関わっているが，すべてを思い出すわけではない。事実として記録に残すことができる，場面として再構成できるくらいに思い出せるということは，相手に十分な関心を向けていないときにはできない。

関わっているそのときに，何か印象に残る出来事，何か引っかかりが残った場面は思い出しやすい。つまり，そのときにいつもと違う，通常とは違うなどの意味づけ，解釈をしているということである。そのときにはアセスメントや報告にはつながらなかったとしても，ほかの場面や新たな情報と結びつくことによって，意味が浮かび上がることがある。看護行為に専心することは重要であるが，同時にその場面で感じ取ること，全体を見ること，比較することなどの思考を働かせていくことで，解釈やアセスメント，次の看護につながる。

COLUMN

関心を寄せる動機

関心を寄せる動機について，考えたことがあるだろうか。どの高齢者，家族にも同等の関心をもつ人もいるだろうが，特に気になる，相性が良い，何か心配，これまでに関わった○○さんに似ている，などの理由が存在する場合もある。繰り返し入院しているなどの理由で関わりが多くなった，たまたま受けもつ日が多かったなど，多く関わったことで印象に残っている場合もある。

関わりの頻度や関わったときの自分の感情などが解釈に影響をもたらすことも念頭に置き，高齢者と家族について思い出し，思考することで，新たな気づきを得る。

自分の看護の効果を意識する

振り返りとして思い出し，思考するのは，看護の対象者である高齢者と家族のことだけでは不十分である。自分が行った看護についても振り返る必要がある。何を考えて，どのように看護行為を行い，その結果，目的とする看護が達成できたのか，という一連の看護実践について振り返ることで，どのような看護が必要なのかというアセスメントにつなげる。

振り返りというと，「反省」して良くない点だけを思い出しやすいかもしれないが，むしろ，看護の効果はどこに現われているのかを意識して振り返る必要がある。目的とする部分だけではなく，副次的な効果が現われていることもある。看護の効果を意識しアセスメントに加えることにより，その高齢者に必要な看護を継続できる。

看護の効果ではなく，医療の効果だけを述べる場合がある。それは自分の看護が何かを意識していないということである。自分の看護について意識しておらず，思い出せない場合もある。このような看護師に対しては，チームメンバーやリーダー等がサポートするとよい。うまくできなかったことを意識しやすい看護師に対しては，看護の効果が現われている点を具体的に伝える。逆に，どこが不適切だったかを表現できない看護師に対しては，改善点を理由とともに説明する。他者のサポートを受けながら振り返りをすることで，アセスメントにつながる思考を育てる。

振り返ることで自分自身に気づく

振り返りというと，看護の対象者（高齢者や家族）について考えることのようであるが，自分が行った看護を振り返るなかで気づくことの多くは，自分自身についてである。自分は何を考え，どのように行動したか，その結果がどのように表われたかについて思い出すことは，良いことばかりではなく，失敗やうまくいかなかったことをイメージするつらい体験になるかもしれない。振り返って気づいたことを次の看護にいかして効果を体験することが，つらさを乗り越え，振り返りを継続することにつながる。

振り返りによりアセスメントがより適切なものになり，看護を変化させることで，より適切な看護実践ができれば，高齢者への効果が期待される。また，同じ状況が続くとしても，考え方や心構えを発展させることができる。自分の考え方の傾向に気づくことができれば，改善できることがあるかもしれない。自分自身を見つめ，自分自身に気づく機会としてもリフレクションの効果がある。

COLUMN

記憶における心理的枠組みの影響

現実のさまざまな出来事について，すべてをそっくりそのまま記憶しているわけではない。情報も1つひとつがバラバラに存在するわけではなく，その高齢者に関する出来事，物語として存在することが多い。そのなかでまったく認識されない事柄もあれば，長く記憶している事柄もある。

新しい情報を記憶する際，私たちは自分の知識や経験からなるスキーマ（認識の枠組み）を活用している[1]といわれる。ある出来事や事柄を自分の知識や経験に結びつけながら，取捨・選択され，加工されて記憶するのである。特に，自分の感情を揺さぶられるような出来事は，その感情によって加工されている可能性がある。事実だと思ったことも，自分の感情や解釈によって歪められている可能性があることにも留意する必要がある。

そのためにも，自分の立場からの解釈だけでなく，関係者それぞれの立場に立った捉え方ができるようにトレーニングする必要がある。

振り返りによる高齢者看護観への気づき

高齢者を看護する場合は，振り返りを重ねることを通じて，自分が高齢者をどのような存在として捉え，高齢者に対してどのように看護していきたいと考えているかという点にも気づいてもらいたい。自分が抱いている高齢者に対する看護の概念（高齢者看護観）に気づく，考えるということである。

看護の対象者を高齢者としては捉えず，○○疾患で××の治療を受けている患者，あるいは一個人と捉えているという看護師もいる。その場合，高齢者としての特徴を個人因子の1つとして捉えているだろう。つまり，高齢者看護観として，「高齢であることを特別視しない」という高齢者看護観をもつということである。その考え方でどのように看護を提供しているか，その結果はどうかを考えてみてほしい。

高齢者看護観は，それぞれの考え方，捉え方であり，正解はないので，ほかの考え方の人とディスカッションし，考え方を発展させてほしい。そのことが高齢者への看護全体を発展させることにつながると考える。

COLUMN

エイジズム（年齢による差別）

エイジズムとは，年をとっているという理由で高齢者を組織的に1つの型にはめ差別をすることである。ただし，年齢による差別という点でいうと，若いという理由で若者を1つの型にはめ差別的な対応をすることもエイジズムといえる。

入院・入所する高齢者に関わる医療職や福祉職では，重度の障害をもつ高齢者に接する機会が多くなることから，高齢者全体のイメージを暗く捉えやすくなる。また，その高齢者に初めて出会ったときからコミュニケーションがとれなかったり，意識障害があったりして，元気だった頃のその人，それまでの活躍ぶりをイメージしづらいこともあって，「何もできない人」といった否定的な見方になりやすくなる。

また，高齢者をよく知らない若者たちでは，「自分たちとは異なる存在」「よくわからない存在」と感じやすくなる。また，自分たちがもっている高齢者のイメージと異なり，出会った高齢者について良いイメージをもつと，高齢者であっても，「高齢者と思えない」「その年齢に見えない」と表現する。これもエイジズムの現われである。

誰しもエイジズムをもつこととともに，高齢者について学べば学ぶほど，学んだ点から画一的なイメージをもちやすくなることを認識する必要がある。自分が高齢者についてどのようなイメージをもっているか，どのように捉えやすいかを振り返り，高齢者が個別性の高い存在であることを意識して関わるようにする。

アセスメントを意識したケーススタディ・事例報告を書く

看護基礎教育課程の実習などで，あるいは看護師になって1，2年目の研修で，自分の受けもった患者についてケーススタディを書くことがある。何をテーマに，どのようにケーススタディを書くかはさまざまであるが，アセスメントを意識して書くことをすすめたい。

一般的に，ケーススタディ・事例報告では，患者の情報をまとめ，アセスメントを記載し，多くは看護問題別に，あるいはテーマとして取り上げた看護実践について記載し，結果と考察を述べる[2)]。すでに実践し，結果が出ていることを書くため，計画した時点，あるいは看護しているなかで，その患者（高齢者）をどのように捉えたか，その時点に立ち戻って記載することが難しいと感じることがある。しかし，看護を行った結果がわかっているところで必要な情報を取り上げて整理し，改めてアセスメントを書くことで，何を考えて看護したか，アセスメントを明確にできる。

そのときに感じていたことよりも理解が深まった自分が記述するために，そのときの事実，自分が考えていたこととは異なる内容を記載するかもしれない。しかし，振り返って情報を整理するなかで，ぼんやりと考えていたこと，直観的に捉えていたことをアセスメントとして言語化できる。この経験によって，新たなケースでの意識的なアセスメントにつながるだろう。

また，看護実践がうまくいかなかったという結果があれば，その結果をもたらした原因（情報不足なのか，アセスメントが不適切なのか，看護方法の工夫が足りなかったのかなど）を考えることができる。ケーススタディの作成，つまり，看護の経過全体を捉え直し，考察するという経験が経過を記載する形式的なものではなく，自分の思考や看護実践を客観的に捉え，発展させる経験になれば，アセスメント力も育まれる。

引用文献

1）長田久雄編：看護学生のための心理学　第2版，pp23-25，医学書院，2016.

2）諏訪さゆり：事例報告のまとめ方．認知症ケア事例ジャーナル，11（2）：150-159，2018.

参考文献

・六角僚子：アセスメントからはじまる高齢者ケア：生活支援のための6領域ガイド，医学書院，2008.

・高橋照子編：看護学原論：看護の本質的理解と創造性を育むために　改訂第2版（NURSING看護学テキストNiCE），南江堂，2016.

・渡邊トシ子編：ヘンダーソン・ゴードンの考えに基づく実践看護アセスメント：同一事例による比較　第3版，ヌーヴェルヒロカワ，2011.

・桑田美代子，湯浅美千代編：高齢者のエンドオブライフ・ケア実践ガイドブック2　死を見据えたケア管理技術，中央法規出版，2016.

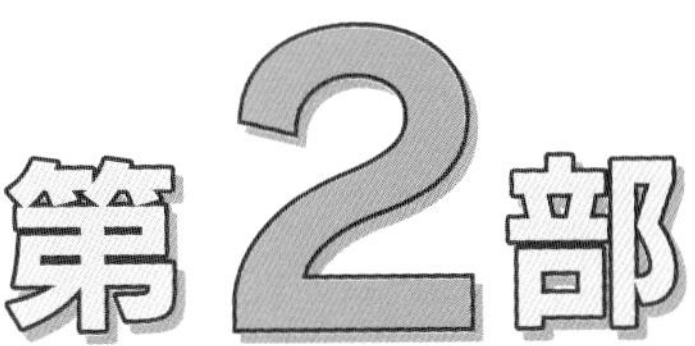

第2部

各　論

老化をみる，老化に気づく，老化のもたらす影響に気づく

加齢とは生まれてから死ぬまでの時間的経過であり，老化とは加齢に伴う生体機能の低下を意味する。

加齢による生体機能の低下は，徐々に進行する。そのため，高齢者自身が機能の衰えを認識していなかったり，認識していても年齢のせいであると適切な対応をとらないこともある。介護を要するような状況にある高齢者は，自ら訴えることが困難な状況もある。

高齢者に関わる看護師は，高齢者のみならず，家族や高齢者に関わる人々から，さまざまな情報を収集し，健康や生活機能を評価し，高齢者の健康状態や看護の必要性を判断する必要がある。

高齢者に生じている健康上の問題を引き起こす原因の1つに，老化があると考えられる。老化には生理的老化と病的老化があり，病的老化は，生理的老化に遺伝要因や環境要因，ライフスタイルが加わって進行し，白内障，骨粗鬆症といった病的な状態をまねく。病的老化は，早期に治療を受けることで，症状の進行を予防し，回復が見込まれる可能性があるため，生理的老化と区別することが重要である。

また，入院治療を受ける高齢者に関わる看護師は，入院時の高齢者の状態が，入院以前からある老化によるものなのか，疾患の影響によるものなのかを適切にアセスメントできないと，患者に適した看護目標の設定や個別性に対応したケアの提供ができない。高齢者に関わる看護師は，老化や老化がもたらす影響に気づき，アセスメントする必要がある。

老化は，全身の機能変化である。人間が生活するうえで必要な情報を受け取る感覚器や生活を体現する運動器の機能低下は，心身の活動に大きな影響を及ぼし，日常生活に支障をきたし，QOL（quality of life：生活の質）を低下させる。ここでは，視力，聴力，運動能力の老化を取り上げ，老化や老化のもたらす影響に気づく方法について述べる。

01 視力，見え方

高齢者の視力，見え方

物に反射した光が目に達すると，その光は彎曲した角膜で内側に屈折され，水晶体に届く。そのとき，虹彩が瞳孔の大きさを調整し網膜に入る光量を制御している。その後，毛様体筋の収縮と水晶体の弾力により遠近調節が行われ，硝子体を通過し，網膜の表面にピントの合った倒立像が結ばれ，視神経を通して脳に送られ，物を認識する。

視覚機能は，個人差があるものの加齢とともに低下する。加齢による視覚機能の変化は，角膜から網膜に至る眼球内組織，視神経の障害によって視力低下，色の識別低下，明暗順応の時間延長，視野狭窄が生じる（表1）。

(1)視力低下

視力低下は，瞳孔の縮小（老人性縮瞳）による網膜への光量の減少，水晶体の弾力性低下や毛様体筋の萎縮による調節力の低下によって生じる。近くは見えるが遠くは見えにくい状態を

表1 加齢による目の構造と機能の変化

構造	機能・見え方
水晶体の弾力性低下 **毛様体筋の萎縮** **水晶体の黄色変化（老人性白内障）**	視力低下 ・遠見障害（近視）：近くは見えるが遠くは見えにくい ・近見障害（遠視，老視）：遠くは見えるが近くの物に焦点が合わなくなり，ぼやけて見える
水晶体の黄色変化 **青錐体細胞の感度低下**	色の識別低下 ・青色系，黄色が見えにくい
虹彩の弾力性低下 **視細胞（杆体）の減少** **水晶体の弾力性減弱**	明暗順応の時間延長 ・照明を暗く感じる ・暗い場所で見えにくい ・明暗の変化に慣れるのに時間がかかる ・急に明るい所に出るとまぶしい
網膜の神経細胞の減少 **眼瞼下垂** **眼圧上昇による視神経の圧迫（緑内障）** **網膜黄斑部の視細胞の退化（加齢黄斑変性）**	視野狭窄 ・視野の一部が欠ける，かすむ，ぼやける ・視野の中心部の欠損，黒い暗点が見える，ゆがむ，かすむ

遠見障害（近視），加齢に伴う調節力の低下により，遠くは見えるが近くのものに焦点が合わなくなり，近見が困難となる状態を近見障害（遠視，老視）という。

水晶体は主に水や蛋白質からなり，透明で弾力性に富んだ組織であるが，加齢に伴う蛋白質の変性により弾力性や透明度が低下し，黄色化し白濁する（老人性白内障）。角膜を通って目に入ってくる光が水晶体の白濁によって妨げられ，物がかすんで見えるようになったり（霧視），混濁した部位で光が反射するために，明るい場所ではまぶしく（羞明），見えにくくなる。

（2）色の識別低下

色の情報は，水晶体を経て網膜にある視細胞の一種である錐体で感受される。錐体には青，緑，赤の3種類があり，これらが複合されて色を認識する。

加齢に伴い，水晶体の黄色変化による短波長（青色系）の透過性の減弱や青錐体の感受性低下により，色の識別能は低下し，黄色や青色を見落としたり，青と紫，青と緑，黄色と白の識別が難しくなる。一方，長波長（赤色系）の感度は比較的保たれているため，赤色や橙色は目に留まりやすい。

（3）明暗順応の時間延長

瞳孔を調節する虹彩の弾力性の低下や視細胞（杆体）の減少による光刺激に対する感度の低下により，明暗順応の時間は加齢に伴い延長する。

（4）視野狭窄

網膜の神経細胞の減少による感度低下や視野伝導路の機能低下，眼瞼下垂や円背などにより視線を向けている場所以外に見える範囲が狭くなる。

また，視野狭窄を伴う高齢者に多い疾患には，眼圧が異常に上昇し，視神経の圧迫によって視野狭窄をきたす緑内障や，網膜黄斑部の視細胞が退化することで中心部分の視力が失われ，視野の中心部が欠損して黒い暗点が見えたり，見えている部分の中心部がゆがんだり，かすんで見える加齢黄斑変性がある。

加齢による視覚機能低下がもたらす影響（図1）

人間は生活するうえで，情報の多くを視覚から得ている。しかし，加齢により視覚機能が低下すると，見えづらいなかで生活することになり，目が疲れる。このような状況が続くと今ま

図1　加齢による視覚機能低下がもたらす影響

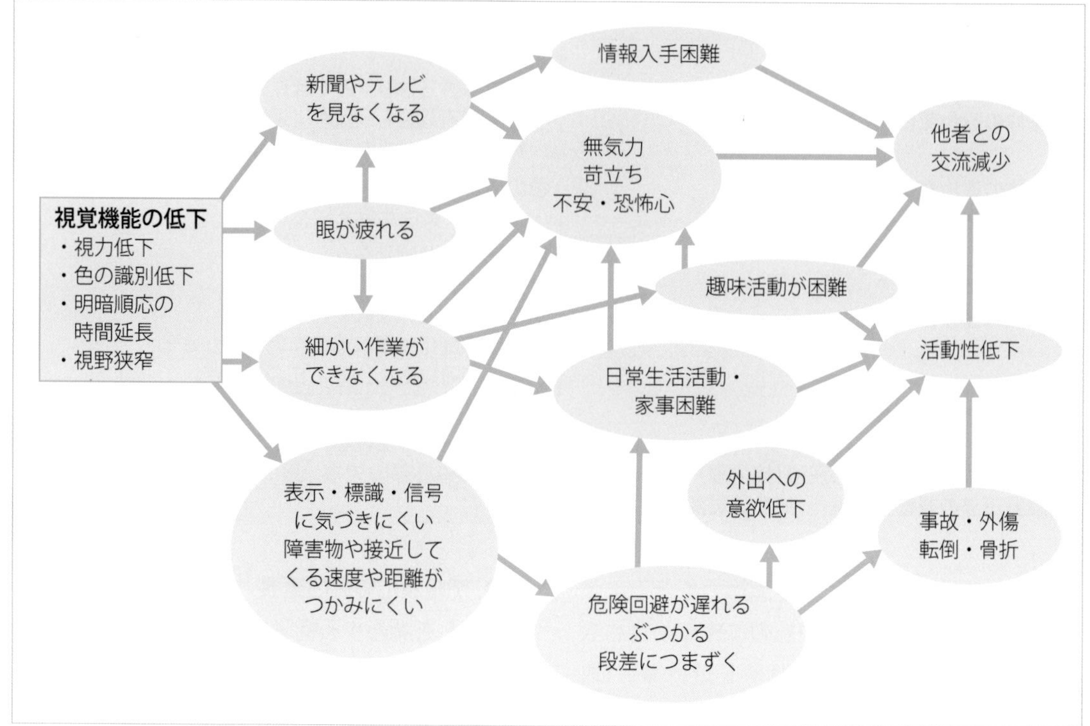

でよく見ていた新聞やテレビをあまり見なくなり，楽しみや新たな情報を入手することも困難となる。

また，今までできていた細かい作業ができなくなることで，日常生活活動・家事，趣味活動が困難になると，苛立ったり，無気力になったりする。

さらに，加齢によって明暗順応の時間延長や視野狭窄が生じると，外出しても表示や信号に気づきにくかったり，障害物や接近してくるものの速度や距離がつかみにくく，外出に不安や困難を感じるようになり，活動性が低下する。また，視覚機能の低下により，危険回避が遅れ，ぶつかったり，つまずいて，事故や転倒による外傷・骨折を生じる。

高齢者の視覚機能の情報収集

観察による情報収集

視覚機能の低下は，高齢者の眼の状態，行動の変化として現われる。看護師は日常生活場面の観察から，高齢者の視覚機能の低下に気づくことが重要である（表2）。

まず，高齢者に出会った際に，どの程度の大きさや色，どこまで見えているのかを把握する。例えば，入院時であれば，看護師の名札や病院のパンフレット，病院のなかの案内表示を活用し，どの程度，どこまで見えているのか確認する。さらに，高齢者に多い視力低下を伴う疾患の症状がみられないか，眼や眼瞼の状態を観察する。また，日常生活のなかで，視覚機能の低下が生じた際に，高齢者にみられる行動や症状への対処行動を観察する。視覚機能が低下すると，以前はよく観ていたテレビを観なくなったり，食事の際におかずを箸でうまくつか

表2 高齢者の視覚機能の情報収集

視点	生活場面における気づき	探る・確かめる	検査
視力	水晶体が白濁している テレビを観なくなる おかずを箸でうまくつかめない 段差につまずく 眼鏡，拡大鏡を使用している 眼を細める 眼をこすったり，まばたきをする テレビを観る距離が近くなる 対象までの距離を調整している 本や新聞など文字を読むときに近視用の眼鏡をはずす 手を伸ばして(遠ざけて)見る 手で光を遮る	新聞や雑誌を読んでもらう **〈見え方の程度〉** ・見えているのか，まったく見えないのか ・見えにくいのか，ぼやけて見えるのか 遠方，手元，全体，中央部 ・両目の見え方に差はあるのか **〈見え方の特徴〉** ・近づけると見えやすいのか ・遠くへ離せば見えやすいのか ・二重に見えたりぼやけたりしているのか ・かすんで見えにくくないか(霧視) ・まぶしさはあるのか(羞明) **〈生活への影響〉** ・視力の低下によって，日常生活において困っていることはあるか ・歩行や移動の状況(屋内外，昼間，夜間) ・転倒・転落の経験はあるか ・活動性低下や活動範囲の制限はあるか ・無気力，苛立ち，不安や恐怖心を抱いていないか **〈原因の探索〉** ・眼科疾患の既往歴，手術や点眼薬の治療歴を把握する	視力検査 眼底検査
色の識別		・何色か，わかるか ・色によって見えやすさ，見えにくさがあるのか	色視表検査
明暗順応	夜間の外出や自動車運転を控える	・明るい場所でまぶしさを感じていないか ・明るい所から暗い所に行くと，目が慣れるのに時間がかかるか	
視野	眼瞼が下垂している 作業に見落としがある 人や物にぶつかる	・見えない所，欠けて見える場所があるのか ・中心が黒ずんで欠けていたり，ゆがんでいるのか ＊片目ずつ確認する	視野検査 眼圧検査

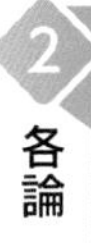

めなかったり，歩行中に柱にぶつかったり，段差につまずくようになる。さらに，視覚機能低下への対処行動として，眼鏡・拡大鏡の使用や目を細めたり，対象までの距離を調整している行動がみられるようになる。

このような行動がみられたら，視覚機能の低下を疑い，確かめる。例えば，実際に新聞や雑誌を見てもらい，高齢者に見え方の程度を確認する。その際，高齢者に多い疾患の症状や加齢による見え方の特徴を念頭に置き，具体的に質問する。どの程度，どこまで見えているのか，見えづらいのかを把握することで，高齢者の視覚機能に合わせた援助方法を工夫することができる。

視覚機能低下に伴う影響の確認

高齢者の日常生活の過ごし方は多様であり，見えにくさに対してなんらかの対処をしていることも考えられ，視力低下の程度と日常生活への支障は必ずしも一致しない。高齢者自身が視力低下によって日常生活に困っていることを丁寧に聞き，生活への影響を把握する。日中と夜間では見え方が異なることから，日中や夜間の歩行や移動の状況は別に聞く。転倒・転落の経験，活動性低下や活動範囲を制限することはないかを確認する。また，視覚機能低下によって生じる気持ちは，行動に影響するため，やる気がなくなったり，苛立ったり，不安・恐怖を感じることはないかを確認する。高齢者自身が視覚機能低下に対処していることやその高齢者の時間帯や明るさ，色などによる見え方の違いを確認すると，その人の視覚機能にあわせた対処方法を考えるための情報を得ることができる。

視覚機能障害の原因の探索

さらに，原因の探索として，眼科疾患の既往歴，および手術や点眼薬などの治療歴を把握する。

生理的老化による視覚機能の低下だけでなく，治療が必要な疾患が原因となっている可能性が推測される場合は，眼科受診をすすめる。近見・遠見視力検査，眼底検査，色視表検査，視野検査，眼圧検査など，専門的な検査が行われる。

02 聴力，聞こえ方

高齢者の聴力，聞こえ方

音は，外耳道に集められ，外耳と中耳の間の鼓膜を振動させ，中耳の耳小骨が鼓膜の振動を内耳に伝える。内耳にある蝸牛は外耳，中耳からの音を感知し，信号を聴神経，聴覚野に伝えることで音として認識される。

加齢とともに，伝音器（外耳，中耳），感音器（内耳），聴覚中枢（聴神経，聴覚野）の機能低下が生じ，聴力低下と一語一語を聞き分ける語音弁別能力の低下，情報処理機能の低下が生じる（表3）。

(1)聴力低下・語音弁別能力の低下

・伝音難聴

高齢者では，手指の巧緻性の低下から自身で耳垢の除去が困難となり，耳垢による外耳道の閉塞が生じていることがある。また，鼓膜，耳小骨の硬化が生じ，聴力低下の原因となってい

表3 加齢による耳の構造と機能の変化

構造	機能・聞こえ方
外耳 ・外耳道の閉塞（耳垢） **中耳** ・鼓膜，耳小骨の硬化 **内耳** ・蝸牛管のコルチ器の有毛細胞の脱落	聴力低下 ・伝音難聴 小さな音が聞こえにくい ・感音難聴（老人性難聴） 小さな音が聞こえにくい 高音域が聞こえにくい 声が大きすぎると逆に聞き取れない，うるさく感じる（補充現象） 語音弁別能力の低下 ・大きな声であっても内容が聞き取れない ・子音が聞き取りにくい 「カ行」「サ行」「タ行」「ハ行」 例）「1時：イチジ」と「7時：シチジ」 「サトウさん」と「カトウさん」
聴覚中枢 ・聴神経細胞の減少，脳幹・聴覚野の変性	情報処理機能の低下 ・ゆっくり話されると聞き取れるが，早口で話されると理解できない ・雑音下での会話が聞き取れない

る。聞こえ方の特徴としては，小さい音が聞こえにくく，語音弁別能力にはあまり影響しない。

・感音難聴

加齢による難聴では，内耳より中枢側の神経系の老化による感音難聴（老人性難聴）が主体をなす。内耳の蝸牛管のコルチ器にある有毛細胞（感覚細胞）の脱落によって生じる。

感音難聴では，両側性で単に小さい音が聞こえづらいというだけでなく，高音域（4,000Hz以上）から徐々に聞こえにくくなる。声が大きすぎると逆に聞き取れず，うるさく感じる（補充現象）。

また，子音が聞き取りにくく，音は聞こえていても言葉としての聞き取りが悪くなり，語音弁別能力が低下する。「カ行」「サ行」「タ行」「ハ行」の聞き間違えが増える。

（2）情報処理機能の低下

聴神経や聴覚野での情報処理機能が低下するため，ゆっくりでは聞き取れても早口で話されると理解できない，雑音下での会話が聞き取れないといった症状が生じる。

加齢による聴覚機能低下がもたらす影響（図2）

聴覚は，視覚と同様に外界の情報を把握するために欠かすことのできない機能である。また，言葉を介したコミュニケーションを行ううえでも重要な役割を担っている。

聴覚機能が低下し，会話する声・言葉（500～2,000Hz）が聞き取りにくくなると，あきらめや苛立ち，不安，うつ傾向を生じやすくなり，孤独感などの心理面での変化が生じ，社会的孤立につながる。また，聞き間違えが増えたり，会話についていけなくなり，コミュニケーションが困難になる。このような状況になると，高齢者は人と会う機会や場に参加するのを避けるようになり，活動性が低下する。さらに，脳への刺激の減少は認知機能の低下をもたらす。

また，周囲の音が聞こえないことで，危険回避ができず，事故・外傷につながる。

図2 加齢による聴覚機能低下がもたらす影響

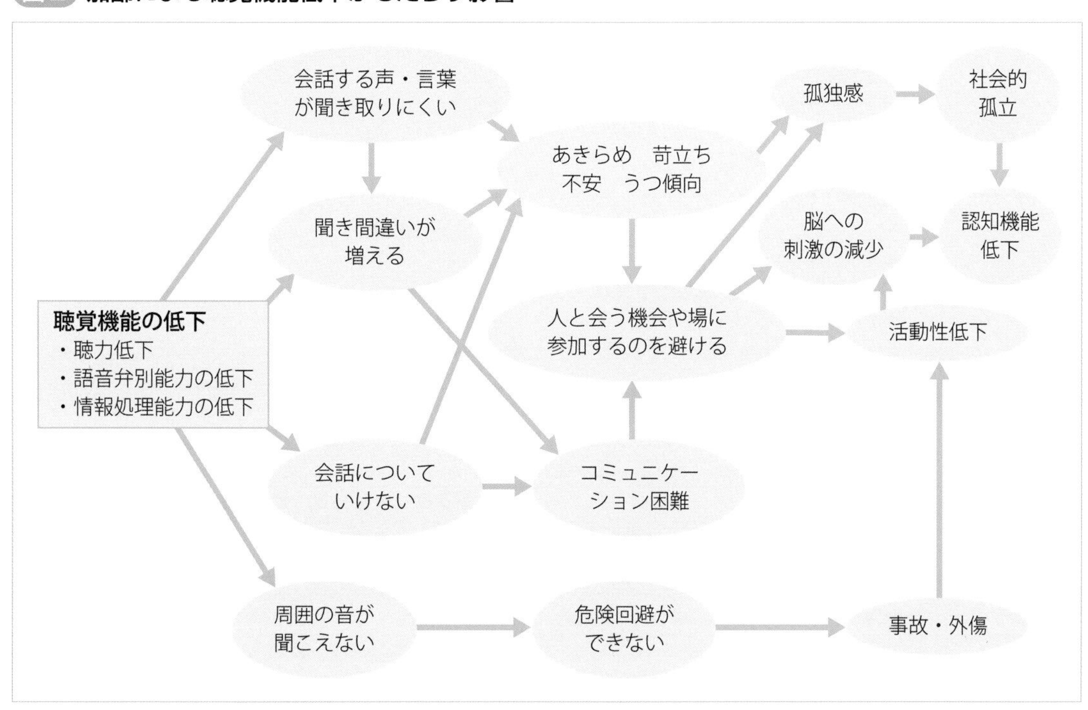

高齢者の聴覚機能の情報収集（表4）

観察による情報収集

高齢者と出会ったとき，挨拶をする。そこから聴覚機能の情報収集ははじまる。声かけに対する反応があれば，音は届いていると判断できる。さらに会話を進め，高齢者に伝えたい情報が伝わっているか確認することで，聴覚機能や認知機能の障害に気づくことができる。声のトーンや大きさによって，反応に違いが生じれば，どのように話しかければ情報が伝わるのかを把握することができる。また，補聴器を使用していれば，補聴器の種類，使用状況，聞き取りやすさ，使用上の問題点，聞き取りにくい環境はないかを確認する。

生活場面において，テレビやラジオの音量や高齢者自身の声が大きくなることから，聴覚機能の低下に気づくことができる。

また，聴力低下を補うための対処行動として，コミュニケーションをとる際に，高齢者の反応をよく観察すると，聞き取りにくさを軽減しようと，左右どちらか側の耳を傾けたり，聞こえやすいほうの耳に手を当てたり，顔を近づけたり，聞き返す行動がみられる。高齢者からの返答において，聞き間違えが多かったり，間合いが長く即座に返答しない場合は，聞こえていない可能性がある。

聞こえていないことを人に知られたくないという気持ちから，一方的に話す，うなずきや「はい」「いいえ」など最低限の返答で済ませたり，質問に対する生返事や微笑むだけといった反応がみられる。また，人と話す機会が少なくなったり，会話に参加しない，電話の利用が少なくなるなどの行動がみられる。

表4 高齢者の聴覚機能の情報収集

視点	生活場面における気づき	探る・確かめる	検査
聴力 ・語音弁別能力 ・情報処理能力	補聴器を使用している テレビやラジオの音量が大きい 話し声が大きくなる 左右どちらかの側の耳を傾ける 聞こえやすいほうの耳に手を当てる 顔や耳を近づける 会話中，聞き返すことがよくある 聞き間違えが多い つじつまがあわない返答をする 間合いが長く即座に反応しない 後ろから呼びかけられると気づかないことがある 一方的に話している うなずきや「はい」「いいえ」だけになっている 質問に対する生返事や微笑むだけの返答がある 人と話す機会が少ない 複数人数での会話に参加していない 電話の利用が少なくなっている	①高齢者の耳の後ろ30cmほど離れた所から，言葉をささやき，聞こえた言葉を繰り返してもらう。同様に後ろから指をこすってみてその音が聞こえるかどうかを調べる。 ②会話中，相手に伝わっていないと感じたら，声の大きさ，トーン，スピード，相手との位置，言葉の表現を変えて，反応をみる。 **〈聞こえ方の程度〉** ・聞こえているのか ・聞こえにくいのか ・左右差はないか **〈生活への影響〉** ・日常生活の状況，困っていることはないか ・活動性低下や活動範囲の制限はないか ・うつ傾向，あきらめ，苛立ち，不安や孤独感を抱いていないか **〈耳の観察〉** ・外耳道の閉塞：耳垢，耳漏 **〈原因の探索〉** ・耳鼻科疾患の既往，耳鳴り，耳閉塞感，痛み，めまいを把握する	**純音聴力検査（オージオメータ）** **語音聴力検査**

聴覚機能の程度と影響の確認

生活場面において聴覚機能低下に気づいたら，聴覚機能の低下を探り，確かめていく。例えば，高齢者の耳の後ろ30cmほど離れたところから，言葉をささやき，聞こえた言葉を繰り返してもらう。あるいは同様に，後ろから指をこすってみてその音が聞こえるかどうかを調べるといった簡便な加齢性難聴のスクリーニング法がある[1)]。また，高齢者との会話中に相手に伝わっていないと感じたら，声の大きさ・強さ・トーン・明瞭さ・スピード・相手との位置・環境(周囲の音)・言葉の表現を変えて，高齢者の反応をみることで，聞こえの程度と相手にとっての比較的聞き取りやすい状況を捉えることができる。

高齢者との会話による情報収集

聞こえ方の程度は，聞こえているのか，聞こえにくいのか，左右差はないかを確認する。

また，日常生活の状況や高齢者自身が聞こえにくいことによって日常生活で困っていることはないか，心配や不安を丁寧に確認する。

聴覚機能の低下に伴い活動性が低下したり，活動範囲を制限していないか，あきらめ・苛立ち・孤独感を抱いていないか，うつ傾向の出現を観察する。

聴覚機能低下の原因の探索

耳の状態を観察し，耳介の皮膚の状態，耳垢や耳漏はないかなど確認する。また，聴覚機能低下の原因の探索として，耳鼻科疾患の既往，耳鳴り，耳閉塞感，痛み，めまいなどを把握する。

聴覚機能の低下は生理的な老化によるものだけとは限らない。症状だけでは，聴覚機能低下の原因を鑑別することは難しく，耳鼻咽喉科専門医による鼓膜所見の観察や聴力検査を行い，難聴の原因や程度を知る必要がある。また，聴覚機能低下に対して補聴器の使用を検討する場合も受診をすすめる。

オージオメータを用いた純音聴力検査は，基本となる聴覚検査である。どのくらいの高さの音が，どのくらいの大きさで聞こえるかを調べる検査であり，左右の耳の気導と骨導の検査を行う。それにより，聴覚機能低下の原因が外耳，中耳，内耳のどこにあるのかがわかり，伝音難聴，感音難聴，混合難聴のタイプがわかる。また，音だけでなく聞き取りの程度を測定する方法には語音聴力検査がある。この検査はどのぐらいの大きさの声で，どのぐらい正しく言葉を聞き取れるかを調べる。この検査により，補聴器を使ったときの効果をある程度予測することができる。

03 運動能力，動き方

高齢者の運動能力，動き方

運動は，骨が重力と負荷に抗して身体を支持し，骨と骨をつなぐ筋の収縮によって運動の力が発生し，関節によって骨が一定の方向に動くことで，目的とする動作，活動を実現する。運動能力は，運動の基盤となる骨，関節，筋，神経の加齢変化によって障害され，支持性の低下，関節可動域の制限，筋力の低下，神経伝達速度の低下やバランス能力の低下が生じる(表5)。

運動器の障害のために移動機能が低下した状態のことをロコモティブシンドロームといい，要介護の状態や要介護のリスクが高くなる。運動能力の低下は，日常の身体活動の影響を受け，個別性が高い。

表5 加齢による運動器の構造と機能の変化

構造	機能・動き方	
骨量の減少（骨萎縮） **関節軟骨や骨の変性** **関節の結合組織の硬化**	支持性の低下 緩衝作用の低下 関節可動域の制限	・前傾姿勢 ・動作が小さくなる （すり足，歩幅の減少） ・細かい作業が難しい ・動作が不安定 ・動作が緩慢
筋萎縮 ・速筋線維（加齢による影響が大きい） ・遅筋線維	筋力の低下	
神経細胞やシナプス伝達物質の減少 **小脳の神経細胞や末梢の感覚受容器の感受性低下**	神経伝達速度の低下 バランス能力の低下	

(1)支持性の低下

骨は絶えず，骨吸収と骨形成が行われているが，加齢とともに骨形成が低下する。さらに，女性の場合は閉経によってエストロゲンが減少するため，骨吸収が亢進する。骨吸収が骨形成を上回ると骨量が減少し，骨萎縮（骨粗鬆症）が生じる。骨粗鬆症が生じると，椎骨の圧迫骨折や大腿骨の骨折を起こしやすくなり，身体を支持することが困難となる。

また，椎骨や椎間板の摩耗，脊柱起立筋，腹筋の筋力低下により脊柱の彎曲が強まると円背となり，前傾姿勢となる。バランスをとるために上体を起こすと骨盤は後傾し，重心が後方へ移動するため，股関節や膝関節を屈曲して立位のバランスを保とうとして姿勢に変化が生じる。

(2)緩衝作用の低下・関節可動域の制限

関節軟骨や骨の変性により，関節間の適合性が低くなり，衝撃を吸収できなくなる（緩衝作用の低下）。この状態が続くと関節包に炎症が生じ，腫脹，疼痛，関節の変形，関節可動域の制限が生じる。また，関節を動かさないことによって，関節の結合織の硬化が生じ，関節可動域の制限（拘縮）が生じる。

(3)筋力の低下

骨格筋はよく使うと肥大して太くなり，使わないと萎縮して細くなる。筋線維はその収縮特性から運動の持久力に関係する遅筋線維と瞬発力に関係する速筋線維に分類される。加齢の影響は，速筋線維に顕著にみられ，特に下肢の筋力が低下しやすい。

(4)神経伝達速度の低下・バランス能力の低下

加齢による神経細胞やシナプス伝達物質の減少により神経伝達速度が低下する。また，小脳の神経細胞や末梢の感覚受容器（前庭，半規管，固有感覚器）の感受性が低下することで，重心動揺が増大する。

加齢による運動器の構造と機能の変化により，高齢者の動き方は，前傾姿勢となり，関節可動域の制限により巧緻性は低下し，動作は小さく，不安定で緩慢となる。高齢者の姿勢と歩行の特徴を図3に示す。

高齢者の筋力が低下すると，身体のバランスをとろうと左右の足の間隔（歩隔）が自然と大きくなり，股関節や膝関節を曲げ気味に歩くようになる。背中も丸くなり，腕の振りも小さくなり，下ばかり見るので，足も上がらず，つまずきやすい。さらに，感覚受容器の機能低下によりバランスをとれず転倒しやすい。

加齢による運動能力の低下がもたらす影響（図4）

身体の支持性が低下すると，活動を行う際に，その動きに応じた姿勢を保持することが困難となる。歩行に必要な立位姿勢がとれないと歩行が困難となる。歩行が困難になると歩行中の転倒の危険性が増大する。高齢者の転倒は，骨折を引き起こす。さらに，転倒経験そのもの

図3 高齢者の歩行の特徴

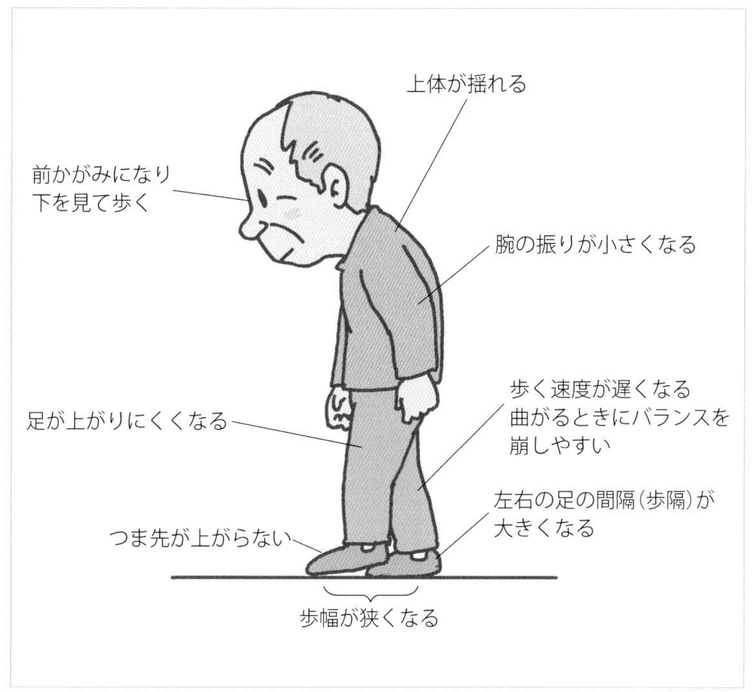

図4 加齢による運動能力低下がもたらす影響

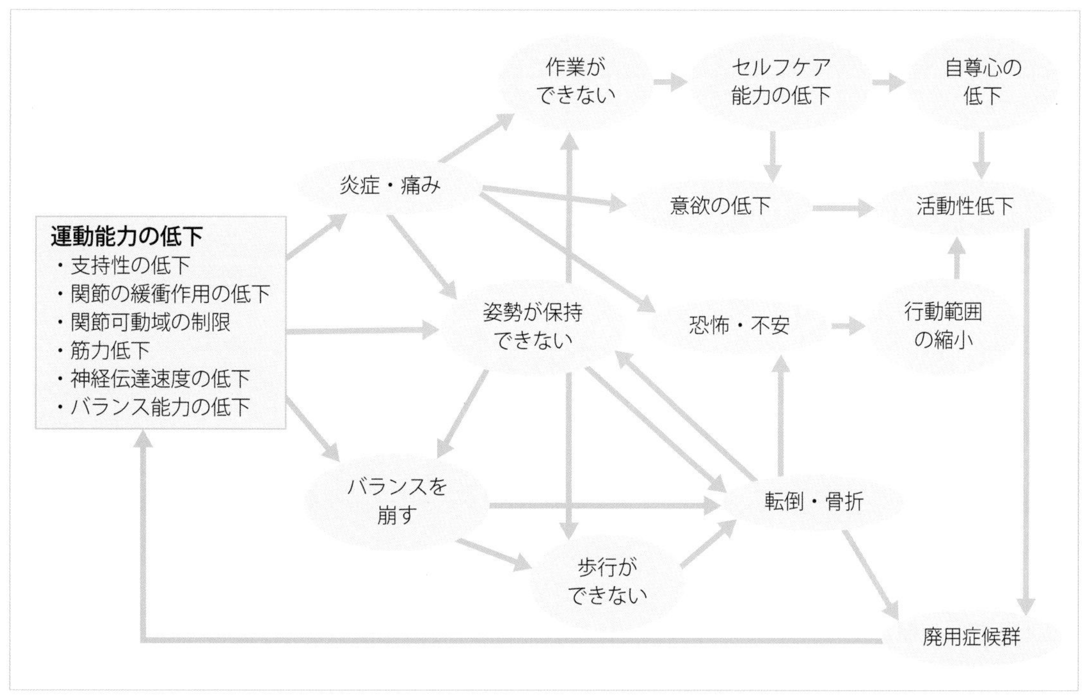

による恐怖・不安から行動範囲を縮小し，活動性が低下する。運動の基盤である骨，関節，筋の廃用症候群が生じ，転倒の危険性を高めてしまうことになり，悪循環を生じる（転倒後症候群）。

座位姿勢をとることができなければ，作業が困難となり，整容・更衣，食事など身のまわりのことを自分でできなくなる。日常生活に介助を要するようになると自尊心の低下や，意欲の低下が生じる。また，関節の可動域制限があると，動作の際に痛みを生じるため，行動に影響を与える。

高齢者の運動能力の情報収集（表6）

観察による情報収集

運動能力が低下すると，日常生活活動の遂行が難しくなる。看護師は生活場面から，高齢者の運動能力の低下に気づくことができる。また，高齢者が保持している運動能力を把握することもできる。

補助具を使用している場合は，なんらかの運動能力の障害を補っていると考えられる。何をどのように使用しているのか把握する。

日常生活活動を遂行するうえで，姿勢を保持することが基盤となる。臥位，座位，立位において，姿勢の傾きやバランスを確認する。臥位では，姿勢を自分で変えることができるのか，立位時には，円背や股・膝関節の屈曲の有無を確認する。

歩行時には，まっすぐ歩けているか，バランス，上肢の振り，足の上げ下ろし，歩幅，歩隔，左右差，歩行速度を確認する。

食事や更衣の場面で，箸の使用やボタンのかけ外しから手指の巧緻性を確認する，コップを持つ動作から上肢の筋力，物を取る動作から上肢のリーチ動作※を観察する。

運動能力低下の影響と回復の可能性の把握

生活場面のなかで，運動能力の低下に気づいたら，日常生活活動を援助しながら，機能低下の程度を確かめる。また，生活場面の観察を通

表6 高齢者の運動能力の情報収集

視点	生活場面における気づき	探る・確かめる	検査
骨・関節	日常生活活動が遂行できるか ・食事，排泄，整容・更衣，入浴 ・補助具を使用している 姿勢 ・臥位 ・座位 ・立位：円背，股・膝関節の屈曲 歩行 ・姿勢，バランス，目線 ・上肢の振り ・足の上げ下ろし：すり足 ・歩幅，歩隔 ・左右差 ・歩行速度 作業 ・手指の動き，振戦 ・上肢のリーチ	日常生活活動を援助しながら，運動能力を確かめる **〈原因の探索〉** ・運動器疾患の既往，麻痺，疼痛，痺れ，浮腫，可動制限	**骨密度の測定** **関節可動域測定**
筋肉			**徒手筋力テスト** **握力測定**
神経			**ロンベルグ試験**

※リーチ動作　手を伸ばしたり引き戻したりする動作

して，現在行っていることだけでなく，今後可能となる動作遂行についても把握できるように観察する。例えば，疾患の急性増悪のため，治療としてベッド上安静で日常生活の援助を行っている場合でも，入院前は歩行が可能であったなら，高齢者の状態を把握しながら，歩行が可能な運動能力が維持されているのか，確認する。ベッド上での体位変換や清拭や更衣の場面において，看護師の力だけでなく，高齢者が身体を動かす機会となり，そのときの身体の動かし方から，運動能力を評価することができる。また，動作の遂行が困難なときには，その原因を探索することで，どう援助したら高齢者が自分で動けるようになるのか，高齢者の自立に向けた援助方法を検討する情報を得ることができる。高齢者は予備力が低下しており，動作の遂行には環境の影響も大きい。今までできていなかったことができたときには，どのような状況で可能であったのか，情報を共有することで，自立に向けた継続的な援助を行うことができる。

運動能力低下の原因の探索

原因の探索として，運動器疾患の既往，麻痺，疼痛，痺れ，可動域制限を確認する。

運動能力の低下が推測された場合は，骨密度の測定，関節可動域測定，徒手筋力テスト，ロンベルグ試験を行う。

また，加齢に伴う生理的予備能が減少しさまざまなストレスに対する脆弱性が亢進し，生活機能障害，要介護状態，死亡などの転帰に陥りやすい状態[2]であるフレイルは，高齢者の機能低下を総合的に捉えようとする概念であり，身体的，精神・心理的，社会的要因が含まれている。身体的フレイルは運動器の機能低下を示すものであり，代表的な判定方法としてJ-CHS（Cardiovascular Health Study）基準（表7）がある。

運動能力の測定

運動能力の測定については，病院によっては，理学療法士や作業療法士と協働する場合もある。その場合は，評価結果を確認し，日常生活活動の援助方法を検討する際の情報とする。

・関節可動域測定

関節可動域（range of motion：ROM）とは，関節の運動範囲である。関節の運動範囲を，角度計を用いて，角度を数量的に表示することができる。ROMを測定することで，日常生活動作においてどの関節の制限が動作上問題になっているかがわかり，介助の必要性を判断することができる。

・徒手筋力テスト（manual muscle test：MMT）

評価者の手を用いて筋力を評価する方法であ

表7 身体的フレイルの基準

項目	評価内容
体重減少	「6か月間で2kg以上の（意図しない）体重減少がありましたか？」に「はい」と回答した場合
筋力低下	男性28kg未満，女性18kg未満の場合
疲労感	「（ここ2週間）わけもなく疲れたような感じがする」に「はい」と回答した場合
通常歩行速度	1m/秒未満の場合
身体活動	①「軽い運動・体操をしていますか？」 ②「定期的な運動・スポーツをしていますか？」 上記の2つのいずれも「週に1回もしていない」と回答した場合
評価	**上記5つの項目のうち3つ以上に該当するものをフレイル，1つまたは2つに該当するものをプレフレイル，いずれにも該当しないものを健常とする**

＊通常歩行速度：測定区間の前後に1mの助走路を設け，測定区間5mの時間を計測する。

Satake S, Arai H：The revised Japanese version of the cardiovascular health study criteria (revised J-CHS criteria). Geriatr Gerontol Int, 20 (10)：992-993, 2020.

る。「筋収縮がまったくみられない(0：zero)」から「強い抵抗を加えても，運動可能(5：normal)」の6段階で評価する(p82の図11参照)。

MMTを測定することで，具体的な介入方法の立案に役立てることができる。例えば，一人で生活に必要な手や足を持ち上げるための動作ができるのは，MMT 3：fair (抵抗を加えなければ重力に逆らって関節運動が可能)以上であると判断でき，2以下であれば何らかの介助が必要と判断できる。

・ロンベルグ(Romberg)試験

立位姿勢の保持力を評価する方法である。

①患者につま先をそろえてまっすぐに立ってもらい，身体が動揺しないかをみる。この時点でふらつくようであれば，小脳障害が疑われる。②安定して立位が保持できている場合は，次に目を閉じてもらい，身体の動揺をみる。1分間観察し，身体の揺れがあれば，ロンベルグ徴候陽性と評価する。開眼時は立位を保持できるが，閉眼時に立位が不安定な高齢者では，視覚以外の固有感覚の受容器や神経伝導路の障害が予測される。

04 留意点

情報収集における留意点

老化は徐々に進行することから，高齢者自身は機能低下の自覚がなかったり，その状況に慣れてしまい，年齢のせいだとあきらめている場合もあり，高齢者自身から訴えないことも多い。加齢に伴う聴覚機能の低下により，高音の聞き取りにくさや語音の弁別機能の低下などから，情報収集のためのコミュニケーションが困難になることもある。また，高齢者では，生活範囲や活動が縮小していることも多く，機能低下があっても支障がなく生活している場合のほか，機能低下の影響が出ないように活動を制限している可能性もある。そのため，老化は，高齢者自身の生活に影響するものであるから，そのときの観察のみで評価することは難しい。高齢者の老化を評価するための情報を得るには，高齢者とその生活を観察すること，高齢者自身から話を聞くことが必要である。

観察においては，高齢者の生活を観察し，高齢者の言動や態度から老化に気づくことが大切である。老化は全身の機能低下であり，見落としがないように系統的に情報を収集する。さらに，老化が高齢者の健康，生活(ADL)，QOLにどのような影響を及ぼしているのかを推測しながら，観察する。

次に，高齢者自身から話を聞く際には，まず，情報を語ってもらえる関係になれるように関わる。高齢者から必要な情報を得るためには，看護師が何のために情報を得ようとしているのか，高齢者に看護師の役割を説明することが必要である。老化は誰にでも生じるものである。高齢者自身が老化に気づき，活動できているか。他者とのつながりが保てているか。他者を活用しながら，自分にとってより良い状況を整えているかという視点をもち，質問して情報を得るだけではなく，高齢者自身にも自分の身体の状態を知ってもらう機会となるように関わる。高齢者自身も老化に気づくことで，自ら対応を考えることができるようになる。

評価における留意点

検査結果と生活への影響は必ずしも一致しない。高齢者は，予備力が低下しているので，検査ではそれほど大きな機能低下は示さなくても，日常生活には支障が生じている可能性がある。例えば，視力検査は一定の条件を整えて行われる。十分な明るさがあり，見ることに集中したなかで検査は行われる。このように環境が整っている場では視力に問題がなくても，曇りの日や夕方，薄暗いなかでは視力は低下する。感覚は自覚症状のため，他人には理解してもらいにくい。客観的評価と本人の困難の間にギャップが生じる。検査結果そのもので評価するのではなく，それによって高齢者にどのような影響が生じているのかを評価する必要がある。さらに，日常生活活動において，できないのか，できるが行っていないのか，さらに今できないことは回復を期待できないのかなどを見極めて，評価する必要がある。本人の意思の把握や適切なADLの評価は，日々高齢患者と関わることで可能となる。

加齢変化は誰にでも起こるが，その程度には個人差がある。視聴覚機能，運動能力に低下がみられたとしても，生理的な老化であり，回復に限界もある。その意味でも，高齢者と関わる際には，一人ひとりの機能を丁寧に評価し，高齢者の考えも踏まえて，その人にあった援助を行う。

また，高齢者の健康を評価する際には，老化に気づくことと同時に，単なる加齢変化という思い込みにも意識を向け，治療の必要がある病的老化を早期に発見することが重要である。年齢を重ねることによって生理的な機能低下が起こってくるが，病気や急激な環境変化などによって機能低下の程度が著しく大きくなった状態の可能性もある。

COLUMN

予備力低下の影響

予備力とは，その人がもっている生理機能の最大能力と，ふだんの生活を営むために必要な能力との差である。加齢とともに機能が低下しても，予備力があるため，通常の活動において生活に支障が生じることはない。また，高齢者は成人と比べ，活動自体が低下するため，日常生活に支障を感じていないこともある。しかし，予備力も徐々に低下するため，環境変化や疾患，治療といったストレスへの適応が難しくなり，心身への負担が大きくなって，回復に時間を要すようになったり，慢性化しやすくなる。このような状態をフレイルといい，予備力が一定以上に低下すると，日常生活が困難になり，生命の危機もまねきかねない。

05 気づくためのトレーニング

高齢者と関わる機会の少ない看護学生にとって，老化を知識として学んでいても，実際にイメージすることは難しい。高齢者看護の対象は65歳から100歳を超える人まで幅広い年齢層にわたっている。同じ年齢でも老化の影響は多様であり，年齢で判断できないことも多い。高齢者の健康状態は，それまでの生活習慣や老化と複数の疾患，治療による影響が混在しているため，アセスメントは複雑になる。学生にとって高齢者を理解することは容易ではない。

ここまで，老化や老化をもたらす影響，老化に気づく，すなわちアセスメントについて述べてきた。これらの知識を看護実践に活用できるように，老化に気づくためのトレーニングが必要である。

ふだんの生活のなかでの観察

高齢者を理解し，看護するためには，まず，高齢者に関心をもつこと，高齢者を知ろうとすることから始まる。

- 祖父母や身近な高齢者に，加齢による身体機能の変化や対処方法について話を聞いたり，観察して，老化を捉えてみる。
- ふだんの生活のなかで出会った高齢者を観

察して，動作の特徴から老化を捉えてみる。
・学生同士で老化について捉えたことを言語化し，老化の特徴や多様性を学ぶ。

高齢者疑似体験（図5）

高齢者の疑似体験装具を装着し，日常生活動作を行うことで，老化による身体的変化（視力や聴力の低下，身体の動かしにくさ）を知り，高齢者の気持ちを学ぶ。また，体験をもとに高齢者にとってどのような援助が必要か考える。

看護実践の場での観察

老化は徐々に進行し，高齢者の活動性が低く，加齢による身体機能の低下があっても日常生活に支障がない場合は，高齢者自身が老化として認識していないことも多く，高齢者自身から，看護師に情報を伝えないことも考えられる。入院時など看護師と高齢者が最初に出会ったところで，看護師自らが予測して観察する必要がある。

老化は全身の機能低下であることから，例えば，高齢者の身体を頭からつま先まで順に把握したり，感覚器，運動器など生体機能の系統に従って，把握する。また，日常生活場面での関わりを通して，日常生活活動の遂行状況から，老化の影響を把握する。把握した内容を整理して，自己の情報収集能力を評価する。情報収集できたところ，できなかったところを確認する。できなかったところについては，情報収集のプロセスを振り返り，方法を考える。また，情報収集の枠組みを使って確認することで，自分に不足していた視点に気づくことができる。

老化の評価については，自分自身がなぜそのような判断をしたのかと疑問をもつことで，気づきを増やすことになる。

引用文献

1） 太田有美：加齢性難聴の病態と対処法．日本老年医学会誌，57（4）：397-404, 2020.
2） 日本老年医学会：フレイルに関する日本老年医学会からのステートメント，2014. https://jpn-geriat-soc.or.jp/info/topics/pdf/20140513_01_01.pdf（最終アクセス2022年2月3日）

図5 高齢者疑似体験（装着物とその意味）

ゴーグル
＝視野が狭く，色が黄色くかすんで見える
ヘッドホン
＝耳が遠くなる
高齢者体験中
ひじサポーター
＝関節が曲げにくくなる
ゴム手袋・軍手
＝指先の感覚が鈍る
手首おもり
＝筋力が落ちて手が上げにくくなる
ひざサポーター
＝関節が曲げにくくなる
足首おもり
＝筋力が落ちて足が上げにくくなる

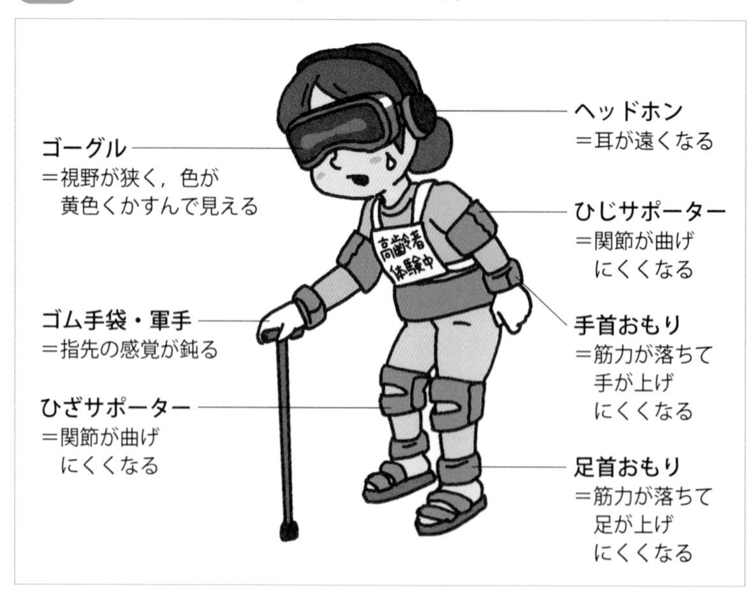

病気をみる，病的な状態・機能低下に気づく

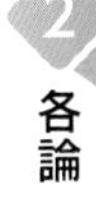

高齢者ではさまざまな疾患を生じやすく，病的な変化は典型的ではない場合も多い。疾患や病的な機能低下を想定し，微細な変化やサインを逃さずに捉える必要がある。多様な視点があるが，ここでは早期に発見し，治療が必要な病気に気づくことを意図し，「呼吸の異常」「食中・食後の状態」「意識レベルの変化」「痛み，違和感」「食欲低下」「体重の変化」を取り上げる。

01 呼吸の異常

高齢者における呼吸

呼吸機能は，加齢による肺実質の変化と呼吸筋の筋力低下や胸郭の硬化に伴う骨格や筋の変化によって低下する。肺実質の変化では，呼吸細気管支から肺胞に至る気道が拡張し，肺胞壁が薄くなり，間質が線維化し，肺全体で弾性収縮力が低下する。骨格は，脊柱の彎曲によって胸郭は長軸方向に短縮，前後径が増大し，肋軟骨の石灰化などが加わり，胸壁がかたくなる。横隔膜をはじめ，呼吸筋力が低下する（図1）。

これらの変化により，呼吸機能は次第に低下し，残気量の増大，肺活量の減少，1秒量の低下などが生じる。臥床状態が続く高齢者では，不動によって呼吸筋の筋力が低下し，胸郭の可動域が制限されることにより，呼吸がより浅く

図1 呼吸機能を低下させる加齢による変化

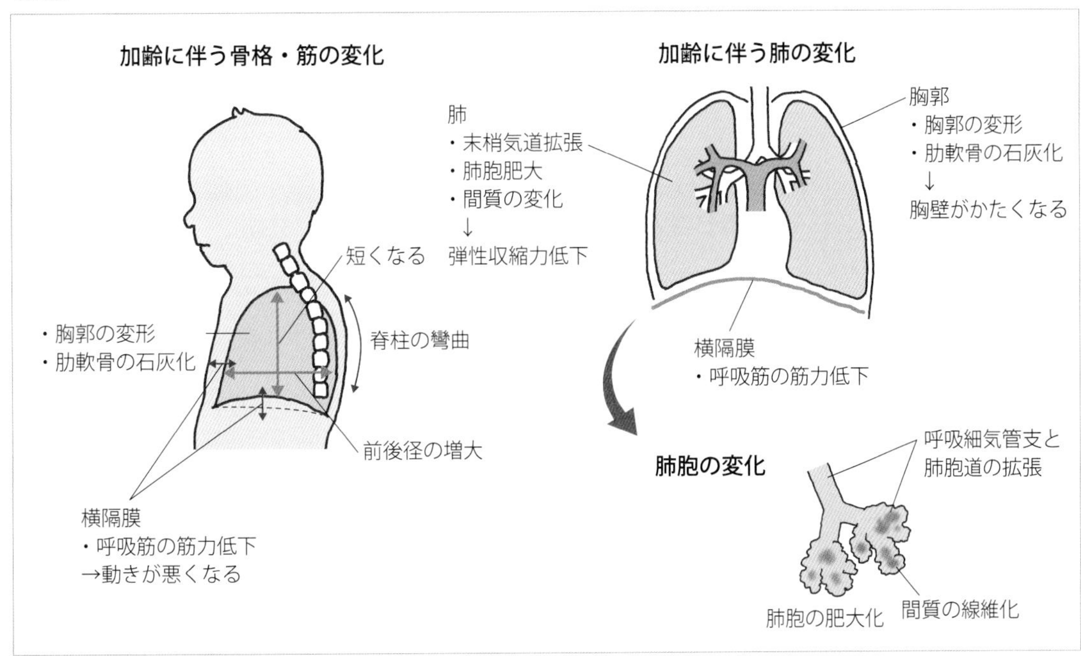

なる。また，動脈血の二酸化炭素分圧が上昇したときに中枢性化学受容体の反応によって換気が促進されるが，高齢者ではその反応が非常に弱く，低酸素血症に関する換気応答が低下する。

加齢による呼吸機能の低下は，徐々に進行し，低下した機能にあわせて活動量を調整していることがある。

高齢者の呼吸の異常に気づく

通常，呼吸は無意識下で行われる。呼吸に異常が生じた場合には，「息が苦しい」「空気が吸い込めない感じ」という不快感や苦痛に伴う自覚症状が生じる。また，呼吸するのに必要以上に努力を要したり，活動したときに動悸や息切れが生じたり，疲労を感じて無意識に活動を制限したり，ずっと動かずに過ごしていることがある。急激に呼吸機能の低下が生じた場合に，動き方や活動の様子に変化が生じる。その様子をみて，呼吸の異常を推測し，気づくことにつなげることができる。高齢者のなかには，症状の自覚が乏しい，または自覚しても適切な言葉で表現することが難しい場合がある点に留意する必要がある。

観察とアセスメント

慢性閉塞性肺疾患（chronic obstructive pulmonary disease：COPD）などの呼吸器疾患をもつ高齢者は多い。また，呼吸の異常は呼吸器疾患に限らず，心不全などの循環器疾患や呼吸中枢に関わる脳血管疾患，アシドーシスなど代謝異常によっても生じる。呼吸の異常をきたす疾患と呼吸の特徴を表に示す（表1）。また，症状の現われ方や随伴する症状から疾患を予測することができる（表2）。

（1）呼吸困難の客観的把握

高齢者の呼吸の異常を捉えるために，本人の自覚している呼吸困難を評価することが必要である。本人の呼吸困難の自覚を評価する指標としてBorgスケールがある（表3）。一方，呼吸に関連した変化を自ら訴えることが難しいことがあり，自覚症状として現われたときには症状が進行している場合も少なくない。本人が自覚していない場合でも，MRC（medical research council dyspnea scale）息切れスケール（表4）を活用して観察し，日常生活行動の変化から息切れを疑うことができる。例えば，ふだん歩いている距離が休み休みになったり，速

表1 呼吸の異常と高齢者によくみられる状態・疾患

呼吸数	名称	呼吸の特徴	高齢者によくみられる状態・疾患
増加	頻呼吸	呼吸数が増加（25回/分以上）し，深さは浅いか変わらない	運動時，発熱，肺炎，COPD，代謝性アシドーシス，脳梗塞，低酸素症
	過呼吸	呼吸数が増加あるいは変わらず，深くなる	不安，神経症
減少	小呼吸	呼吸数が減少し，浅い呼吸	死亡直前など
	徐呼吸	呼吸数が減少し，深さが変わらないか増す	頭蓋内圧亢進，麻酔時
	無呼吸	10秒以上呼吸が停止している	睡眠時無呼吸症候群
	クスマウル呼吸	呼吸数が減少し，呼吸の深さが極端に増す	糖尿病や尿毒症によるアシドーシス
リズムの異常	チェーン・ストークス呼吸	無呼吸が一定期間あった後，徐々に速く深い呼吸になる。その後，また徐々に弱まって無呼吸になる	脳血管疾患，尿毒症，心不全
	ビオー呼吸	予測できない不規則で，深さも一定でない呼吸	頭蓋内圧亢進

表2 呼吸困難の随伴症状から予測される疾患

随伴症状	予測される疾患
突然の胸痛，呼吸音の減弱など	気胸
胸痛，チアノーゼ，動悸，笛声音など	肺血栓塞栓症
咳嗽，膿性痰，発熱，食欲不振など	肺炎，誤嚥性肺炎
胸痛，起座呼吸，心拡大，浮腫，食欲不振など	急性心筋梗塞，急性心不全
頻呼吸，不安・苦悶表情など	過換気症候群
口すぼめ呼吸，呼気延長，喀痰，体重減少など	慢性閉塞性肺疾患
頻呼吸，乾性咳嗽，捻髪音など	間質性肺炎
動悸，労作時息切れ，浮腫，食欲不振など	慢性心不全
2週間以上続く咳嗽，血痰，発熱，食欲不振，体重減少など	肺結核
眼瞼結膜の蒼白，倦怠感，末梢冷感，体重減少など	貧血

表3 修正Borgスケール

自覚する呼吸困難の程度で把握する。

0	全く感じない
0.5	ごくごく軽い（やや感じる程度）
1	ごく軽い
2	少し
3	中等度
4	やや強い
5	強い
6	強い
7	
8	
9	非常に強い（ほぼ最大）
10	最大に強い

表4 MRC息切れスケール

日常生活の様子から客観的に評価する。

グレード	項目
0	激しい運動をしたときだけ息切れがある
1	平坦な道を速足で歩く，あるいは穏やかな坂を歩くときに息切れがある
2	息切れがあるので，同年代の人よりも平坦な道を歩くのが遅い，あるいは平坦な道を自分のペースで歩いているとき，息切れで立ち止まることがある
3	平坦な道を100m，あるいは数分歩くと息切れのために立ち止まる
4	息切れがひどく家から出られない，あるいは衣服の着替えをするときにも息切れがある

度が落ちて時間がかかったり，ふだんより動作がゆっくりで時間がかかるなどである。すでに行動範囲が低下している虚弱な高齢者においては，ふだんの生活における活動時の呼吸状態と比較することで変化に気づくことにつながる。

(2) 呼吸音の聴診

呼吸音の聴診では，加齢による変化を踏まえた観察が必要である。呼吸音全体が弱く，下肺野への呼吸音が減弱することがよくある。このような特徴は，要介護度が高く，活動量が少ない高齢者に顕著である。また，誤嚥性肺炎のリスクが高くなるため，背部の聴診によって異常に気づくこともある（図2，図3，表5）。呼吸器疾患に限らず，心不全では肺野のうっ血によって低音で粗いパチパチという副雑音を聴取できる。この副雑音が肺野のどの程度を占めるかによって，心不全の重症度をみることができる〔Killip（キリップ）分類〕（表6）。

(3) 動脈血酸素分圧の測定とその予測

呼吸困難が主観的な症状であるのに対して，呼吸不全は動脈血酸素分圧（partial pressure of arterial oxygen：PaO_2）60mmHg以下が診断基準である。PaO_2の測定には，動脈血採血による血液ガス分析が必要であるが，パルスオキシ

図2 呼吸音の聴診

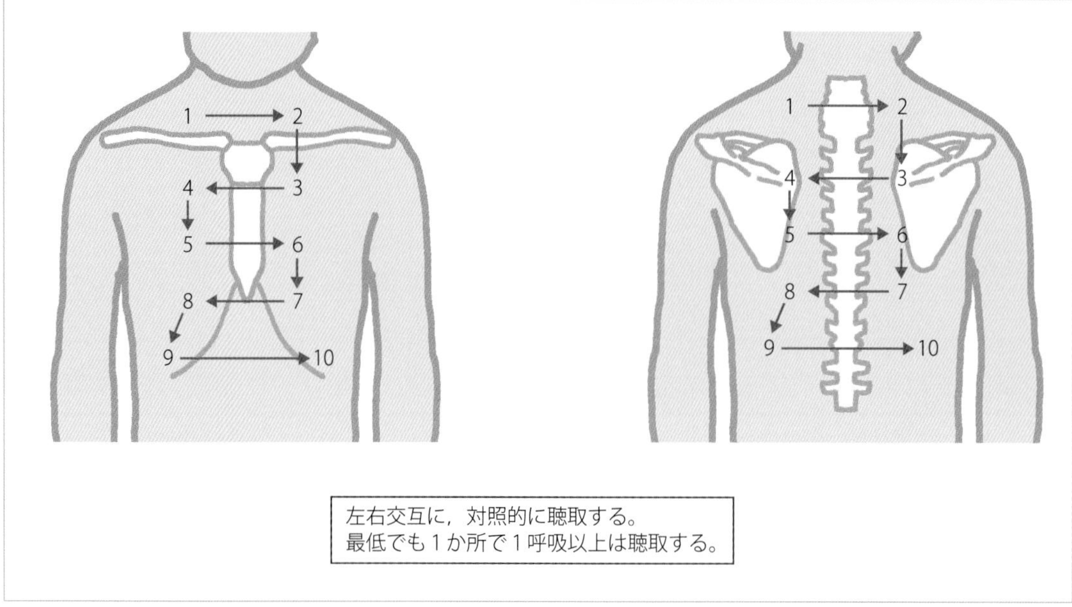

図3 臥床時の背部聴診の方法

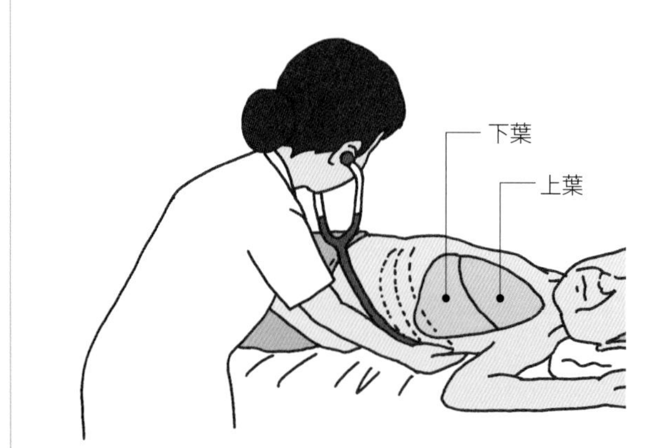

仰臥位のまま背部の聴診を行う際は，対象者の背中と布団の間に聴診器を差し入れ，呼吸音と聴取する。無理に複数の箇所で聴こうとする必要はなく，対象者に負担がかからない範囲で行う。

メーターを用いた経皮的動脈血酸素飽和度（oxygen saturation of peripheral artery：SpO_2）は，経時的に非侵襲的に測定することが可能で日常のバイタルサインの測定に活用されている。酸素解離曲線を用いてSpO_2からおおよそのPaO_2が判断できるため，呼吸状態の評価に活用できる（図4）。

パルスオキシメーターは，血液の色を測定することにより，酸素と結びついたヘモグロビンがどの程度存在するかを測定する。循環障害のない，皮膚色の変化のない手の指にプローブを着け安定した値を読み取る。浮腫や爪の肥厚がある場合は正確に読み取れないので注意が必要である。動脈の拍動が保たれている必要があり，装着後20～30秒後の測定値が安定したところで数値を読み取る。

(4) 咳嗽・喀痰の観察

咳嗽や喀痰の有無，種類は呼吸の異常の把握において重要な情報である。気道の異物や炎

表5 呼吸音の種類

肺音	**呼吸音** 通常の呼吸で聴かれる	**正常**	**気管音・気管支音** 気管から気管支周辺で聴取される強く，高い音
			気管支肺胞音 気管分岐部あたりで聴取される音，強さ，高さは気管音と肺胞音の中間
			肺胞音 やわらかく低い小さな音，吸気時は肺野全体で聴取されるが，呼気時はより小さな音で聴取される
		異常	**呼吸音の減弱**　換気量が低下している，音を遮るものがある 無気肺，気胸，胸水，腫瘍など異物による換気量低下，呼吸運動の低下
			呼吸音の消失　肺でない場所の聴取 肺の切除，無気肺，呼吸停止
			呼吸音の増強 過呼吸，運動後
			呼気延長 慢性閉塞性肺疾患（COPD），気管支喘息
			気管支呼吸音化　肺への液体貯留により，音の伝わりが良くなっている，肺胞呼吸音が聴取されるべき部位で気管支呼吸音が聴取される 肺炎，肺水腫，肺うっ血，肺出血
	副雑音 正常では聴かれない異常音	**連続性副雑音**	**高音性連続性副雑音（笛声音）**　細気管支の狭窄，主に呼気終末期に聴取される，高い音 気管支喘息，気管支の炎症　「ピーピー」「キューキュー」「ヒューヒュー」
			低音性連続性副雑音（いびき音）　太い気管支の狭窄，低い音 異物（分泌物），腫瘍　「ゴーゴー」「ブーブー」
		断続性副雑音	**粗い断続性副雑音（水泡音）**　比較的太い気管支に痰や滲出液が溜まっている，粗い，低い，やや長い，鈍い音 肺炎，肺水腫，痰の貯留　「ブクブク」「ゴロゴロ」「パチパチ」
			細かい断続性副雑音（捻髪音）　肺胞内に滲出液が溜まっている，細かい，高い，短い，硬い音 肺炎，間質性肺炎，心不全初期　「パリパリ」「ペリペリ」「バリバリ」

表6 Killip分類（心不全の重症度分類）

I群	心不全徴候なし
II群	軽～中等度の心不全 副雑音聴取域：全肺野の50％未満
III群	肺水腫 副雑音の聴取域：全肺野の50％以上
IV群	心原性ショック 血圧90mmHg未満，尿量減少，チアノーゼ 意識障害

図4 酸素解離曲線

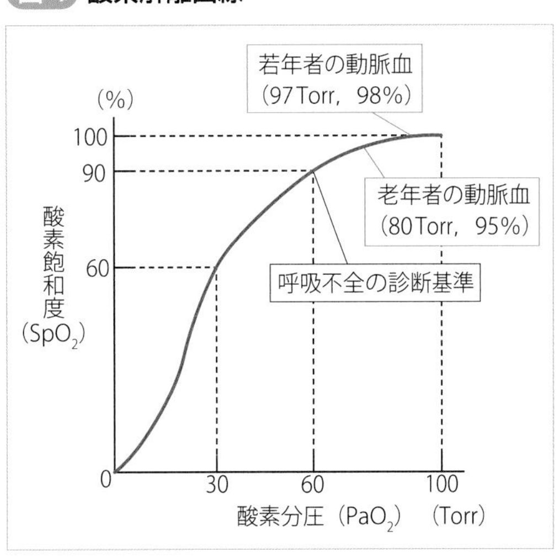

症を排出するために咳嗽が出現する。咳嗽は痰を伴う湿性咳嗽と伴わない乾性咳嗽に分けられる（表7）。気道粘膜には，杯細胞や気管腺，気管支腺が存在し，気道分泌物を産出している。正常な状態では，気道分泌物は無意識に嚥

下されるため喀痰はみられないが，量の増加や性状の変化などにより嚥下しきれなくなると，痰として排出される。喀痰は疾患ごとに色調，硬さ，臭気などに特徴があり，喀痰の性状を観察することは原因疾患の推定に有用である（表8）。ただし，高齢者では，咳嗽反射の低下によって，肺炎になっていても咳嗽がなかったり，痰の喀出ができずに気道内に貯留していることがあり，呼吸音の聴取をあわせて観察する必要がある。

COLUMN

生活不活発病（廃用症候群）

高齢者では細胞レベルで加齢変化が起きていることから，動作や移動に関する機能低下や障害が起こりやすく，それにより低活動状態をまねき，その状態が続くことで生活不活発病（廃用症候群）となり，活動意欲が低下する可能性がある。活動意欲の低下は，さらに不活発な生活へと導き，悪循環となる（図5）。呼吸状態の悪化は，活動時の動悸や息切れ，疲労による活動意欲の低下だけでなく，低酸素状態そのものによって動けなくなる。この循環を断ち切るために，機能低下に早期に気づき，低活動状態を予防し，現在の活動を維持するための治療や介入が必要である。

図5 生活不活発病を起こす悪循環

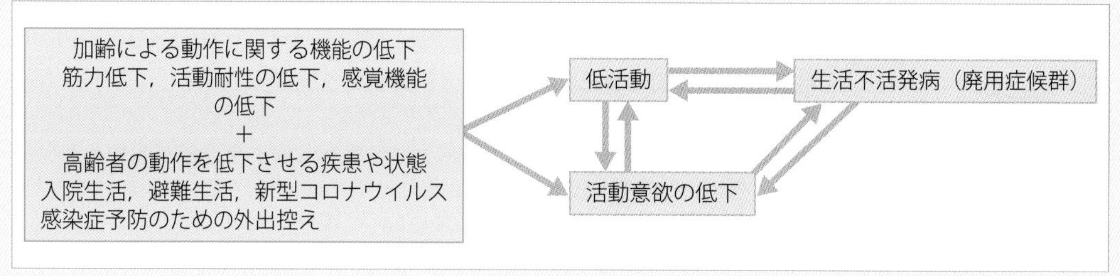

表7 湿性咳嗽と乾性咳嗽

	湿性咳嗽	乾性咳嗽
状態	**痰を伴う** **痰を喀出するために起こる咳嗽で，気道内病変が多い**	**痰を伴わない** **気道上皮などの咳受容器が直接刺激を受けるために起こる咳嗽で，痰の喀出はないか，少量である**
急性	細菌性肺炎，副鼻腔炎 気管支炎，胸膜炎	気胸，肺塞栓症，過敏性肺炎
慢性	肺結核症，肺がん，COPD，気管支拡張症，肺水腫	咳喘息，胃食道逆流症 間質性肺炎

表8 喀痰の性状

性状	色調	機序	主な疾患
膿性	白黄色～淡黄色	細菌の存在，細胞成分（白血球や上皮細胞）の混入	急性咽頭炎，急性気管支炎，急性肺炎
	緑色		慢性気管支炎，気管支拡張症の増悪
	さび色		肺炎球菌性肺炎，肺膿瘍
粘液性	透明～白色	杯細胞や気管支腺などからの分泌過剰	非細菌性感染症，アレルギー，COPD
泡沫性	ピンク色	肺循環のうっ血	肺水腫
漿液性	透明～白色	毛細血管の透過性亢進	気管支喘息，肺胞上皮がん
血痰	茶色，暗赤色	肺血管の破綻による気道内への出血	肺がん，肺結核症，肺真菌症，肺梗塞

02 食中・食後の状態

高齢者の摂食嚥下

高齢者は，加齢に伴う胃粘膜の萎縮による胃酸分泌量の低下や脂肪や糖の分解機能の低下による食物の消化吸収力低下，腸の蠕動運動低下による便秘，消化不良による下痢など消化器の問題が生じやすい。また，十分な栄養を摂取できても栄養物の吸収能が低下するために低栄養や脱水を起こしやすい。一方で，基礎代謝量と活動時のエネルギー代謝量が低下するため，栄養過多やそれに伴う体重増加となることがある。

呼吸筋や嚥下筋群などの筋力低下は，嚥下反射の不調をきたし，食物や水などを誤嚥しやすくする。さらに高齢者では唾液が減少し粘稠度が高まるため，口腔内が汚染され乾燥しやすくなる。唾液の減少は咀嚼運動や食塊形成を悪くし，食物の送り込みを困難にする。

嚥下機能の低下は，脳血管疾患による嚥下中枢の障害や口腔周囲筋の麻痺，筋力低下など疾患の影響によって生じるだけでなく，加齢に伴うさまざまな原因によって生じ，誤嚥の原因になる。加齢とともに進む歯の喪失，舌の運動機能低下，咀嚼能力の低下，唾液分泌量の低下，口腔感覚の鈍化，味覚の低下が関連している。また，咽頭でも，喉頭の位置低下による嚥下時の喉頭挙上不十分や上部食道括約筋などの筋力低下などから喉頭の閉鎖が不十分になると誤嚥しやすくなる。また，咽頭収縮筋の収縮力が低下し，咽頭に唾液や食物が残留する場合もある。ドパミン拮抗薬や筋弛緩作用のある薬物の副作用によって生じることもある（表9）。

表9 加齢による摂食嚥下に関わる機能の変化

口腔内の変化	歯牙の欠損による咀嚼力の低下 義歯の使用 味覚・嗅覚の変化 唾液分泌量の低下
筋力の低下	舌，舌筋の下垂 口腔，咽頭，食道などでの嚥下筋力の低下 （口腔での食塊保持能力の低下，咽頭下垂による嚥下反射の遅れ，食道入口部の弛緩）
知覚の低下	嚥下反射の遅延，消失 喉頭表面の知覚低下や咳嗽反射の低下により，誤嚥が起きてもむせにくい
その他	注意力，集中力の低下 姿勢の変化，体幹筋力の低下 複数の薬剤の使用 嚥下機能を低下させる薬剤の使用 無症候性脳梗塞の存在

高齢者に現われる食中・食後の異常に気づく

摂食・嚥下は一連の動作であり，食物の認知から口腔・咽頭・食道から胃に至るまでの過程である。食物を認識して食塊形成するまでの過程を摂食期と呼び，摂食期は，視覚から食物を認知する先行期と，咀嚼により口腔内で食塊を形成するまでの準備期に分類される。各期のプロセスに沿って，摂取動作や嚥下の様子を観察することで，食事時の異常に気づくことができる。

観察とアセスメント

食事における摂食嚥下のプロセスと観察内容を表10に示す。

高齢者の嚥下機能にあわない形態の食物の摂取によって口腔内で食塊がつくれなかったり，食事中に一口量が多すぎたり，早いペースで次々に食物を口に入れたりして嚥下反射のタイミングがあわないことで，誤嚥や窒息を起こす恐れがある。誤嚥した場合には，むせたり，咳込んだりすることで気づくことができる。咳嗽反射が低下している高齢者では，明確なむせ込みや咳込みがないままに誤嚥していることも

表10 摂食嚥下のプロセスと観察のポイント

段階		摂食嚥下の過程		観察のポイント・観察方法	
摂食期	先行期	食べようとする食物を認知し，何をどれだけ，どのように食べるのかを決定する	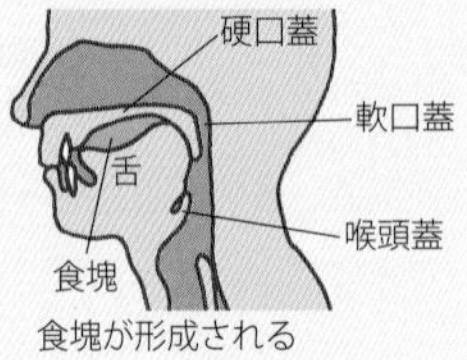 硬口蓋 軟口蓋 舌 喉頭蓋 食塊 食塊が形成される	食物の認知	・意識や覚醒の状態 ・認知機能，理解力の状態 ・高次脳機能障害（注意障害，記憶障害，遂行機能障害など）の存在 ・感覚機能の障害
				捕食	・上肢の運動機能障害の有無，程度 ・手指の巧緻性，・失行の有無
				姿勢や活動状況	・姿勢の保持，体幹の筋力 ・適切な座位を保持できる環境（椅子，テーブルなど）
	準備期	食物を口に取り込み，咀嚼して，唾液と混ぜて食塊を形成する		口への取り込み	・十分な開口，口唇閉鎖は可能か（流涎はないか）→口を開閉してもらう ・食べこぼしはないか
				咀嚼	・歯肉炎，口内炎，歯牙の欠損の有無，残存歯 ・義歯の使用の有無，適合状況 ・下顎の上下，回旋運動が可能か，歯を食いしばれるか
				食塊の形成（口唇閉鎖，咀嚼，舌運動）	・口腔粘膜の状態，唾液が十分に分泌されているか ・舌の運動障害の有無，口の中で食物をひとまとまりにできているか
嚥下期	口腔期	**食塊を口腔から咽頭へ送る** 舌を押し上げ，軟口蓋と咽頭筋後壁が接近して鼻咽頭腔がふさがれる	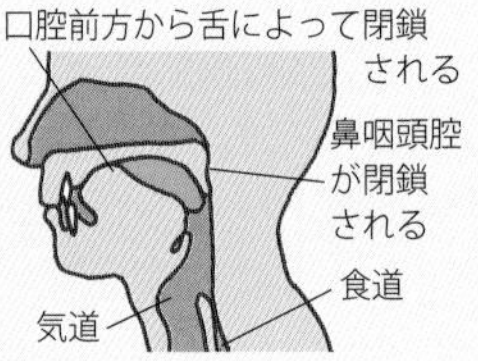 口腔前方から舌によって閉鎖される 鼻咽頭腔が閉鎖される 食道 気道	咽頭への送り込み（口腔の知覚障害や舌の運動障害）	・口の中に食物を溜め込んでいないか ・口唇閉鎖を維持できるか→口腔内に空気を溜めて頬を膨らませてもらう 空気がもれ，頬を膨らませた状態を維持できなければ，口を閉じた状態を維持できない可能性がある
	咽頭期	**嚥下反射が生じて，食塊を咽頭から食道に送る** 舌と軟口蓋と咽頭筋後壁が口腔への通路をふさぐ さらに，喉頭蓋が気道を閉じる 食道入口部が開口し，食塊は食道へ送られる	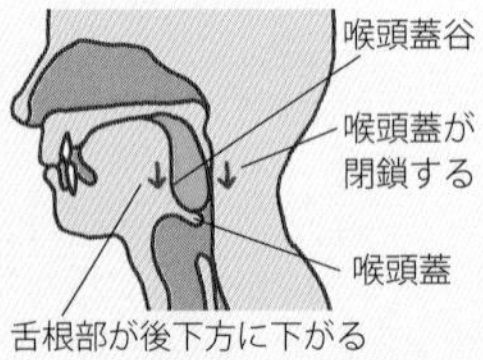 喉頭蓋谷 喉頭蓋が閉鎖する 喉頭蓋 舌根部が後下方に下がる	嚥下反射の誘発	・口腔内や咽頭の知覚低下はないか
				嚥下反射と気道の防御機構	・水分や食物でむせていないか ・食事中，食後に咳がないか ・食後の声の変化，咽頭残留音（のどでゼロゼロする音）の有無 ・痰の量が増加していないか
	食道期	**蠕動運動によって，食塊は食道から胃へ送られる** 食塊が食道に送り込まれると，上食道括約筋が収縮し，逆流しないように閉鎖する 蠕動が食道へ移動すると喉頭蓋が開き，呼吸が再開する	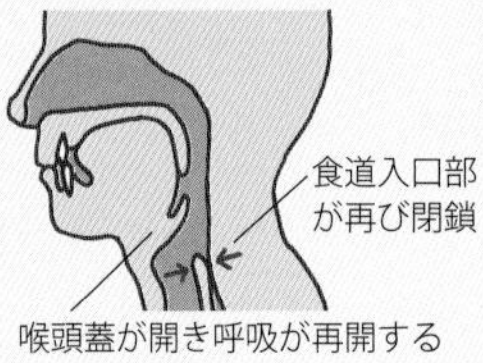 食道入口部が再び閉鎖 喉頭蓋が開き呼吸が再開する	食道通過（胃食道逆流の有無）	・食後に飲み込んだものや酸っぱい液が喉に逆流していないか ・食後の胃痛，胸やけ，不快感の有無

あるため，誤嚥の可能性のある高齢者に対しては，日々の呼吸音の聴取が重要である。また，

嚥下機能の検査には嚥下造影検査（videofluoroscopic examination of swallowing：VF）があ

る。VFでは，造影剤入りの食品を食べる様子をX線動画で撮影し，嚥下器官や食品の動きを観察する。VFの所見から得られている情報をもとに，日々の食事の様子を観察する。

(1) 食事中の観察

食事中の観察では，嚥下機能と食事形態のバランス，食事摂取の際の一口量とスピードを観察するとともに，口腔内に食べ物が残っていないか，咽頭にからんでいないかを確かめるために，口腔内の観察と「あ〜」と声を出してもらって，ガラガラとからんだ音がしないことを確認する。

食事時間が長くなると姿勢が崩れやすくなる。安定した座位を保って，食事を終えられるよう，姿勢と食事に要する時間を観察する。集中できる時間も鑑みて，30分が目安となる。食事に要する時間が長くなっている場合，嚥下機能の低下によって，飲み込みに時間がかかっていることや集中力の低下や食べにくい物がある可能性もある。

(2) 食後の観察

食後に着目すべき状況としては，食後の不快症状がある。高齢者には食道裂孔ヘルニアがある場合があり，逆流性食道炎を併発し胸やけ，胸痛，つかえ感などの症状が出ることもある（図6）。胃液や食物が逆流することによって食後に咳き込みや嘔吐がみられることがある。食道裂孔ヘルニアの発症の原因にはさまざまなものがあるが，加齢による円背により腹圧が高くなること，横隔膜の筋肉がゆるむことも一因である。逆流性食道炎を起こしやすい人が食後すぐに横になると，不快な症状が生じやすい。そのため，食後の体勢を観察し，食後30分程度は横にならず，臥床状態の高齢者もベッドを挙上した状態とする。

図6 食道裂孔ヘルニア

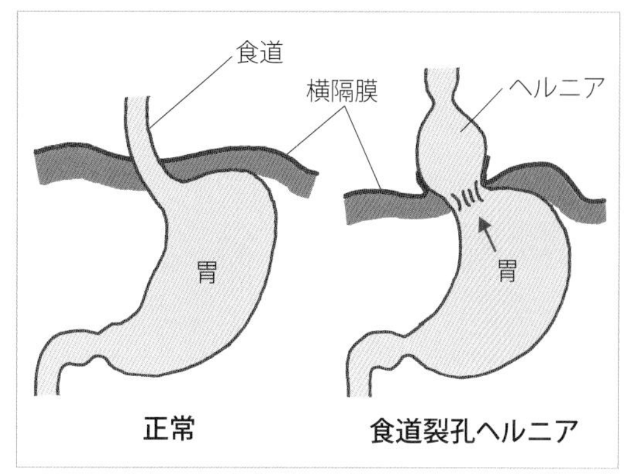

COLUMN

食後低血圧

高齢者のなかには，食後に血圧が下がりやすい傾向の人がいる。これは食後低血圧と呼ばれ，食後1〜2時間の間に収縮期血圧に20mmHg以上の低下がみられる。食後に消化のために消化器系へ血液が移動し，本来ならば交感神経が作動して血圧を保つが，この自律神経の反応がうまく機能せず血圧が下がることが原因と考えられている。

血圧が下がっても無症状の人もいるが，ふらつきやめまいによって転倒につながる危険がある。食後になんとなく様子がおかしく見える場合に，血圧を測定することで事故が予防できる可能性がある。食後低血圧は，自律神経調節，糖尿病，動脈硬化が影響していることがあるため，既往歴や検査データを確認しておくことが大事である。

COLUMN

誤嚥性肺炎(不顕性誤嚥)

高齢者の誤嚥性肺炎は，口腔内の細菌を含む唾液や食物残渣，逆流した胃内容物が気道内に流入することによって引き起こされる。高齢者の場合，特に無症候性の脳血管障害の頻度が高く，明らかな神経症状が認められなくても不顕性の誤嚥が起こりやすく，就寝中に誤嚥していることもある。口腔内に食物残渣などが残っていると，口腔内に細菌が繁殖しやすくなる。誤嚥が必ずしも肺炎を引き起こすとは限らないが，特に，免疫力が低下している高齢者では，誤嚥性肺炎を併発しやすくなる。

03 意識レベルの変化

意識レベルと覚醒

人は外部からの刺激に反応して自らの身体を守っている。意識は，身体医学的には「外部の刺激に対する人の心身の反応」とされる。この意識に関係するものとして，脳幹の延髄，橋，中脳などにある網様体や視床下部があり，これらが大脳皮質に働きかけて意識が維持されている。このため，脳幹，視床下部，大脳皮質が障害されることで意識低下が起こる(図7)。

高齢者の異常に気づく

意識障害は，脳血管障害，低酸素血症，低血糖，薬物中毒など多様な要因で生じる。高齢者は，若年者と比べ意識障害が生じやすい傾向があり，不穏や幻覚，妄想などを伴うこともある。高齢者の意識障害の特徴は，①感染症，脱水，代謝異常(高血糖，低血糖)など脳以外の病変により発症しやすい，②脳卒中特に脳梗塞と代謝性要因が比較的多い，③薬物過多などの医療的要因による発症が多い，④自発性低下や意欲減退での発症や認知症や精神症状の合併により発見が遅れやすい，である。

意識レベルの異常について，初期段階は表情の変化として現われる。このときに意識レベルの変化，異常の可能性を踏まえてアセスメントを進める必要がある。しかし，脳血管疾患の後

図7 意識と脳

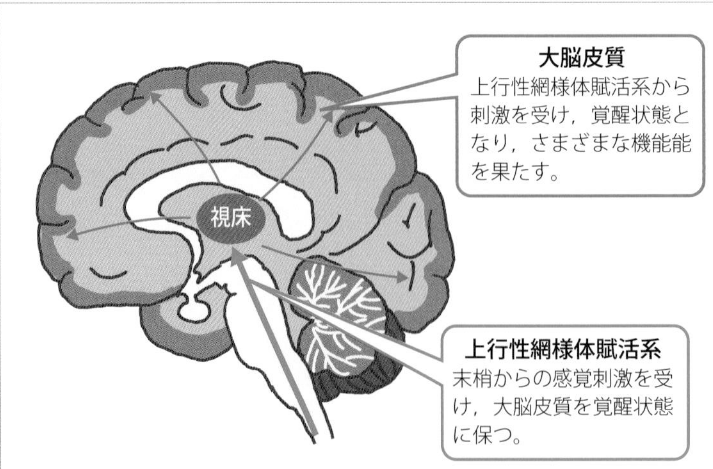

脳幹（中脳・橋・延髄）・間脳（視床）・大脳皮質のいずれかが障害されると意識障害が起こりうる。通常，末梢からの感覚刺激が大きいほど，大脳皮質の覚醒度が上がる。

遺症で顔面の麻痺がある場合やパーキンソン病を罹患している場合には，表情の変化が乏しいことがある。また，加齢によって，感覚受容器の低下や意欲の低下，活動量の低下，薬剤の副作用などによって「ぼんやりしている」「よく休んでいる」と捉えられることがある。ぼんやりしているように見える表情が意識障害に伴うものかどうか，ふだんと異なるのか，気づいたことを確かめて，見分けることが必要である。

観察とアセスメント

意識レベルの変化や異常を疑った場合は，スケールを用いて判断する。意識レベルの変化は，ジャパン・コーマ・スケール（Japan Coma Scale：JCS）が使われる（表11）。覚醒の程度によって，Ⅰ（1桁），Ⅱ（2桁），Ⅲ（3桁）の3段階に大きく分け，それをさらに3段階に分ける。3-3-9度方式ともいわれる。意識レベルの低下は意識混濁といい，その程度によって意識清明，傾眠，昏迷，半昏睡，昏睡と示す（表12）。

意識障害を把握した場合はその原因を予測し，診断・治療につなげる。意識障害の原因は多様であり，主なものとして脳梗塞や脳出血などの脳血管障害，低酸素血症，低血糖，薬物中毒，脳腫瘍，頭部外傷，発熱や熱中症，高度の

表11 ジャパン・コーマ・スケール（Japan Coma Scale：JCS）

段階	状態	レベル	反応
Ⅰ（1桁）	刺激しないでも覚醒している状態	1	だいたい意識清明だが，今ひとつはっきりしない
		2	見当識障害（時・人・場所がわからない）がある
		3	自分の名前，生年月日が言えない
Ⅱ（2桁）	刺激すると覚醒する状態（刺激をやめると眠り込む）	10	普通の呼びかけで容易に開眼する
		20	大きな声または身体を揺さぶると開眼する
		30	痛み刺激を加えつつ呼びかけを繰り返すとかろうじて開眼する
Ⅲ（3桁）	刺激しても覚醒しない状態	100	痛み刺激に対して払いのけるような動作をする
		200	痛み刺激に対して少し手足を動かしたり，顔をしかめたりする
		300	痛み刺激に反応しない

表12 意識レベルの低下

意識レベル	観察方法	反応	対応JCSスコア
傾眠	普通に話しかける，名前を呼ぶ 開眼しないときは，合目的な運動，例えば，「右手を握る，離す」などする	軽い刺激によって覚醒するが，刺激がなくなると睡眠状態になる	10
昏迷	大きな声で話しかける，軽く身体を揺する，痛み刺激を加える 開眼しないときは，簡単な命令に応じる	大きな声，または身体を揺さぶると開眼する 痛み刺激によって開眼する	20，30
半昏睡	痛み刺激を与える	痛みを回避しようとするような動作をしたり，かろうじて眼を開く。刺激をやめるとすぐに閉眼する。自発運動はほとんどない	100，200
昏睡	痛み刺激を与える	目を開かず，払いのけるような動作もみられない。自発運動はまったくなく，筋肉が弛緩している	300

脱水がある(表13)。随伴する症状を確認し,予測される複数の疾患を想定して必要な検査を行う。治療中の疾患や既往歴もあわせてアセスメントする。

(1)感染を想定した場合の観察

高齢者は免疫力が低下することにより,感染を起こしやすくなる。感染が起こると,免疫反応として,発熱や分泌物の増加,疼痛,腫れなどを生じるが,高齢者では典型的な症状を欠く場合や,自覚症状が乏しかったり,症状をうまく伝えられない場合がある。食欲不振やせん妄状態,急激な日常生活動作の低下から状態の変化に気づくことがある。

感染を起こしやすい部位は,口腔・咽頭,気管と肺,胃腸,尿路があるので,どこから感染しやすいかを予測し,その部分を観察する。また,カテーテルなどの医療機器の挿入は感染リスクを高めるため,挿入されている場合は最初に観察する。

局所の感染では,疼痛,発赤,腫脹,熱感が4主徴である。分泌物や滲出液が増えるので,痰や膿性の分泌物,胃腸の感染であれば下痢の症状を確認する。

体温測定においては,平熱との比較が重要である。腋窩測定では,るい痩が著明な高齢者では体温計の感温部が腋窩最深部にしっかり当たっていないことによって,体温を実際よりも低く測定してしまう場合が多いので,適切な位置で測定されていることを目で見て確認し,不安定な場合は固定できるように補助する。耳穴式や非接触式の体温計も活用できるが,測定時の条件や測定方法による誤差も生じやすいため,測定方法を統一して変化をみることが大事である。

表13 意識障害を生じる原因

意識障害の原因は,脳の器質的な障害と全身性の代謝異常などによる二次的な機能障害が考えられる。

	原因
器質的な脳障害	脳血管障害 (脳梗塞,脳出血,一過性脳虚血発作,くも膜下出血) 頭部外傷(急性硬膜下血腫,慢性硬膜下血腫) 脳腫瘍 急性脳症
二次的な脳機能障害	低血糖 低酸素血症 尿毒症 電解質異常 高・低体温 ショック

(2)脱水を想定した場合の観察

脱水が生じると,食欲低下,意欲低下,易疲労感,脱力,立ちくらみ,意識障害,尿量の減少,血圧低下,皮膚緊張の低下,口唇や舌の乾燥などが生じる。熱中症とは,高温多湿環境に適応することができず,脱水を起こし,それが原因でさまざまな症状が出る状態である。高齢者は,もともと体液量が減少しているため脱水になりやすく,発汗機能の低下により,体熱を効率的に逃がすことができない。感覚や認知機能の低下が加わると「暑い」と感じにくくなり,厚着したり,冷房や窓を開けることを嫌がったりすることも多く,さらに熱中症を発症するリスクが高まる。意識の混濁が現われた状態は,脱水が重症であることを示す。体温や意識レベル,脈拍,血圧測定,排尿量,食事を含む水分出納(飲水量と排泄量)を観察する(表14)。皮膚や口唇の乾燥,皮膚の緊張度(ツルゴール),毛細血管再充満時間を観察する(図8,図9)。

(3)血糖異常を想定した場合の観察

血糖異常によって意識障害が生じることもある。よって,意識レベルの低下,異常が生じた場合は血糖値の測定も必須事項となる。血糖値は供給と消費のバランスのうえに成り立ち,さらに内分泌系,自律神経系からも調節を受けており,健康な人では100mg/dL前後に維持されている。健康な場合でも,食物摂取,運動,薬物などで影響を受けるが,空腹時の血糖値は

表14 脱水の観察

主観的情報	・脱水に伴う症状の有無 （多量の発汗，汗をかかない，頭痛，筋肉痛，多弁，無口，傾眠，元気がない） ・室内環境 （室温と湿度，冷房・扇風機の使用，掛物，着衣） ・脱水を助長する因子 （食欲低下，利尿薬，入浴，下痢，嘔吐，発熱） ・飲水量と種類 （水分摂取量，電解質が摂取できているか）
客観的情報	・体温測定 ・意識レベル ・脈拍・血圧測定 ・排尿量，性状 ・水分出納 ・皮膚や口唇の乾燥 ・皮膚緊張度（ツルゴール） ・毛細血管充満時間の延長

図8 皮膚緊張度（ツルゴール）の観察

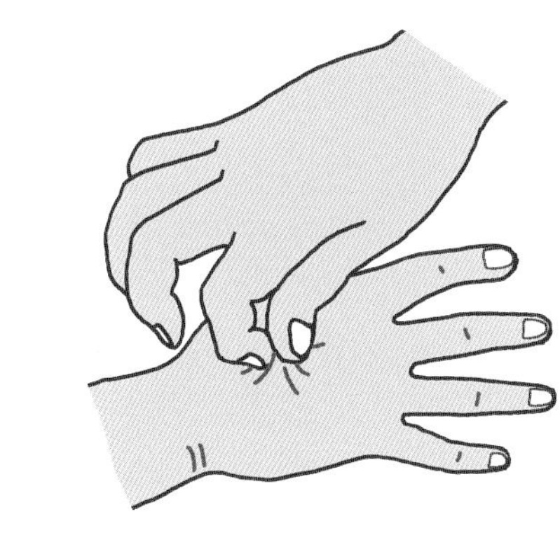

前胸部や手の甲などを指でつまみ，つまんだ皮膚が元に戻るスピードで判定する。２秒以上かかる場合は，緊張度の低下とされ，脱水状態である可能性が高い。
高齢者の場合は，もともと皮膚の緊張度が低下しているため，普段から観察し，差を確認する。

図9 毛細血管再充満時間の観察

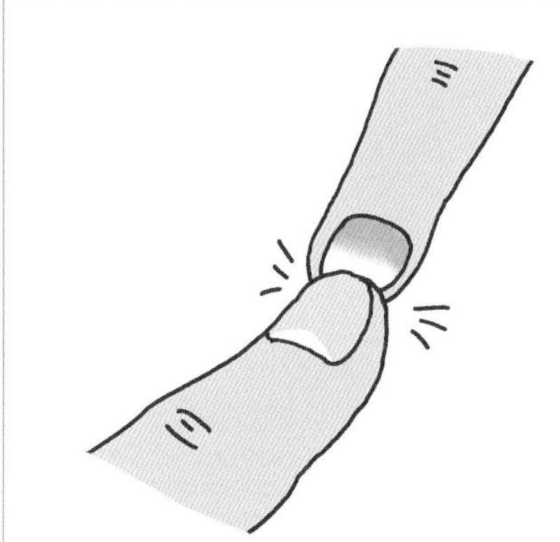

手指の爪を圧迫し，一時的に白くなり，速やかにピンク色に戻るまでの時間をみる。戻る時間が遅くなると毛細血管の血流量が不足していると判定される。３秒以上かかる場合は脱水を疑う。

60～120mg/dL，任意の時刻では200mg/dLの範囲であり，60mg/dL以下を低血糖，126mg/dL以上を高血糖という。血糖値が異常であっても，自覚症状としては出現しないこともある。高血糖により脂肪分解が亢進するとケトン体生成が進み，悪心・嘔吐などの胃腸症状やクスマウル呼吸※1，アセトン臭※2などがみられ，脳への酸素不足や意識障害，昏睡を起こす（糖尿病性ケトアシドーシス）。したがって，これらの症状の有無を観察することが重要である。

低血糖は，空腹時や絶食時，糖尿病治療のためのインスリンや経口血糖降下薬，食事量の不足，過度な運動によって生じる。よって，いつ食事をとったか，食事量に変化はなかったか，薬を飲み過ぎていないか等，低血糖を引き起こす要因について情報を集める。低血糖症状は，ふわふわする感じやなんとなく力が入らないなど，人によって感じ方はさまざまに表現される。あくび，倦怠感，無表情が生じることがある（図10）。糖尿病患者であくびがみられたり，無表情になったり，会話の応答が鈍くなったりした場合はすぐに血糖測定を行う。

図10 低血糖症状

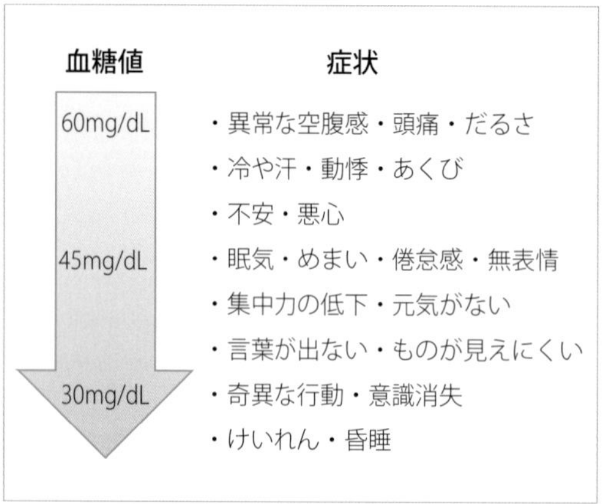

血糖値	症状
60mg/dL	・異常な空腹感・頭痛・だるさ
	・冷や汗・動悸・あくび
	・不安・悪心
45mg/dL	・眠気・めまい・倦怠感・無表情
	・集中力の低下・元気がない
	・言葉が出ない・ものが見えにくい
30mg/dL	・奇異な行動・意識消失
	・けいれん・昏睡

COLUMN

睡眠薬の影響？

大腿骨頸部骨折の術後7日目の90歳代の女性Aさんは，ベッドを挙上して食事をはじめたが，ぼんやりとして食事が進まない。手を動かそうとする様子もない。ふだんは看護師がセッティングをして自力で摂取していたので，担当看護師は何か変だと感じて「気分が悪いですか？」と尋ねたが，返事は曖昧であった。担当看護師は，時間帯が朝であること，昨晩22時にAさんの希望で睡眠導入薬〔ゾルピデム（マイスリー）〕を頓用したことから，薬が残っているのだろうと判断して，ベッドを下げて様子をみた。

30分後，担当看護師はAさんを訪室して再度声をかけたが，ぼんやりした様子は変わらず返事はなく，Aさんは流涎し，左手を握ってみると脱力していた。医師の診察・検査の結果，脳梗塞と診断された。

この出来事の後，担当看護師は自分の対応を振り返った。Aさんには脳血管疾患の既往はなかったが，糖尿病と脂質異常症があり，リスクが高かった。看護師は，Aさんの朝食の様子が何かおかしいと感じつつも，脳梗塞の可能性には考えが至らず，朝という時間帯や薬物の影響と考えて様子をみた。しかし，Aさんの睡眠導入薬の使用は初めてではなく，以前はそのようなことがなかったことを考えると，体調の変化が生じた可能性を考えてより早い時間に異常に気づけたかもしれないと振り返った。

※1 クスマウル（Kussmaul）呼吸　規則的で持続性の深呼吸で，基本的に呼吸のリズムは正常である。中枢神経系由来の過換気で，高度な急性代謝性アシドーシスに対して，PCO_2を低下させるために深い努力呼吸となる。

※2 アセトン臭　ケトン体の独特のにおいであり，そのにおいは甘酸っぱい，アルコールのような，リンゴや柿の熟したような，と表現される。

04 痛み，違和感

痛みとは

国際疼痛学会では，痛みを「実際の組織損傷もしくは組織損傷が起こりうる状態に付随する，あるいはそれに似た，感覚かつ情動の不快な体験」と定義している[1)]。痛みはあくまでも主観的なものであり，他者がその程度や感じ方をまったく同じように理解することは難しい。そのため，対象者の痛みをできるだけ正確に捉えてアセスメントし，痛みの軽減を効果的に図ることが求められる。

痛みは，その期間や性質によって分類される。期間による分類では急性疼痛と慢性疼痛がある。急性疼痛は，組織の傷害によって生じた痛みであり，その痛みは組織傷害の程度に応じて因果関係が明瞭で，組織の傷害が消えると痛みもなくなり，期間が限定的である。慢性疼痛は，組織傷害がおさまっても続く痛みであり，病気が通常治癒するのに必要な期間を超えているにもかかわらず概ね3か月以上続く痛みとされている。慢性疼痛では，痛みの原因を特定することができない場合がある。

高齢者に生じる痛み，違和感に気づく

高齢者のもつ痛みの多くは，慢性疼痛である。有訴者の内容の症状別では腰痛，手足の関節の痛みが多い[2)]。高齢者の筋骨格系の機能は，筋線維数の減少，筋線維の硬化，筋萎縮による四肢や腰背筋の筋力低下，骨・関節周囲組織の萎縮による関節可動域の低下，神経伝達物質の分泌量低下など動き方に関わる諸機能が低下する。さらに，関節軟骨の変性破壊から始まる関節接合面の摩擦による疼痛（関節痛）が生じる。それらに伴い，動作の制限，筋力低下が発生する。痛みを無意識にかばうことでほかの部位に負荷がかかり，痛みの範囲が拡大することがある。また，要介護状態にある高齢者では，関節の拘縮が生じることで身体を動かす際により痛みを伴う。

高齢者のもつ痛みの有無や程度およびその変化に気づく前提として，日常生活での動き方をみることが求められる。例えば，更衣の動作で袖を通すための介助が必要な状況を例にすると，「一部介助」とみるのではなく，「左肩関節が十分に挙上できないために，左袖を通す介助をする。その際に苦痛の表情があり，痛みがあるとわかった」という見方である。関節可動域（range of motion：ROM）や筋力の強さを把握したうえで動作を観察する。関節可動域の観察は，まず自力で動かしてもらい，範囲がせまい場合に，手を添えて動かしてみる。高齢者が自力では動かせないのに他動で動くということは，筋力の低下の可能性があり，他動でも動かせない場合は，関節の変形などで可動域制限があることが考えられる。

筋力の強さは，徒手筋力テスト（mamual muscle testing：MMT）によって把握することができる（図11）。これらは，日常生活で意図的に観察することもできる。例えば，挨拶として手を握ってもらう，立ち上がりの介助の際に高齢者が介助者に手をかける動作，立ち上がったときの姿勢，ベッド上での排泄介助の際に膝を曲げてもらう，靴を履くときに足首を動かしてもらう等である。

高齢者が抱える痛みに気づくには，表情の変化，痛む部分をさすったり，押さえたりする手の動き，ふだんとっている姿勢を観察する。例えば，姿勢自体がなんらかの痛みをかばっている様子であれば，それだけで痛みの存在を発見することができる（図12）。

高齢者の動き方の異常に気づくには，自然に動く姿を観察することが必要である。人は自然と無理のないように動き，苦痛を伴う動きや苦痛が生じるだろうと予測した動きは避ける。

図11 徒手筋力テスト(MMT)

上肢の主な筋に対する MMT

三角筋

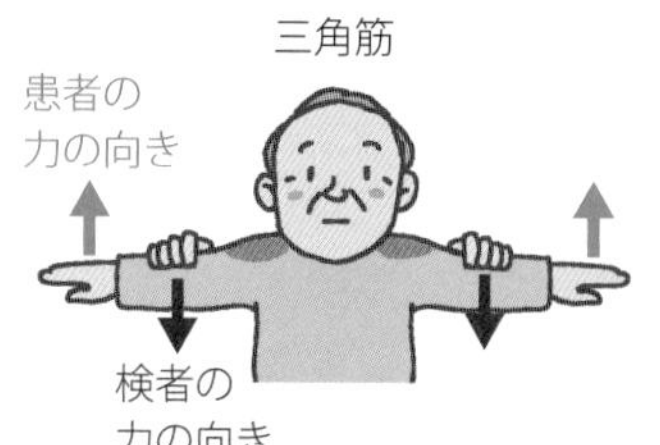

上腕二頭筋

肘関節の屈曲

手根伸筋群

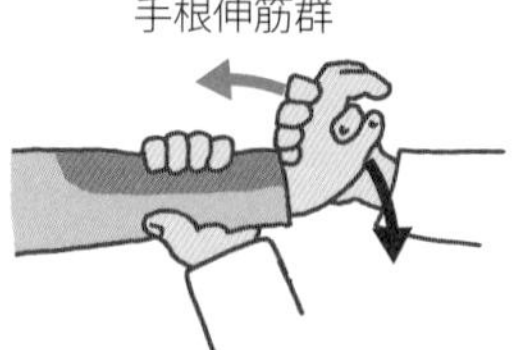

手関節の背屈

下肢の主な筋に対する MMT

腸腰筋

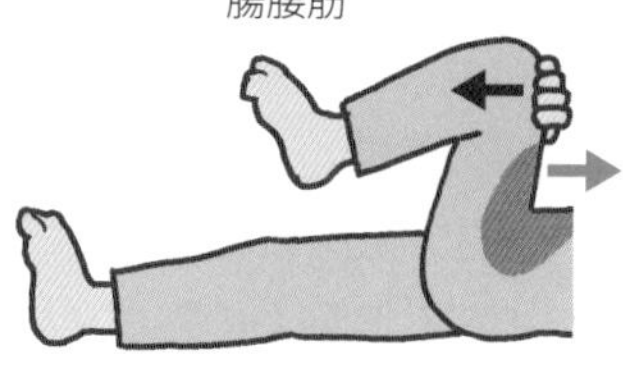

股関節の屈曲

大腿四頭筋

患者の力の向き

検者の力の向き

膝関節の伸展

前脛骨筋

足関節の屈曲

大腿の屈筋

膝関節の屈曲

ピンク色部分の筋力を確認する

筋力	評価基準
5 (normal)	強い抵抗を加えても関節運動可能
4 (good)	重力および中等度の抵抗を加えても関節運動可能
3 (fair)	重力に逆らって関節運動が可能であるが，それ以上の抵抗を加えればその運動が不能
2 (poor)	重力の影響を除去すれば関節運動が可能
1 (trace)	筋収縮はみられるが，それによる関節運動はみられない
0 (zero)	筋収縮がまったくみられない

図12 痛みを抱える高齢者の様子の例

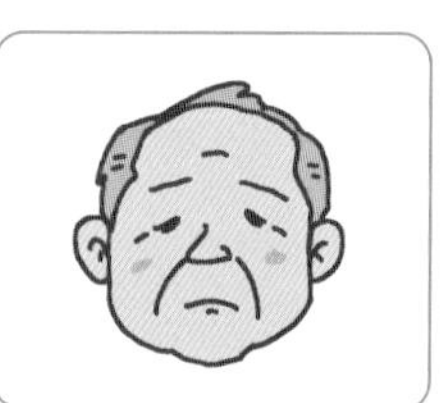

活気がない表情

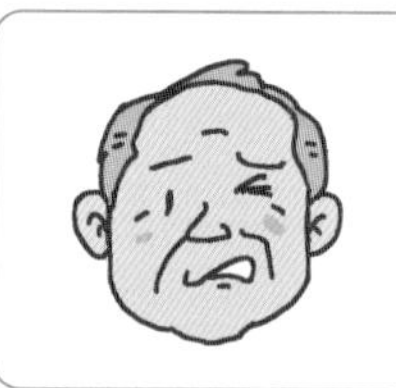

顔をゆがめる

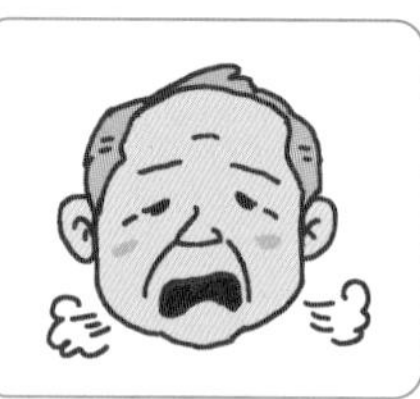

呼吸が荒い

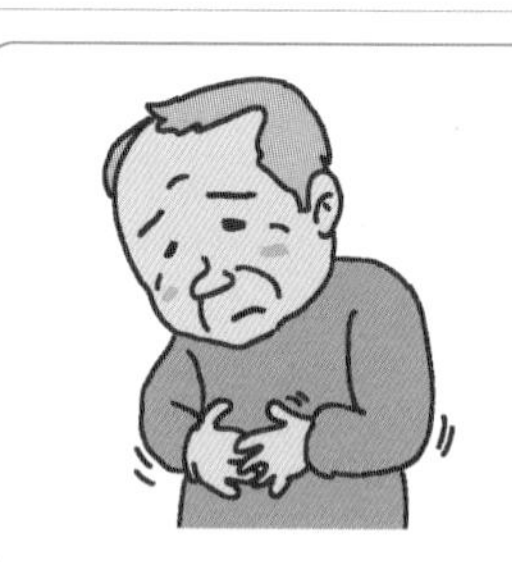

痛む部分（腹部）をさする

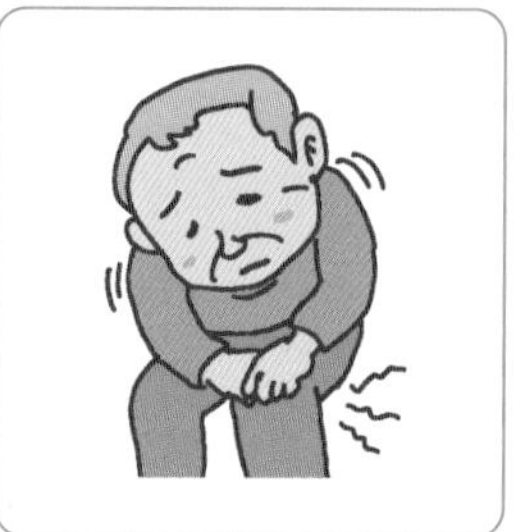

膝をおさえる

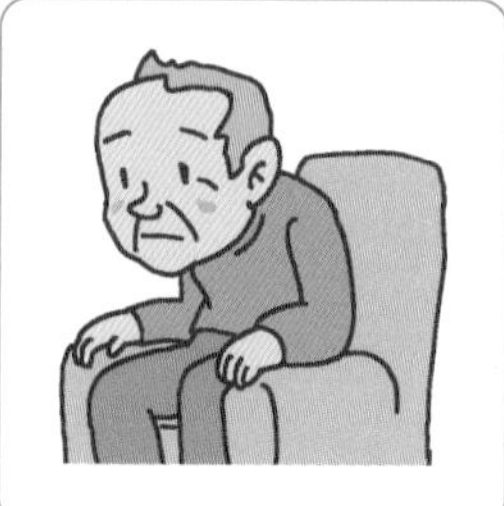

背中をまるめて座る

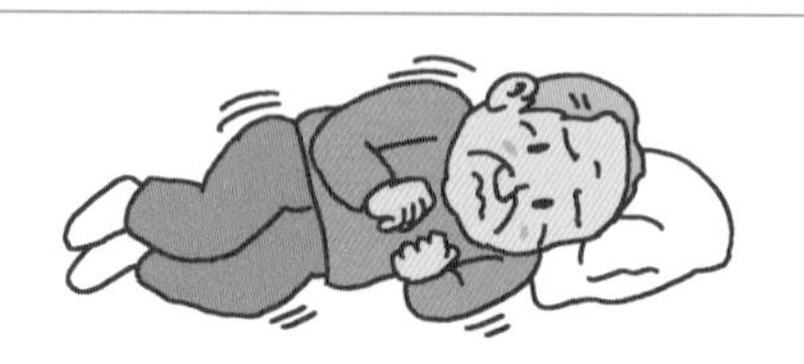

横になっているときにも力が入っている

移動の様子や日常生活の場面で，どのように動くのかを待ってよく見る。日常生活に介助を必要とする高齢者に対して，全面的に介助をしようとするのではなく，まずは自分で動くように促してみることが必要である。これが変化や異常を把握するための基準になる。

要介護度の高い高齢者においては，動きの範囲が非常に小さくなることがある。声かけへのうなずきや首を振る，手足の挙上や関節の屈曲進展，手を握る，という微細な動きの変化を捉えることが求められる（図13）。動きの制限が関節可動域の制限や筋力低下によるものなのか，痛みによるものなのかを判別することが必要である。

自発的な動きを促せなかったり，痛みの表現が乏しい高齢者については，身体状態や既往歴，病歴をもとに痛みの存在を推測する。例えば，腰が前屈しているような場合は，無理な姿勢をとることで生じやすい筋緊張性の痛みを予測することができる。関節の拘縮や負荷のかかる姿勢も痛みを伴うことが推測できる。糖尿病による末梢神経障害，痛風発作による下肢痛，リウマチによる関節痛，褥瘡，狭心症や心筋梗塞による胸痛などのように疾患に伴って発生する痛みを予測することができる。

加齢に伴う動き方の変化は，徐々に生じるものであるが，入院や体調不良によって身体活動が低下した後には，数日で動き方に変化が生じる。急激に生じた場合は，外傷や脳血管疾患などの可能性があり，他の症状とあわせた観察とアセスメントが必要である。

観察とアセスメント

痛みが出現している可能性に気づいたら，痛みの経過，部位，強さ，性質，影響要因を把握する（表15）。痛みの生じる部位から原因が推定されるため，まず場所の確認を行う。

(1)胸背部～腰部の痛みの把握

背部の痛みについて，高齢者の背部や腰部の疼痛は日常的に聞かれる。骨粗鬆症による脊

図13 要介護度の高い高齢者の動きを捉える方法

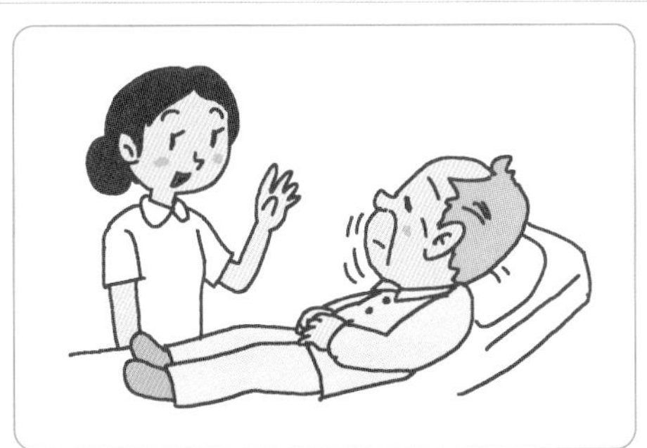
声かけへのうなずき

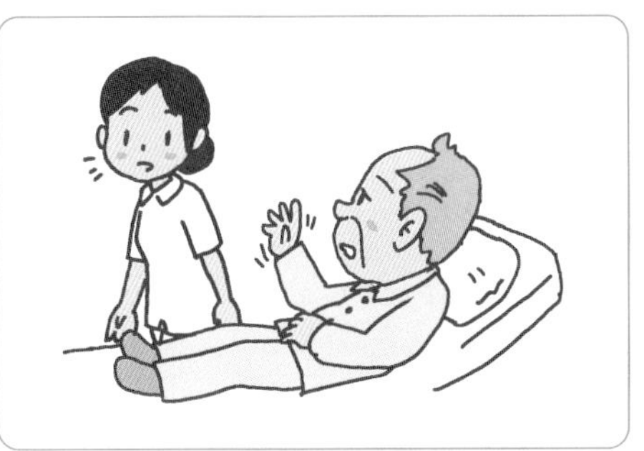
手を上げる，手を振る

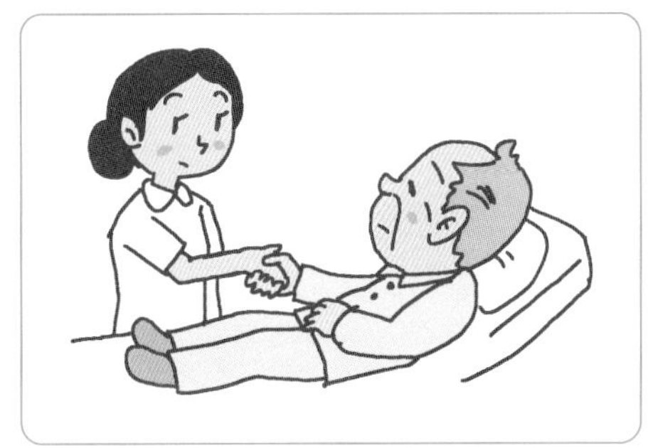
手を握る

表15 痛みの表現

自発痛	何もしなくても生じる痛み
圧痛	圧迫されたときの痛み
鈍痛	鈍く，重い痛み
疝痛	激しく発作性の間欠的な痛み

椎骨の変形，偏位による場合が多い。骨粗鬆症は，骨萎縮が進行して，日常生活に耐えられなくなった状態で，骨量が減少し，骨折の危険度が増す。骨粗鬆症自体は自覚症状がなく，腰背部のだるさや重さ，易疲労感を感じるようになる。ちょっとした動きをきっかけに，腰背部に脊椎の圧迫骨折による激痛を生じる（図14）。痛みは，通常3～6週間で軽快するが，繰り返し，円背と身長の短縮，腹部の突出が目立つようになる。

胸部の解離性大動脈瘤や膵がんによって背中の痛みとして訴えることもある。これは通常激痛であるが，高齢者の場合はその訴えが乏しい可能性に留意し，迅速に詳細な検査を行う。

(2)腹部の痛みの把握

腹部や胸部の痛みについて，腹痛は図15に示すように日常的に経験する可能性のある軽症

図14 正常な脊椎と圧迫骨折

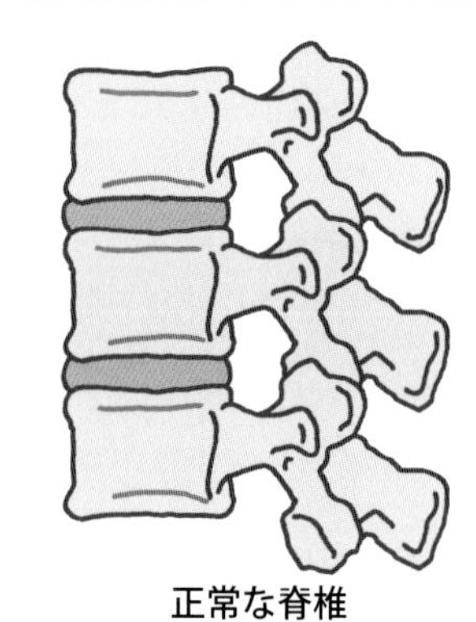
正常な脊椎

線維化してもろくなった脊椎に負荷がかかることで，押しつぶされるように骨折する。徐々に進行するが，転倒や打撲によって，急激に進行することがある

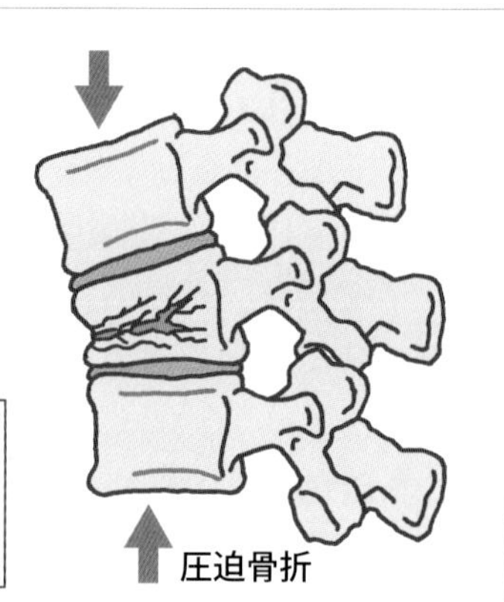
圧迫骨折

図15 腹痛の部位と主な疾患

心窩部痛
胃食道逆流，十二指腸潰瘍，膵炎，胆道結石，心筋梗塞など

心窩部・右上腹部痛
肝炎，胆嚢炎，胆石症，消化性潰瘍など

臍周囲痛
イレウス，胃腸炎，虫垂炎など

下腹部痛
大腸炎，憩室炎，イレウスなど

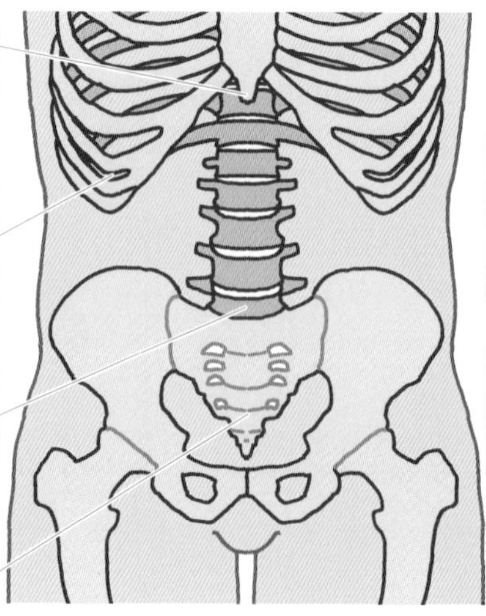

心筋梗塞や不安定狭心症では，心臓は胃などの消化器官と位置的に近いところにあるため，初期には胃の不調や吐き気として症状を感じることもある。

大動脈解離は，血管病変なので，障害された血管によって，全身にさまざまな症状を引き起こしうる。

のものから，緊急の治療が必要になる重症のものまでさまざまである。どこが，どのように痛むのかを把握することが必要である。

開腹手術の経験をもつ高齢者ではイレウスが生じやすい。腹部の聴診や便の性状の観察が重要である（図16，表16）。

(3) 関節の痛みの把握

関節痛は，加齢に伴って骨組織が粗雑化し，筋線維の硬化が生じ，軟骨の弾力性が低下し関節が変形することによって生じる。痛みが生じている部分の形の変化の有無を観察する。肥満は膝関節の負荷を増大させる。また，痛み

図16 腹部の聴診

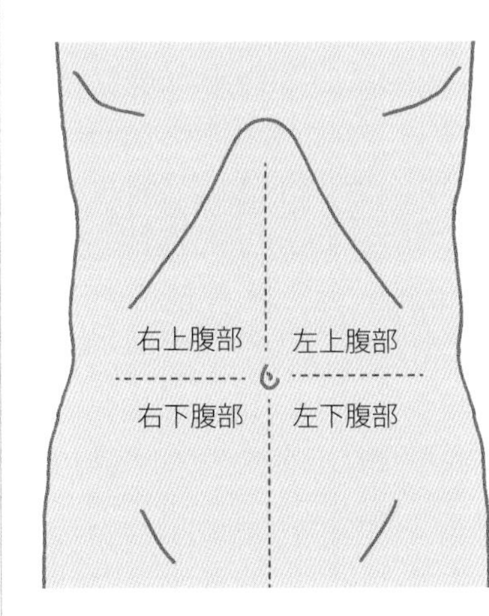

右下腹部から聴診器を当てて，腸蠕動音を聴く。
まずは，蠕動の有無を確認し，1分間あたりの腸蠕動の回数を数える。
正常の場合は，5～15秒ごとに不規則に起こる。

蠕動音の回数	音の性質	判断
4～12回/分	低音	正常
1～3回/分	低音	腸蠕動微弱
12回以上/分	高音	腸蠕動亢進
	短い高音，金属音	イレウス，腸管狭窄疑い
5分以上無音		イレウス疑い

表16 ブリストルスケール

表記	性状	見た目イメージ	特徴
1	コロコロ便		硬く，コロコロとした兎糞状の便
2	硬便		ソーセージ状であるが硬い便
3	やや硬便		表面にひび割れのあるソーセージ状の便
4	普通便		表面が滑らかで柔らかいソーセージ状，あるいはとぐろを巻く便
5	やや軟便		柔らかい半分固形の便
6	泥状便		境界がなく，不定形の小片便，泥状の便
7	水様便		水様で，固形物を含まない液体状の便

をかばって姿勢が悪くなることで，他の関節に負荷をかけて痛みが増強することがあるので，痛みの増強の原因の有無を把握する。痛みを避けるために，過度に安静になることで筋肉の萎縮や関節の拘縮がもたらされることがある。どのような動きで痛みが生じるかの観察とともに，動かさないでいる時間や範囲を確認し，廃用性変化のリスクを把握する。

(4)外見に変化が現われる痛みや違和感の把握

痛みや違和感がある様子の場合に，痛みや違和感を生じている部位の外見を観察することが重要である。

外傷に伴う炎症の有無をアセスメントするために，皮膚の外傷や関節変形などの骨折を思わせる症状がないかを観察する。高齢者本人は覚えていない場合や軽くぶつかったと思う程度の転倒や打撲などによって骨折が生じている場合もある。骨折による腫脹や浮腫は毛細血管の透過性が亢進することで起こる。関節を動かせるかどうか，動かして痛みが生じないか，関節可動域に変化がないかを観察する。

左右差がある浮腫は，局所性の浮腫と考えられる。身体の深部の静脈に血栓が生じる深部静脈血栓症は，安静臥床や歩行制限，下肢運動量の減少などによって生じやすく，脳梗塞や肺梗塞につながる可能性がある。初期症状として，片側のふくらはぎに筋肉疲労様の症状，下腿が張る・つるなどがあり，進行すると下肢の腫脹，発赤，鈍痛，浮腫，がみられる。

(5)自覚する痛みの把握

慢性疼痛は，他者の目には痛そうに見えず，痛みの強さなどを機器で測定できないため，痛みの部位，強さ，性質，増悪・緩和の要因，日常生活への影響について対象者から情報を得る。痛みは主体的体験であるため，痛みをはかるためには，痛みに対する思いの表出が不可欠である。高齢者自身が痛みを表現できる場合には，主観的に把握する方法としてフェイススケールが活用できる。これは，高齢者本人に痛みの程度を尋ねることで程度を把握する方法である（図17）。

一方，高齢者のなかには痛みを表現せず我慢する高齢者，「いつものこと」として表現しない高齢者，さらには言葉で表現できない高齢者もいるため，アセスメントが困難になることに留意する必要がある。また認知症をもつ高齢者が

図17 フェイススケール

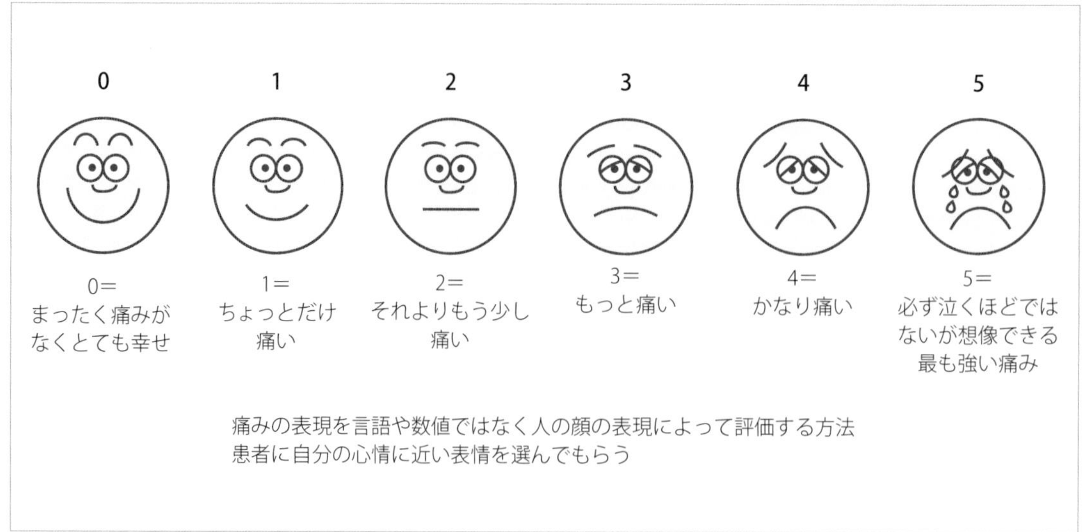

Wong, DL, Hockenberry-Eaton M, Wilson D, et al.：Whaley & Wong's Nursing Care of Infants and Children 6th ed, p1153, Mosby, 1999.

痛みを適切に表現できず，対処されないために，行動・心理症状（behavioral and psychological symptoms of dementia：BPSD）の出現につながっている場合がある。言語的な表現ができない高齢者でも，表情や行動など非言語的に痛みを表出している場合がある。いつもと違う行動（怒りっぽい，食事を拒む，動くことを嫌がるなど）の場合には，痛みの可能性を想定する。身体状態や病歴，既往歴から積極的に痛みの存在を推測して観察することも必要である。自らの痛みを表現できない場合でも，客観的に捉えるための方法として，アビー（Abbey）疼痛観察評価が活用できる（図18）。

05 食欲低下

高齢者における食欲

食欲とは，食物を食べたいという欲求である。食欲をコントロールしているのは，脳の視床下部の摂食中枢と満腹中枢であり，2つの中枢のバランスによって食欲が調節されている。これらの中枢に影響を与えるのは，消化器官の化学物質をキャッチする受容器や消化管の内容物の量や消化管運動をキャッチする機械的受容器などから発せられる神経情報，血液中のインスリン，グルカゴンなどの体液情報である。摂食中枢は持続的に働いており，満腹中枢からの抑制によってコントロールされていると考えられている。さらに，おいしいものを見たり，においを嗅いだりすると満腹時でも食べたくなるように，大脳の感覚中枢も関係している。

高齢者は，味覚，嗅覚，視覚の低下により，「おいしい」と感じる感覚が薄れるとともに，食欲が低下し，食事量が減少しやすい。食事の際の情報入力，例えば，視力低下で食事の盛り付けがよく見えない，献立が何かわからない，味覚の低下により味が薄く感じられる，などである。消化管粘膜の萎縮により，消化酵素の活性と，消化液の分泌が低下し，消化不良を引き起こしやすい。消化管運動が減弱するため，胃のもたれや腹部膨満感などの胃周辺部の不快感が現われる。咀嚼機能の低下や義歯の使用，嚥下機能の低下によって食べにくい食物や飲み込みにくい食物の摂取を自然に避けることがある。上肢の麻痺や拘縮，振戦によって食事摂取動作に問題が生じていると，食事に時間がかかり，食事の摂取量が減ることがある。

さらに，非ステロイド系消炎鎮痛薬（nonsteroidal anti-inflammatory drugs：NSAIDs），ジギタリス製剤，ベンゾジアゼピン系睡眠薬，パーキンソン病治療薬（抗コリン系薬物），抗生物質，ビスホスホネート（骨粗鬆症治療薬），ビグアナイド（糖尿病治療薬），抗がん剤などの薬剤の副作用によって食欲が低下することがある。食欲低下をもたらす薬剤は，数多く存在し，高齢者はこれらの薬剤を複数，長期間にわたって服用していることが多い。

また，亜鉛の吸収を抑制する作用のある薬剤は味覚障害を起こすと考えられている。表17に示す薬剤の服用によって，味が感じにくい，金属味や渋みなど嫌な味がするなどの症状が生じ，食欲が低下することがある。薬剤性の味覚障害は，薬を服用してから2～6週間程度で症状が現われるため，薬剤の追加や変更時には食欲の変化，味覚の変化に気をつけて観察する。

高齢者に生じる食欲低下に気づく

食欲低下は主観的な経験である。高齢者の食欲低下は，高齢者自らが訴えることもあれば，周囲の人が気づくこともある。口内炎や齲歯など口腔内の問題や腹痛，腹部膨満，嘔気などの症状がある場合，うつ状態など精神的な要因，食事内容や食べる場所など環境要因も影響する。

図18 アビー疼痛観察評価日本語版

日本版アビー痛みスケール

言葉で表現することができない認知症の方の疼痛測定のために

スケールの用い方：入所者を観察しながら問１から６に点数をつける

入所者名：＿＿＿＿＿＿＿＿＿＿＿＿＿＿＿＿

スケールに記入した観察者とその職種：＿＿＿＿＿＿＿＿＿＿＿＿＿＿＿＿

日付：＿＿＿＿年＿＿＿＿月＿＿＿＿日　　時間：＿＿＿＿＿＿＿＿

最後の疼痛緩和は＿＿＿＿年＿＿＿＿月＿＿＿＿日＿＿＿＿時に＿＿＿＿＿＿＿＿を実施した

問 1. 声をあげる

例：しくしく泣いている，うめき声をあげる，泣きわめいている

0：なし　1：軽度　2：中程度　3：重度　□

問 2. 表情

例：緊張して見える，顔をしかめる，苦悶の表情をしている，おびえて見える

0：なし　1：軽度　2：中程度　3：重度　□

問 3. ボディランゲージの変化

例：落ち着かずそわそわしている，体をゆらす，体の一部をかばう，体をよける

0：なし　1：軽度　2：中程度　3：重度　□

問 4. 行動の変化

例：混乱状態の増強，食事の拒否，通常の状態からの変化

0：なし　1：軽度　2：中程度　3：重度　□

問 5. 生理学的変化

例：体温，脈拍または血圧が正常な範囲外，発汗，顔面紅潮または蒼白

0：なし　1：軽度　2：中程度　3：重度　□

問 6. 身体的変化

例：皮膚の損傷，圧迫されている局所がある，関節炎，拘縮，傷害の既往

0：なし　1：軽度　2：中程度　3：重度　□

問１から６の得点を合計し，記入する　　総合疼痛得点　□

総合疼痛得点にしるしをつける

0-2 痛みなし	3-7 軽度	8-13 中程度	14 以上 重度

最後に疼痛のタイプにしるしをつける

慢性	急性	慢性疼痛の 急性増悪

Takai Y, Yamamoto-Mitani N, Chiba Y, et al.：Abbey Pain Scale：development and validation of the Japanese version. Geriatrics & Gerontology International, 10 (2)：145-153, 2010.

表17 味覚障害を起こす可能性のある薬剤の例

薬剤	一般名（主な商品名）
降圧薬	カンデサルタンシレキセチル（ブロプレス），バルサルタン（ディオバン）
冠拡張薬	アムロジピンベシル酸塩（アムロジピン）
利尿薬	フロセミド（ラシックス）
解熱・鎮痛薬	ジクロフェナクナトリウム（ボルタレン），セレコキシブ（セレコックス）
脂質異常症治療薬	アトルバスタチンカルシウム水和物（リピトール），ピタバスタチン水和物（リバロ）
消化性潰瘍治療薬	オメプラゾール（オメプラール），ファモチジン（ガスター）
パーキンソン病治療薬	レボドパ（ドパゾール），レボドパ・カルビドパ水和物（メネシット），ゾニサミド（トレリーフ）
抗菌薬	ミノサイクリン塩酸塩（ミノマイシン），レボフロキサシン水和物（クラビット），アモキシシリン水和物（サワシリン）
糖尿病治療薬	メトホルミン塩酸塩（グリコラン，メトグルコ），ピオグリタゾン塩酸塩（アクトス），ナテグリニド（スターシス，ファスティック），ボグリボース（ベイスン）
痛風治療薬	アロプリノール（ザイロリック）

福永明子：薬剤性味覚障害．臨床栄養，127（1）：29-33，2015．p30の表1/厚生労働省：重篤副作用疾患別対応マニュアル（薬物性味覚障害）平成23年3月（令和4年2月改定）．https://www.pmda.go.jp/files/000245252.pdf（最終アクセス：2022年3月18日）を参考に作成

ふだんより食欲がない状況に気づくためには，ふだんの食事摂取量，食事時の様子を把握して，変化を捉える。また，食欲が全身状態を反映する可能性を想定して観察する必要がある（表18）。循環や呼吸に問題がある場合や，発熱などの炎症がある場合や高齢者に多い肺炎において，主訴は「食欲低下」であることもある。脱水や低栄養状態で食欲が低下し，飲食をしなくなり，さらに脱水や低栄養が進行する悪循環が起こることもある。嚥下や消化機能だけでなく，排泄の問題が影響する場合もある。例えば，便秘で腹部膨満感があるために食欲がないこともある。

観察とアセスメント

食欲低下が持続すると食事摂取量が減少することによって体重が減少し，栄養不良状態に陥ることがある。食欲の低下の観察には，ふだんの食事の様子との比較が必要である。体重や栄養状態といった客観的な変化が生じる前に，本人の食事に関する言葉や食事を残す量の増加や摂取するスピード，食事の際の表情など日常の食事の様子を観察することによって早期に気づくようにする（表19）。

高齢者の栄養状態で問題になるのは低栄養である。低栄養は，日常生活動作の低下や免疫力の低下による易感染，疾病からの回復の遅延，るい痩による褥瘡の発症など，さまざまな影響がある。栄養状態の悪化を把握する手段として，体重の変化をみることがある。ただし，体重は体内の水分の増減によっても変化するため，脱水や浮腫とあわせてアセスメントする（p92「⑯体重の変化」参照）。食欲が低下し，栄養状態が悪化している場合には，脱水を起こしている可能性もあるため，脱水の観察とアセスメントもあわせて行う（p78「脱水を想定した場合の観察」の項参照）。

低栄養状態の可能性をスクリーニングするツールとして簡易栄養状態評価表（Mini Nutritional Assessment-Short Form：MNA-SF）（図19）がある。このツールでは，食欲，体重減少，活動，急性疾患・ストレスの有無，肥満指数（body mass index：BMI）をもとにスクリーニングする。

栄養状態をアセスメントするための指標としては，BMI，体重の変化，血液検査，身体検査（フィジカルアセスメント）がある（表20）。低

栄養状態を予防し，早期に発見するために，定期的に観察し，評価することが必要である。

表18 食欲低下をもたらす主な原因

	主な原因
脳血管系	脳梗塞・脳出血・くも膜下出血
神経系	髄膜炎
循環器系	心筋梗塞・心不全
呼吸器系	肺炎・慢性閉塞性肺疾患・肺結核
消化器系	口内炎 食道炎・食道潰瘍・食道裂孔ヘルニア 急性胃炎・慢性胃炎・胃潰瘍・胃がん 十二指腸潰瘍・急性腸炎・虫垂炎 虚血性大腸炎・大腸がん・腸閉塞・便秘 肝炎・肝硬変 胆石症・胆のう炎 膵炎・膵がん 腹膜炎
泌尿器系	腎不全・尿路感染症・腎がん
造血器系	貧血・白血病・悪性リンパ腫
精神疾患	うつ・不安神経症
その他	薬物・疲労・食事嗜好・食事環境

表19 食欲低下を示す可能性がある様子

食事をなかなか食べはじめない
食事がおいしくない，食べたくないと言う
食べたいものがないと言う
食事摂取量が少なくなる
残す量が多くなる
すぐに食べるのをやめる
食事摂取スピードが遅くなる
食事時間が長くなる
食事中に休むことが増える
食事中の表情が暗い
食事を見ないで寝ている
食事の途中で眠ってしまう
食事中にぼんやりしている

表20 栄養状態のアセスメント

項目	観察方法・低栄養の基準値
①BMI	BMI＝体重(kg)÷身長(m)^2 18.5未満は，リスクが高い
②体重の変化 （体重減少率）	体重減少率＝(通常の体重－現在の体重)÷通常の体重×100 体重減少率が　1か月に5％未満 3か月に7.5％未満 6か月に10％未満　の場合は，低栄養の中リスク 体重減少率がそれを上回る場合は，低栄養の高リスク
③検査データ （血液検査）	血清アルブミン値　3.8g/dL未満 血中コレステロール値　150mg/dL未満 血中ヘモグロビン値　高齢者の基準値　11g/dL
④身体検査 （フィジカルアセスメント）	見た目がやせてくる，皮膚の乾燥やしわが増える 皮膚の炎症が起こりやすい，傷や褥瘡が治りにくい 抜け毛が多い 元気がない 匙状爪(スプーン状ネイル)：爪の真ん中がくぼんで外側が反り返る 爪甲横溝：爪に凹凸があり横に溝がある

図19 簡易栄養状態評価表(Mini Nutritional Assessment-Short Form：MNA-SF)

簡易栄養状態評価表
Mini Nutritional Assessment-Short Form
MNA®

Nestlé NutritionInstitute

氏名:

性別:　年齢:　体重:　kg　身長:　cm　調査日:

下の□欄に適切な数値を記入し、それらを加算してスクリーニング値を算出する。

スクリーニング

A 過去3ヶ月間で食欲不振、消化器系の問題、そしゃく・嚥下困難などで食事量が減少しましたか?
0 = 著しい食事量の減少
1 = 中等度の食事量の減少
2 = 食事量の減少なし

B 過去3ヶ月間で体重の減少がありましたか?
0 = 3 kg 以上の減少
1 = わからない
2 = 1～3 kg の減少
3 = 体重減少なし

C 自力で歩けますか?
0 = 寝たきりまたは車椅子を常時使用
1 = ベッドや車椅子を離れられるが、歩いて外出はできない
2 = 自由に歩いて外出できる

D 過去3ヶ月間で精神的ストレスや急性疾患を経験しましたか?
0 = はい　2 = いいえ

E 神経・精神的問題の有無
0 = 強度認知症またはうつ状態
1 = 中程度の認知症
2 = 精神的問題なし

F1 BMI　体重(kg)÷[身長(m)]^2
0 = BMI が19 未満
1 = BMI が19 以上、21 未満
2 = BMI が21 以上、23 未満
3 = BMI が 23 以上

BMI が測定できない方は、F1 の代わりに F2 に回答してください。
BMI が測定できる方は、F1 のみに回答し、F2 には記入しないでください。

F2 ふくらはぎの周囲長(cm) : CC
0 = 31cm未満
3 = 31cm以上

スクリーニング値
(最大 : 14ポイント)

12-14 ポイント: □ 栄養状態良好
8-11 ポイント: □ 低栄養のおそれあり (At risk)
0-7 ポイント: □ 低栄養

Ref. Vellas B, Villars H, Abellan G, et al. *Overview of the MNA® - Its History and Challenges.* J Nutr Health Aging 2006;10:456-465.
Rubenstein LZ, Harker JO, Salva A, Guigoz Y, Vellas B. *Screening for Undernutrition in Geriatric Practice: Developing the Short-Form Mini Nutritional Assessment (MNA-SF).* J. Geront 2001;56A: M366-377.
Guigoz Y. *The Mini-Nutritional Assessment (MNA®) Review of the Literature - What does it tell us?* J Nutr Health Aging 2006; 10:466-487.
Kaiser MJ, Bauer JM, Ramsch C, et al. *Validation of the Mini Nutritional Assessment Short-Form (MNA®-SF): A practical tool for identification of nutritional status.* J Nutr Health Aging 2009; 13:782-788.

さらに詳しい情報をお知りになりたい方は、**www.mna-elderly.com** にアクセスしてください。

https://www.mna-elderly.com/forms/mini/mna_mini_japanese.pdf (最終アクセス2022年2月8日)

COLUMN

サルコペニア（筋肉減少症）

サルコペニアとは，加齢や疾患により筋肉量が減少し，握力や下肢筋・体幹筋など全身の筋力低下が起こることである。サルコペニアとは，ギリシャ語で筋肉を表わす「sarx（sarco：サルコ）」と喪失を表わす「penia（ペニア）」を合わせた言葉である。高齢者のサルコペニアの診断基準は，歩行速度が1m/秒未満もしくは握力が男性25kg未満，女性20kg未満であり，さらにBMIが18.5未満もしくは下腿囲が30cm未満である。

高齢者の食欲が低下し低栄養状態になると，サルコペニアの状態となり，基礎代謝量が減少するだけでなく，易疲労や筋力低下によって活動量が減少するためにエネルギー消費量が低下し，ますます食欲の低下，食事摂取量が低下し，フレイルの状態になる。

フレイルとは，加齢によって心身が老い衰え，社会とのつながりが減少した状態であり，適切な介入によって改善できる段階でもある。フレイルサイクル（図20）の悪循環を断ち切るために，栄養と活動の両面からの支援が必要である。

図20 フレイルサイクル

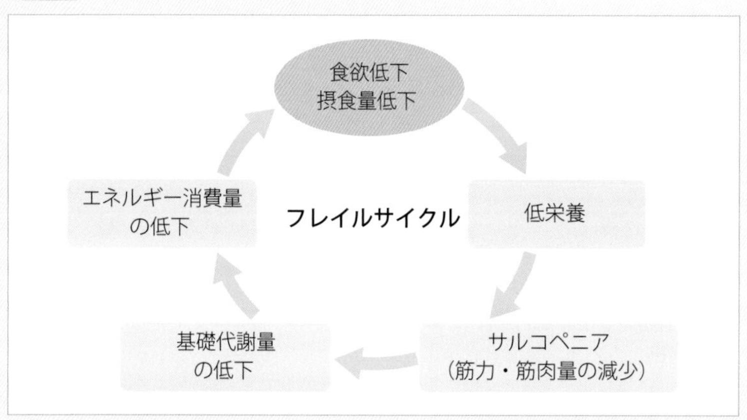

荒井秀典，葛谷雅文，若林秀隆：サルコペニアとフレイル．医学書院医学会新聞（2017.3.20）
https://www.igaku-shoin.co.jp/paper/archive/y2017/PA03216_01を参考に作成

06 体重の変化

加齢による体重の変化

年齢とともに体形は変化し，基礎代謝量の減少によって脂肪がつきやすくなる。したがって，若い頃と同じように食事をしていれば，活動量が同じであっても，年齢を重ねるにつれて体重は増加する。活動量によって目安となる栄養必要量が厚生労働省によって示されており，65～74歳の身体活動レベルⅠ（生活の大部分が座位で，静的な活動が中心の場合）の男性で1日2,050kcal，女性で1,550kcal，75歳以上では同じ身体活動レベルⅠの男性は1,800kcal，女性で1,400kcalである（表21，表22）。

肥満とは体内の貯蔵脂肪が基準値以上に増加している状態であり，やせとは体内の貯蔵脂肪が基準値以下に減少している状態である。肥満・やせの判定基準は身長に対する体重の比によって求められ，BMIを判定基準としている。

表21 高齢者(65～74歳)の推定エネルギー所要量

	男性			女性		
身体活動レベル	I	II	III	I	II	III
エネルギー(kcal/日)	2,050	2,400	2,750	1,550	1,850	2,100

身体活動レベルI：生活の大部分が座位で，静的な活動が中心の場合
身体活動レベルII：座位中心の生活だが，通勤・買物・家事，軽いスポーツ等のいずれかを含む場合
身体活動レベルIII：スポーツなど余暇における活発な運動習慣をもっている場合
厚生労働省：「日本人の食事摂取基準（2020年版）」策定検討報告書，2020年1月21日更新 https：//www.mhlw.go.jp/stf/newpage_08517.html（最終アクセス2022年2月8日閲覧）

表22 高齢者(75歳以上)の推定エネルギー所要量

	男性			女性		
身体活動レベル	I	II	III	I	II	III
エネルギー(kcal/日)	1,800	2,100	－	1,400	1,650	－

レベルIIは自立している者，レベルIは自宅にいてほとんど外出しない者，高齢者施設で自立に近い状態で過ごしている者に相当する。
厚生労働省：「日本人の食事摂取基準（2020年版）」策定検討報告書，2020年1月21日更新 https：//www.mhlw.go.jp/stf/newpage_08517.html（最終アクセス2022年2月8日閲覧）

BMIの計算方法は，次の通りである。

BMI＝体重(kg)÷身長(m)^2

日本肥満学会ではBMIが18.5未満を低体重，18.5以上25未満を普通体重，25以上を肥満の基準としている。

高齢者では一般的に若い頃と比べて食が細くなり，体重が減り筋肉が衰えやすい。70歳以上の高齢者の食事摂取量は50歳代と比較して約1割低下している。筋肉量は40歳以降徐々に低下し，65歳以降になるとさらに減少し，80歳頃には，特に下肢の筋肉の衰えが顕著で約4割が失われているとの報告がある[3)]。これに栄養障害が加わると，体重はさらに減少する。65歳以上の高齢者の低体重の割合は男性12.4％，女性20.7％であり，85歳以上でその割合が高い。よって，見かけで予想するよりも体重が軽い高齢者や栄養状態が悪い高齢者がいることに留意する。

COLUMN

活動量が低下した高齢者の必要エネルギー量

日本人の栄養所要量について，生活強度別に示されているが，これは体位の基準値をもとに算出されており，要介護度が高い活動性が極めて低い高齢者に適さない場合があり，個別の身体，活動状態にあわせた計算をもとに評価する必要がある。

一日に必要な摂取エネルギー量は，Harris-Benedict（ハリス・ベネディクト）の式で基礎代謝量を求め，これに活動係数と障害係数を乗じて求められる[4)]（表23）。

【基礎代謝量】

男性66＋13.8×体重kg＋5.0×身長cm－6.8×年齢

女性665＋9.6×体重kg＋1.7×身長cm－4.7×年齢

例えば，80歳女性，体重40kg，身長145cm，寝たきり（覚醒）の基礎代謝量は，

665＋（9.6×30）＋1.7×145－4.7×80＝919.5kcal

これに活動係数と障害係数を乗じて一日に必要な摂取エネルギー量を計算する。

919.5×1.1×1.0＝1011.45kcal

表23 必要エネルギー計算のための活動係数，障害係数

活動係数		障害係数	
寝たきり（意識低下）	1.0	**手術**	1.1～1.8
寝たきり（覚醒）	1.1	**重症感染症**	1.2～1.3
ベッド上安静	1.2	**発熱（1℃ごと）**	1.2～1.3
ベッド外活動あり	1.3～1.4	**上記該当なし**	1.0

高齢者の体重の変化に気づく

体重の変化は，容貌に変化をもたらす。体重が減少した場合には，しわが目立つようになり，身体が小さくなったように見える。逆に体重が増加した場合には，脂肪が増え，見た目もふっくらとした容貌になる。経管栄養による栄養補給を開始し，継続している高齢者の栄養状態が改善し，徐々に体重が増え，基準値を超えてしまうこともある。また，浮腫や胸水・腹水といった体内の水分貯留の増加がある場合には，局所に変化が現われる。

体重の変化を捉えるには，曜日や時間を決めて定期的に体重測定を行うことが望ましい。また，日常生活に援助を必要とする高齢者では，移動介助や排泄介助，入浴介助の際に介助者にかかる重みや皮膚の状態が体重の変化に気づくきっかけになる。

観察と原因のアセスメント

体重は体重計に乗って測定する。起立することができない高齢者の場合には，車椅子用体重計や秤付ストレッチャーが用いられる。また，皮下脂肪厚を測定することで変化を捉えることができる（図21）。

体重は，1日のうちでも，食事や飲水量，発汗や排泄量，利尿薬の使用などの薬剤の影響によって変化するため，測定する場合はできるだけ測定の条件を揃えて変化を捉える必要がある。食事や飲水に影響が少ない起床時が望ましいが測定を継続しやすい時間を選ぶこともある。

高齢者の体重の増減は，疾患，身体機能の異常，老化の進行を示す場合がある。体重の増減がみられた場合は原因をアセスメントすることが重要である。

(1)急激な体重減少

急に体重が減少した場合は，発熱や感染症などによる代謝の亢進や悪性腫瘍による消費エネルギーの増大によって，代謝異常を引き起こしていることがある。慢性的な出血や糖尿病によって高血糖状態が続くことで体重減少がみられる。また，消化管の吸収障害や肝障害によっても栄養の吸収，代謝が阻害される。

(2)急激な体重増加

急に体重が増加している場合は，体内水分量が増加していることがある。高齢者では心不全の増悪や肝機能や腎機能の低下が背景にあることがある。また，悪性腫瘍によって胸水，腹

水が貯留していることもある。

身体への水分貯留の観察として，浮腫の観察がある。浮腫は，皮下組織の水分が増えて，むくんだ状態になることであり，局所性のものと全身性のものに分類される（表24）。

循環障害や腎障害で起こる全身性の浮腫では，身体の下になって重力を受けた部位に貯留する。顔面のむくみや着衣や靴下のゴムなどの痕が深く残っていないか，ふだんとの違いを観察し，だるい感じやむくんだ感じ，動かしにくい感じがないか確認する。浮腫と思われる部位の皮膚，あるいは皮下脂肪の少ない脛骨や

図21 皮下脂肪厚測定

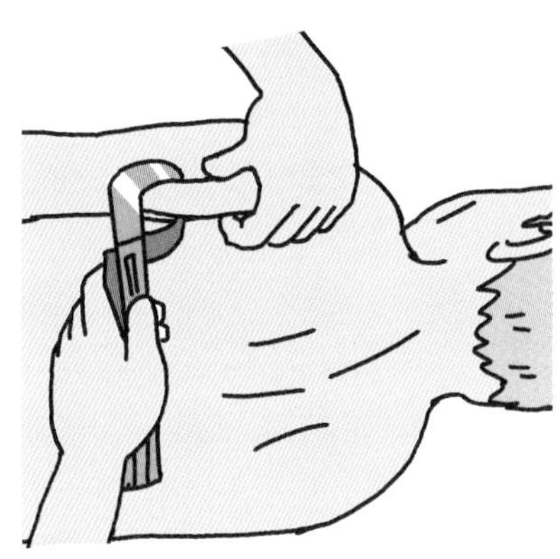

①測定する腕（非利き手，麻痺がある場合は健側）の肘を直角に曲げ，上腕を胴体に平行に沿わせる。
②肩峰から肘頭の中間点から 1cm 上方の皮膚と脂肪層と筋肉部分を分離するようにつまみ上げ，キャリパーではさんで測定する。

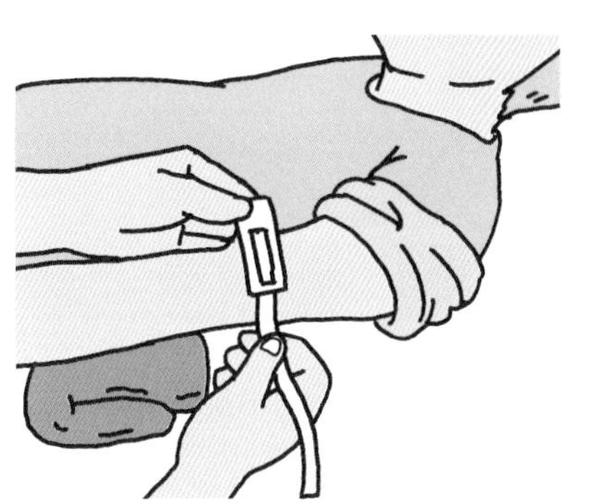

①測定する腕（非利き手，麻痺がある場合は健側）の肘を直角に曲げ，上腕を胴体に平行に沿わせる。
②肩峰から肘頭の中間点の周囲径を測定する。

表24 浮腫の分類

浮腫の種類	全身性浮腫	局所性浮腫
浮腫が起こるしくみ	・全身の静脈圧が亢進し，毛細血管の透過性が亢進し，血管外に液が滲出する ・血液内のアルブミン量が低下し，血液の浸透圧が下降することで血管外に水分が滲出する	・リンパ液の循環が阻害されることで，リンパ液が局所に貯留する ・静脈の狭窄や閉塞により，静脈の流れが妨げられる ・炎症部位に生じる
特徴	・重力が加わる部位に水分が貯留し，体位によって変化する ・胸腔や腹腔に組織間液が増加し，胸水や腹水が生じることがある ・臥床している対象者では，背部や後頭部に観察されることがある	・リンパや静脈還流が妨げられている領域に起こる ・炎症が起こっている部位周辺のみに起こる
発生機序と主な疾患	①毛細血管内圧の上昇 心不全，肺水腫，腎不全 ②低アルブミン血症 肝硬変，低栄養，悪性腫瘍，感染症など	①血管浸透圧の上昇 血管炎，炎症，アレルギー ②間質の浸透圧上昇とリンパ管閉塞 悪性リンパ腫，悪性腫瘍リンパ節転移 ③毛細血管内圧の上昇 静脈閉塞，深部静脈血栓

足背部，内果(内くるぶし)を指で押し，圧痕の深さでアセスメントできる。10～15秒，指が沈み込んだら離し，指を離した後の圧痕を観察する。臥床位で過ごすことが多い高齢者では，下肢ではなく，身体の下部に相当する後頭部や背部に浮腫がないかを観察する(図22，表25)。

図22 浮腫の観察

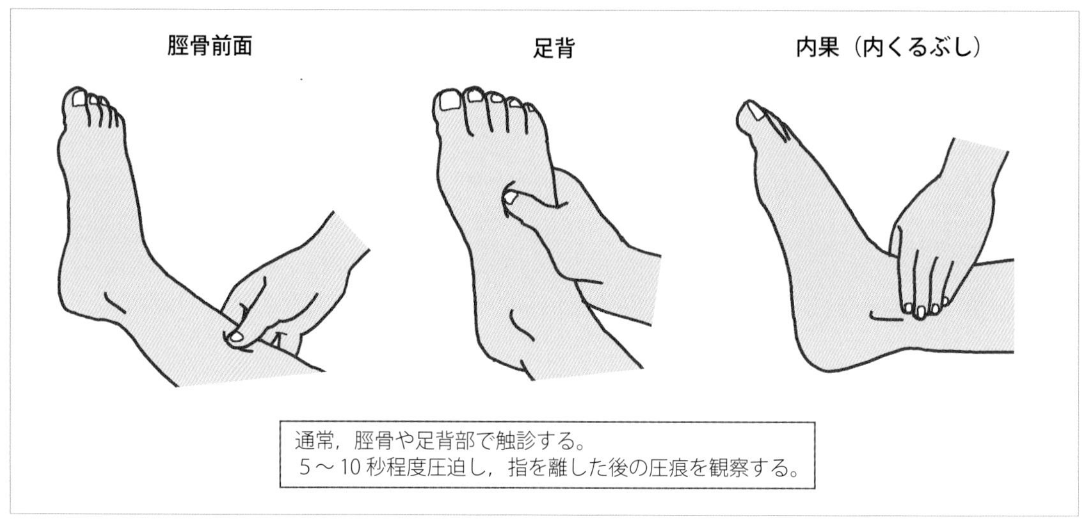

表25 浮腫の重症度

評価	1+	2+	3+	4+
圧痕の深さ	2mm	4mm	6mm	8mm
所見	わずかに圧痕を認めるが，10秒未満で元に戻る	明らかに圧痕を認めるが，すぐに(おおよそ10～15秒)消失する	深い圧痕を認め，短時間(おおよそ1分以上)持続する	非常に深い圧痕を認め，長時間(2～5分以上)持続する

07 気づくためのトレーニング

看護師は対象者の身体に異常や変化がみられた場合に，もっている知識をもとにアセスメントして対応している。アセスメントでは，さまざまな情報を統合して判断するが，すべての可能性(仮説)を検証するのではなく，直感的に認識して判断している。この直感は経験に基づいており，熟練した看護師は仮説を検証する選択肢が多いといわれる[5)]。

したがって，高齢者の病気への気づきとアセスメントの向上のために，対象者に生じた症状に気づき，可能性をより多くあげられることを目指してトレーニングしよう。

高齢者の病的な機能低下に気づく日常の実践に基づくトレーニング

身体に生じた異常について，本人が変化に気づいて主訴として訴える場合や，誰の目にもわかりやすい変化が生じた場合には，異常に気づきやすい。しかし高齢者では，高齢者自身が自

COLUMN

心不全の悪化による体重増加

高齢者の体重の増加は心不全の増悪に気づくきっかけになる。1週間に2kg以上の急激な増加は心不全の可能性がある。心不全によって体重が増加するのは，右心不全で右心室の収縮力が低下するため，右心房に血液が滞り，右心房に戻る全身の血液がうっ滞することによる。高齢者では，高血圧，不整脈，弁膜の障害，動脈硬化などの疾患の影響と他疾患の影響や機能低下で心不全の発症は年齢に比例して高くなる傾向があり，左心不全に続けて右心不全が起こることもある。左心不全では，左心室に貯留した血液を十分に送り出せないため，全身への酸素供給が不足し，左心房に血液が滞り，肺循環も滞る。そのため，肺全体が水浸しのような状態になり，ガス交換が妨げられるために起座呼吸や労作時の呼吸困難などの症状がみられる(p68参照)。右心不全では，下腿の浮腫(p95参照)や静脈怒張(図23)，腹水貯留(図24)，肝腫大がみられる。心不全では，血液検査，胸部X線，心エコー，心電図の検査が行われる(表26)。

図23 頸静脈怒張の観察

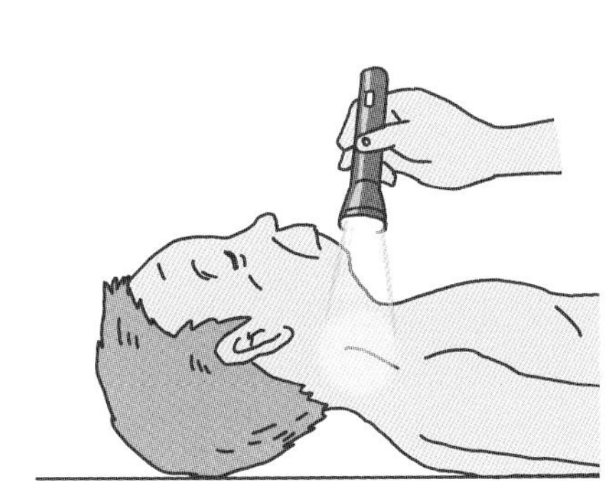

①対象者に仰臥位になって側方へ首を少し回してもらう。
正常では，仰臥位のときだけ外頸静脈が観察できる。
拍動が見え，脈を触れることができれば，頸動脈，拍動が見えても脈が触知できなければ，頸静脈である。
②頸静脈が見えにくい場合は，ペンライトを斜め上方向から当てると，膨らみに影ができるので，その輪郭を見ることができる。
③起座位にしても，頸静脈の膨らみ（怒張）が観察できる場合は，右心不全によって右心房内に血液が留まり，中心静脈圧が上昇していると予測できる。

図24 腹水の観察

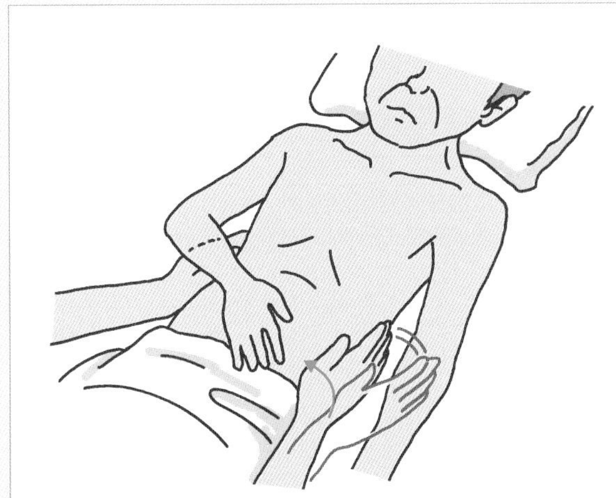

①片側の側腹部に手のひらを当て，もう一方の手で反対側の腹壁をトントンと軽く叩く。この際，対象者には腹部の中央を自分の手で押さえてもらい，皮膚を伝わる振動を遮断する。
②叩いていない側に当てたほうの手に波動を感じたら，腹水があると判断できる。

表26 心不全時の検査

検査	異常がみられる所見
血液検査	電解質，BUN値，Cr値上昇：心拍出量の減少とともに腎血流量が減少し，尿量が減少する GOT，GPT，総ビリルビン値：右心不全による肝うっ滞が継続することで肝障害が併発する BNP（脳性ナトリウム利尿ペプチド），NT-proBNP（NT末端プロBNP）： 心臓が分泌する循環調整ホルモンで，心室に対する負荷に応じて，血中濃度が上昇する ※BNP，NT-proBNPは心不全の診断，治療効果の判定，予後推定に活用される BNP 40pq/mL以上　NT-proBNP　125pg/mL以上　心不全の可能性がわずかにある，要観察 100pq/mL以上　400pg/mL以上　心不全の可能性がある 200pq/mL以上　900pg/mL以上　心不全の可能性が高い
動脈血ガス分析	呼吸状態の評価，腎不全による代謝障害の有無の確認
胸部X線	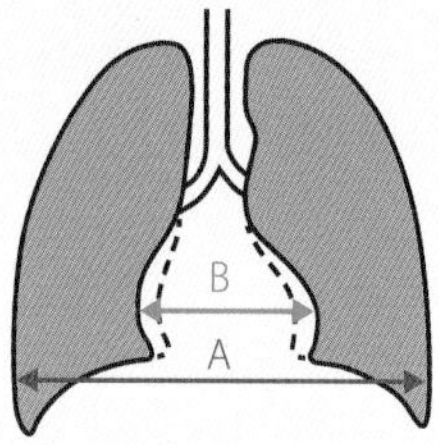 B　A **・心不全による心拡大の評価，心胸比（CTR）** 心胸比＝B（心臓の幅）÷A（胸郭の幅） 正常値 50％以下（座位・立位） 60％以下（仰臥位） ※前回のX線写真と比較して変化を観察する **・肺うっ血の評価** 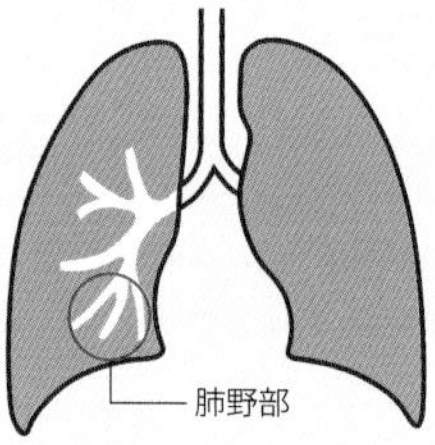 肺野部 左心不全で肺静脈圧が上昇すると生じる **・胸水の評価** 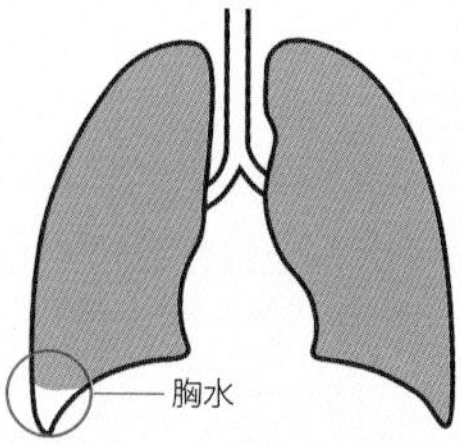 胸水 右心不全による静脈圧の上昇，左心不全による露出性胸水が生じる **・肺水腫** 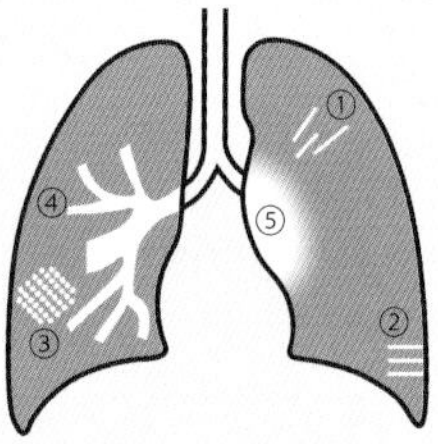 ①②③④⑤ ①，②，③肺小葉間隔壁の浮腫による肥厚が線状陰影として見える（Kerley's line） ④気管支周囲の肥厚 ⑤肺門部を中心に蝶形のすりガラス状陰影がみられる（butterfly shadow）
心エコー	**①心機能評価** LVEF（左室駆出率）は左室収縮率を表わし，心機能の指標として使用される LVEF（％）＝1回拍出量（SV）÷左室拡張末期容積（LVEDV） **LVEFによる心不全分類** （下表参照） **②拡張機能の評価** **③循環血液量の評価**

LVEFによる心不全分類

分類	LVEF	説明
LVEFの低下した心不全	40％未満	左室収縮機能障害が主体
LVEFが保たれた心不全	50％以上	左室収縮機能障害が主体，診断は心不全と同様の症状をきたす他疾患の除外が必要
LVEFが軽度低下した心不全	40％以上 50％未満	境界型心不全

BUN：blood urea nitrogen（尿素窒素），Cr：creatinine（クレアチニン），GOT：glutamate oxaloacetate transaminase（グルタミン酸オキサロ酢酸トランスアミナーゼ），GPT：glutamic pyruvic transaminase（グルタミン酸ピルビン酸トランスアミナーゼ），BNP：brain natriuretic peptide，NT-proBNP：N-terminal prohormone of BNP，CTR：cardiothoracic ratio，LVEF：left ventricular ejection fraction，LVEDV：left ventricular end-diastolic volume

分の身体の変化に気づいていなかったり，「何かおかしい」と感じていても明確に症状を訴えられなかったり，あるいは高齢者自身が「いつものこと」「年だから仕方がない」と判断して訴えないこともある。また，看護師には「症状は加齢によるもの」「いつもと変わらないと本人が言っている」といった思い込みが生じやすい。このような看護師の思考は，病的な機能低下に気づくことを妨げる。高齢者の病的な機能低下に気づくためには，疾患や機能低下の可能性を意識して日常的な看護を実践することがトレーニングになる。

(1)既往歴や治療，薬物について自覚症状，他覚症状，検査データ等の観察項目をリストアップする

既往歴のある疾患に基づく症状や変化に気づくために，意図的に観察できるように既往歴として情報のある疾患や後遺症，治療薬の副作用として生じやすいものをリストアップする。また，疾患と症状，原因，治療をつなぎ合わせて理解する。目に見える症状として現われているものを観察するのは気づきやすいが，症状や変化がないことを観察するためには，知識が必要不可欠である。「ない」という情報があることで，原因の可能性を高めたり，除外することができる。

(2)変化に気づいたら言葉にする，報告する

看護師が対象者を見て「いつもと違う」「何かおかしい，変だ」と変化に気づいたときに，積極的にアセスメントをして確かめる。何が違うのか漠然としていても，言葉にして報告してみる。高齢者の発するサインや症状には，注意深く観察しなければ捉えられないもの，観察してもわからないが積極的に確かめればアセスメントできるものがあり，「もしかしたら」と感じたことについて積極的に情報を収集し，アセスメントしてみる。これは経験の浅い看護師は1人でできることではないので，報告を受けた者が一緒に観察し確かめる。

(3)急変した症例について，その前にサインや前兆がなかったかを検証する

急変など病的な機能低下が生じた際に，急変が生じる前に気づけるサインがなかったのか，気づくための関わり方は十分だったのかを振り返る。急変が起こった後に，思い起こしてみると，いつもと違う訴えがあったり，様子が違うことに気づいたことに思い当たることがある。そのときは，急変につながる症状として捉えられなかったとしても，その後の実践において，急変の可能性を考えて行動できることにつながる。

(4)高齢者の発するサインとそれが示すものについて，経験した症例をカンファレンスで報告する

気づきにくいと思われる高齢者の病気や症状の変化のサインに気づいたこと，そのときの思考と判断を他のスタッフと共有する。対象者に現われた変化について，対象者のどのような様子や情報から何を考え，どのように判断したのかを報告し，判断の思考プロセスを整理する。思考のプロセスを報告し共有することは，経験した者の振り返りとなり，思考の仕方や知識の偏りに気づく。共有したスタッフは追体験することになり，思考する活動を促進する。

高齢者の複合した状況の対応を想定したトレーニング

高齢者は複数の疾患をもち，それぞれの疾患がさまざまに関連して，加齢を経た身体に影響し症状として現われる。そのため，それぞれの疾患に関する知識を基盤にしつつ，1つの症状からさまざまな疾患の可能性を考え，複数の既往歴や病歴から現在の症状や今後起こりうる症状を推測し，予測をもって観察できることを目指す。そのために意図的な学習や実践を行う。

(1)1つの症状に対し2つ以上の原因をあげる

日常的にみられる症状は，特異的なもの以外には複数の原因がある。それを想起して対応するために，1つの症状に対して2つ以上の原因をあげてみる。また，症状から推測した原因の可能性を高めたり，ほかの原因を除外するための方法を考える。例えば，下肢の浮腫という症状から，心不全，腎不全，肝硬変，深部静脈血栓，蜂窩織炎，外傷，リンパ浮腫などがあげられる。そこから，両側性か片側性かをみることで全身性疾患か局所性の疾患かを判断する，発赤や熱感の有無をみることで感染徴候をみる，血液検査結果で炎症反応や疾患特有の検査結果をみる，などである。

(2) 現在の患者の状態から，今後起こりうる症状や状態について，良い変化と悪い変化に分けて複数あげる

現在の患者の状態から，良い変化と悪い変化を複数あげてみる。治療の効果や期待があると良い変化の観察に傾きやすい。悪い変化，さらに悪い変化が続いた場合に起こりうる変化として予測される状態を複数あげてみる。可能性を複数あげられることは，予測の範囲を拡げることになり，状態が悪化した場合に迅速に対応できることにつながる。

(3) 模擬患者や模擬事例を作成し，フィジカルアセスメントを行う

高齢者によくみられる典型的な症状や所見に関する知識を参考書から学習するだけでなく，模擬患者へのフィジカルアセスメントの手順を計画して，目的を明確にして行うことである。さらに，模擬患者の設定や模擬事例の作成には，疾患や所見の知識や背景因子を含めて関連要因を考える必要があるため，このような教材を考えることも学習になる。

(4) 症状から原因を探る臨床推論のトレーニングを行う

看護師は日常的に情報収集をしてアセスメントに基づく実践をしている。しかし多くの場合の学習の仕方は，診断がついた状態から考える思考の方法である。例えば，心不全の患者を観察するときには，症状は呼吸困難と体重増加があるといった見方である。実際の現場では，診断のついている疾患の症状だけでなく，急に異なる症状が現われたり，状態が変化することがある。状態の変化を判断するために対象者に現われている症状から原因を探り，アセスメントすることで，迅速に対応できる。

臨床推論とは，患者の訴えから考えうるすべての病気をあげて，一つひとつ体系的分析的アプローチで診断を行う思考過程をいう[6]。なぜそのように判断したのかという根拠を十分に説明できるようにすることで，より適切な判断をするためのトレーニングになる。

COLUMN

日々の実践の経験を蓄積する

経験学習のサイクルは，経験（行動し経験する），省察（経験から深く振り返り，内省する），概念化（内省から気づきを引き出す），実践（気づきを次の経験にいかす）という4つの段階からなる。この経験から省察のプロセスは，リフレクション（reflection）といわれ，人は学習するうえでただ経験するだけではなく，その経験全体を振り返り，自己の言動，思考を言語化し，そのときの判断について再度考えその意味づけをすることで，自己の学びとなる。経験したことを振り返って，どういうことだったのかを考えることがリフレクションになり，学びとなる（図25）。

看護実践において二度と同じ場面はない。基本的な考え方や態度はあるが，状況や対象者によって異なる。そのため，看護師は実践しながら考察している。判断が必要な状況に出合ったときに，これまでの知識や経験をもとに行動する。その結果が予測通りになったときも，予測通りにならなかったときも，その経験を専門家として積み重ねることで次に出合ったときには，

適切な対処がとれる可能性がある。このように，日々の実践での気づきを経験値として積み上げるためには，実践における経験学習を意図的に行うことが必要である。特に，高齢者を対象とした実践では，加齢による変化や既往歴による後遺症の影響，認知機能の低下など，明確に表現できない対象であるために，看護師にとっては予想外のことが起こりやすい。予想外のことが起こったときに，気づけるサインがどこかになかったのか，と省察を繰り返していくことが必要である。

図25 経験学習のサイクル

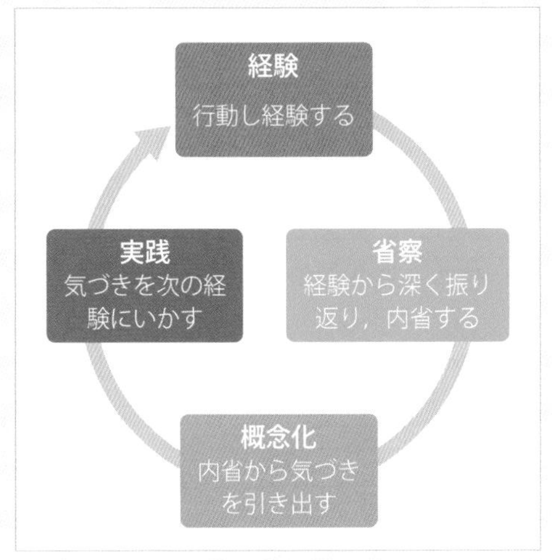

引用文献

1) 日本疼痛学会：改定版「痛みの定義：IASP」の意義とその日本語訳について http://www.jaspain.umin.ne.jp/pdf/notice_20200818.pdf（最終アクセス2022年2月9日）

2) 厚生労働省：III世帯員の健康状況．2019年 国民生活基礎調査の概況 https://www.mhlw.go.jp/toukei/saikin/hw/k-tyosa/k-tyosa19/dl/04.pdf（最終アクセス2022年2月9日）

3) 谷本芳美，渡辺美鈴，河野令・他：日本人筋肉量の加齢による特徴．日老医誌，47（1）：52-57，2010.

4) 栗山とよ子監：栄養必要量の算出，NPO法人PDN（Patient Doctors Network） http://www.peg.or.jp/care/nst/index.html（最終アクセス2022年2月9日）

5) 伊藤敬介，大西弘高：ナースのための臨床推論で身につく院内トリアージ．学研メディカル秀潤社，2016.

6) 国島正義：看護における臨床推論とは何か―思考プロセスと診断の流れ．看護技術，67（10）：18-22，2021.

参考文献

- 医療情報科学研究所編：病気がみえるvol.4呼吸器 第2版，メディックメディア，2018.
- 医療情報科学研究所編：病気がみえるvol.2循環器 第4版，メディックメディア，2017.
- 角濱春美著，大西基喜医学監修：病院・在宅・訪問で使える　手技と事例で学ぶ　実践！高齢者のフィジカルアセスメント，メディカ出版，2017.
- 水戸美津子編：新看護観察のキーポイント　高齢者，中央法規出版，2011.
- 日本老年医学会編：老年医学テキスト　改訂第3版，メジカルビュー社，2008.
- 小澤知子：アセスメントに自信がつく臨床推論入門 看護の臨床判断能力を高める推論トレーニング，メディカ出版，2019.
- 山内豊明：フィジカルアセスメントガイドブック 目と手と耳でここまでわかる　第2版，医学書院，2011.
- 福永明子：薬剤性味覚障害．臨床栄養，127（1）：29-33，2015.
- 厚生労働省：重篤副作用疾患別対応マニュアル（薬物性味覚障害）平成23年3月（令和4年2月改定）. https://www.pmda.go.jp/files/000245252.pdf（最終アクセス：2022年3月18日）
- 日本循環器学会/日本心不全学会：急性・慢性心不全診療ガイドライン（2017年改訂版），2021年9月10日更新. https://www.j-circ.or.jp/cms/wp-content/uploads/2017/06/JCS2017_tsutsui_h.pdf（最終アクセス：2022年3月18日）
- 西岡心大：高齢者の栄養と運動．理学療法ジャーナル，52（10）：950-957，2018.
- Kolb D：Experimential Learning:experience as the source of learning and development. Prentice Hall, 1984.
- 大川弥生：広域災害における生活不活発病（廃用症候群）対策の重要性―介護予防の観点から―．IRYO，59（4）：205-212，2005.
- 日本サルコペニア・フレイル学会：サルコペニア診療ガイドライン2017年版. https://minds.jcqhc.or.jp/docs/gl_pdf/G0001021/4/sarcopenia2017_revised.pdf（最終アクセス：2022年3月29日）
- 中原淳：職場学習論ー仕事の学びを科学するー，東京大学出版会，2010.
- 田村由美：リフレクションとは何かーその基本的概念と看護・看護研究における意義．看護研究，41（3）：171-181.

その人を知る，その人のニーズに気づく，その人の可能性に気づく

高齢者への関わり方を考えるうえでは，その高齢者が何を考えているのかに気づく，読み取ることが求められる。気づく，読み取るためには，なぜそのような言動になるのか，その人がとる言動の原因を考えながら情報を解釈する必要がある。情報を得るには高齢者とのコミュニケーションが重要になるが，コミュニケーションに影響を及ぼすさまざまな要因を把握しておく必要がある。そして，それらの要因の関連を分析し，高齢者のニーズを捉えて看護を提供するためにアセスメントを行う。

01 コミュニケーションを通して高齢者の考え（認識，感情，感覚）に気づく，読み取る

高齢であるケア対象者の考えに気づくためには，コミュニケーションをとり，その人の考えを知るところからはじまる。コミュニケーションは「互いに情報を伝える」「感情を共有する」「人間関係を形成する」という行為とされている[1]。ただし，高齢者は，コミュニケーションを阻害する要因を抱えやすい。そのため，高齢者が自分の考えを自身が意図した通りに相手へ伝えることが難しい，看護師の説明を正しく理解できないという状況が生じやすい。高齢者が伝えようとしている真の考えに気づくためには，高齢者がその内容をどのように認識しているのか，どのような感情を抱いているのか，どのような感覚をもっているのかなどを読み取ることが必要となる。

コミュニケーションの構造

コミュニケーションは，メッセージを「受信」「送信」することを同時に双方向でやりとりする。受信したメッセージを統合・判断し，今度は，情報や意思を相手に送信するという構造で示される（p110図1参照）。このメッセージには，情報，知識，意思，感情などが含まれる。

コミュニケーションは，大きく言語的コミュニケーションと非言語的コミュニケーションに分けられる。言語的コミュニケーションは，言葉を使ってメッセージを受信・送信する。言葉は，音声として話すことで伝える，または非音声として書字や手話で伝えるという手段がある。音声で伝える際には，言語に付随してメッセージを伝える準言語[2]がある。準言語は，声の大きさ・高低，イントネーション，話す速度などである。

また，非言語的コミュニケーションには，身体動作（ジェスチャー，表情など），身体への接触（タッチング），空間（相手との距離，位置）などがある。言語のみのコミュニケーションでは，単なる情報伝達のみになるが，この準言語や非言語的コミュニケーションにより，メッセージに意思や感情が込められる。

高齢者と看護師のコミュニケーションにおける阻害要因

コミュニケーションにおける阻害要因を把握したうえで，高齢者の考えを適切に読み取る努力をする必要がある。

表1 コミュニケーションに関係する器官・機能(例)

受信能力	統合・判断能力	送信能力
見る：視覚 聞く：聴覚 嗅ぐ：嗅覚	考える：知能・言語	話す：言語，構音 書く：手指の筋力，神経，動き(巧緻性) ジェスチャー：上肢・体幹の筋力，神経 表情：表情筋

表2 高齢者に多くみられるコミュニケーションに影響する疾患・障害(例)

感覚機能：聴力障害，視力障害
言語：失語症，構音障害
発声：呼吸循環の障害，不適切な義歯
認知機能：記憶障害，認知機能障害
意識：意識障害

表3 高齢者によるコミュニケーションに影響する阻害要因(例)

高齢者の要因		
受信能力	**統合・判断能力**	**送信能力**
・視力低下，視野狭窄 ・首や身体を動かしづらい ・難聴 ・集中力低下 ・嗅覚，触覚，味覚の鈍化	・記憶力低下 ・判断，思考速度の低下 ・柔軟性の低下	・声の持続時間の減少 ・声量・声域・声の明瞭さの減少 ・反応力の低下 ・移動能力の低下 ・表情の乏しさ ・書字能力の低下 (手指の筋力・巧緻性の低下)

(1)高齢者側の阻害要因

双方向のコミュニケーションにおいては，受信した情報を統合・判断して，情報や意思を相手に送るために，さまざまな器官，機能を使う(表1)。話すには言語や構音，書くには手指や筋力を使う。ジェスチャーや表情では，筋肉や神経を使う。視覚・聴覚などの感覚機能は受信手段を駆使する際に使う。そして，双方向のやりとりの要である情報を統合し，判断するためには，言語理解や知能を使う。高齢者では，これらの機能に影響をもたらす疾患・障害(表2)や加齢による障害も阻害要因となる(表3)。

コミュニケーションに関わる諸機能に問題がなくても，疾病の症状や苦痛のほか，不安や抑うつなど，そのときの高齢者の心身の状態が影響して一時的にコミュニケーションがうまくいかなくなることがある(表4)。

表4 コミュニケーションに影響する心身の影響(例)

疾病の症状，苦痛(痛み，吐き気，発熱，不快感)
薬物，治療
意欲低下，不安，抑うつ
過去の不快な体験
無関心，退屈，あきらめ，いらつき

(2)看護師側の阻害要因

コミュニケーションは双方向で成り立つ。コミュニケーションでのやりとりがうまくいかないとき，その原因を高齢者側にあるとだけ考えるのでは一向に改善しない。高齢者側の阻害要因とともに，コミュニケーションをとる看護師自身の受信能力，統合・判断能力，送信能力をアセスメントする(表5)。例えば，受信能力における阻害要因としては，看護師の無関心や想像力・知識の欠如などがある。統合判断に

表5 高齢者とコミュニケーションをとる看護師側による阻害要因(例)

看護師側の要因		
受信能力	統合・判断能力	送信能力
・無関心,感受性が鈍い ・想像力,知識の欠如 ・集中力低下	・先入観,誤解,思い込み ・相手の情報をもたない ・わからないことを確かめない,認めない	・高齢者の受信能力に無関心,無視 ・専門用語や流行語の多用 ・早口,はっきり言わない,口ごもる,小声 ・コミュニケーションの意欲がない ・気持ちがこもらない ・顔をそむけている,目を合わさない

おける阻害要因では,高齢者への先入観や誤解,思い込みがあることで情報を捉える力が鈍ったり,誤ったりする。例えば,高齢者との会話が成立しないとき,その高齢者が何もわからない人だと偏見をもっていれば適切な解釈とならない。その結果,高齢者の送信・受信する機能を十分発揮させないことにつながり,さらに,高齢者の意思や気持ちの把握が難しくなる。

高齢者の阻害要因と同時に看護師の阻害要因,そしてその相互の影響があることを知り,アセスメントする。

コミュニケーションを通した阻害要因の把握

高齢者とのコミュニケーションでは,高齢者が受信・送信するために使う機能に障害がないか,適切に情報を統合・判断できるのか等を捉えることができる。表6に示す内容を意識して把握していく。

例えば,認知機能は,疾患だけではなく加齢によっても障害される。そのため,90歳以上の高齢者や疾患をもって治療をしている高齢者では,認知症の診断がなくても,何かしらの認知機能に障害をもつことが想定される。認知機能障害は,コミュニケーションにおける統合・判断で阻害要因となる。まずはコミュニケーションを通して,記憶障害,判断・思考力の低下などの認知機能障害を具体的に捉えていく(表7)。

観察を通して高齢者のメッセージを捉える

高齢者から表現される言語だけでなく,準言語,非言語的コミュニケーションを含めてメッセージとしての意味を捉える。高齢者と会話しながら言葉以外からさまざまな情報を得る。例えば,高齢者に挨拶しながら観察することでも多くの情報が得られる。高齢者の非言語的なメッセージに気づかなければ情報にならない。つまり,アセスメントに結びつかない。

高齢者の非言語的なメッセージを捉えるには,行動,しぐさ,視線,表情などの変化を観察する。そのためにも高齢者の普段の表現,表情,しぐさなどを知ることが有用である。その人の変化に気づきやすくなるためである。

観察して捉えたことを解釈するが,この解釈がアセスメントとケアに直結する。例えば,いつもと違って口数が少ない,表情が険しいと感じたとき,単に機嫌が悪いと捉えるか,痛みの可能性をアセスメントするかでケアに違いが生じる。ただし,痛みを言葉で表現できない高齢者では態度や表情の変化を示しているのかもしれないが,その態度や表情は痛み以外によるのかもしれない。つまり,メッセージの意味をすぐに限定するのではなく,可能性を広く捉えていく。

表6 コミュニケーションを通した阻害要因の把握方法(例)

	受信能力	統合・判断能力	送信能力
コミュニケーション能力	☆視力の程度 ・どのくらい見えているか ☆視野範囲 ・どの範囲が見えるか(視野，身体の動き，姿勢なども含めて) ☆見え方 ・明るさとの関係(まぶしくないか，暗くないか) ☆聴力の程度 ・後ろから声をかけて返答，反応はあるか ・どのくらいの大きさの話し声で返答，反応するか ・テレビやラジオの音量はどのくらいか ・聞き間違いはないか ・聞き取りづらい言葉や音域，聞き間違いしやすい言葉はないか ☆聴力の左右差 ・聞き取りやすいほうはどちらか(話しかけたときの反応が良いのはどちら側か)	☆記憶力 ・繰り返し尋ねることはないか ・新たなことを覚えているか ☆思考，判断速度 ・会話しづらいときに時間をとってゆっくり話してみる(間を多くとってみる) ☆思考，判断の傾向 ・さまざまな会話から反応の特徴をみる(価値基準，経験などを含む)	☆声量，声域，声の明瞭性 ☆呼吸循環機能，唾液分泌の状態 ☆義歯の適合性 ☆表情筋の動き方 ☆書字能力(手指の筋力，巧緻性) ☆移動能力，姿勢
コミュニケーション能力に影響を及ぼす心身の要因	☆疾病とその影響の有無 ☆苦痛の有無，その原因 ☆心理状態(不安，悲しみ，興奮など)，その原因 ☆治療や使用薬物とその影響の有無 ☆意欲，集中力低下の有無，その原因		
コミュニケーション能力に影響を及ぼす環境や文化的要因	☆物理的環境：騒音の有無，気温，湿度，場の広さ，プライバシー保持の状況 ☆人的環境：双方の関係や立場 ☆文化：方言，教育背景，今までのコミュニケーションのとり方，コミュニケーションの好み(相手に話をすることが好きか，相手の話を聞くのが好きか，会話よりも読む・書くほうが好きか，等)		

表7 主な認知機能障害

記憶障害	記憶の過程のなかで記銘，保持，想起のいずれか1つでも問題が生じる障害
見当識障害	時間，場所，人を認識する能力の障害
遂行機能障害	目的をもった一連の活動を有効に行えなくなる障害。行動の構成や段取りがうまくできなくなり，活動の完遂が難しくなる
失行	運動器の障害はないが，目的に沿った動作などが行えなくなる障害
失認	感覚器の障害はないが，目に映るものが何かを認識できなくなる障害
視空間認知障害	物の位置関係や距離，構造を捉えにくくなる
全般的注意障害	自分が行う注意を向ける，注意を持続する，必要なことを選択し注意することが難しくなる障害
失語	言語の障害。言葉の理解が難しくなる，思いつく言葉が出にくいなどがある

COLUMN

重度認知症の高齢者のアセスメント

重度の認知症をもつ高齢者では，うまく自分の意思を伝えられない。また，言葉の意味やその場の状況を捉えることが難しくなる。よって，重度の認知症をもつ高齢者では，会話から情報を分析して原因を推測していくことが難しくなる。認知機能の障害は日常生活に支障をもたらすため，その支障の現われ方からその高齢者のニーズとともに，認知機能のどの部分に障害があるのかをアセスメントする。

例えば，食事では，食事を食べはじめない，中断する，食べるスピードが極端に遅いなどがある。食事を食べはじめないという行動にもいろいろあり，その原因もさまざまである。観察により，本人の要因だけでなく，他者や環境など広い視点から捉える。さらに原因を推定したら，次の段階としてその原因に対するケアを試みる。ケアによってスムーズな行動がとれれば，推定された原因が確定できる。

このように，原因・誘因と思われることを推測し，それを低減する看護や，ニーズを充足する看護を実践する。その結果を判断して，アセスメントする。

COLUMN

認知症の行動・心理症状の原因・誘因のアセスメント

認知症の行動・心理症状（behavioral and psychological symptoms of dementia：BPSD）は，さまざまなストレス，苦痛，不安など心身への影響やダメージによって増悪する。日常生活を送るなかで生活の不自由さやうまくできない状況を高齢者が感じ，自分なりにうまく対処しようとする行動や何かしらのニーズを満たそうとして起こす行動の現われといえる。しかし，他者からは理解できない行動に見えてしまうことがある。高齢者の行動を否定的にみるのではなく，何をしようとしたのか，何が原因・引き金になったのかを経時的に捉えていく。何かしらの引き金となる原因・誘因があることを想定して看護実践を行い，高齢者の応答を捉えて，その原因・誘因をアセスメントし，潜在するニーズを導く。

コミュニケーションを工夫して高齢者のメッセージを捉える

看護師は高齢者のコミュニケーション能力に適したコミュニケーション手段を用いて，その気持ちや考えを捉える努力をする。看護師の質問や確認に対する応答がない，もしくはその応答が乏しいときも，「返事がない」で済ませるのではなく，返事がないことも応答の1つとして解釈する。応答がないのは，応答したくないのか，応答できないのかによってもその意味は異なるからである。応答がないようにみえて，非言語的になんらかのメッセージを送っていることもあるし，あえて応答しないという選択をしていることもあるので，その違いを捉える必要がある。応答を解釈することから看護師の伝え方を工夫することができる。その工夫により応答が変化するかを確認し，解釈の妥当性をはかる。

高齢者がどのように理解しているかを把握する

高齢者とのコミュニケーションでは，看護師が話す内容を理解できているか，どのように理解しているかを捉える。また，その高齢者が看護師のどのような言動・動作・行動に対しどう応答するかを捉えたうえで，そのように応答する原因を考える。例えば，会話の際，高齢者が看護師の話に耳を傾け，うなずいていても，思うような応答が返ってこないことがある。これには，看護師の話が聞こえていない，うまく聞き取れない（部分的にしか聞き取れない），聞こえても話の内容を理解できない，看護師の言葉を音としか捉えられないなど，さまざまな状況が想定される。しかし，高齢者は長年の経験から，その場の雰囲気にあわせて対応するので，看護師には高齢者の状況をつかみにくい。そのため，高齢者の言動を統合してその理解状況をアセスメントする。

認知症の高齢者であっても，まったく理解できないわけではない。例えば，会話のなかで適切な言葉を選べないこともある。しかし，行動で示していることもあれば，表情で表わしていることもある。看護師が表現したことを誤って理解したことから怒りなどの感情をもたらす場合もある。これらを総合して解釈し，高齢者の理解状況をアセスメントする。

コミュニケーションの受信能力が十分発揮できない高齢者では送信能力も低下してしまう。また，その逆もある。看護師は，高齢者のコミュニケーション能力に合わせたコミュニケーション手段を用い，メッセージを受け取る際にはその内容を確かめながらコミュニケーションを進めることで，高齢者の考えやニーズをアセスメントする。

高齢者のコミュニケーション能力を引き出すための環境調整

コミュニケーションをとる場の環境は，コミュニケーション能力の発揮に影響する。まず，騒音や気温，湿度，場の広さなどの物理的環境がある。例えば，人が通る場所や他者の会話が聞こえる場所では，自分たちの会話に集中できない。逆に，快適な環境や静かな空間では，聞き取りやすく，集中して会話ができる。自宅でならリラックスして会話できても，病院や検査室では緊張してうまく聞き取れなかったりする。つまり，環境によって高齢者のコミュニケーション能力が引き出されたり，発揮できなかったりする。

ただし，物理的環境やその変化による影響のうけ方は人によって異なる。そのため，それぞれの高齢者の置かれている場から，高齢者の感じ方を想像すること，高齢者から見える・感じる状況を捉える。また，時間帯によって人の動きも光の入り方など環境は常に変わるため，日中と夜の見え方や感じ方の違いも捉える。

02 なぜそのような言動になるのか，その人の言動の原因に気づく

なぜそのような言動になるのか，その人の言動の原因に気づくことでニーズの的確なアセスメントにつながる。

身体疾患・治療の影響

高齢者の言動には身体疾患・機能障害が影響していることがある。感覚機能の障害がある場合は，他者とのコミュニケーションがとりづらく，ニーズを表現する意欲が低下する。また，身体疾患による痛みや倦怠感などの苦痛が生じている場合は，会話に集中できなかったり，言葉で的確にニーズを伝えられなかったりする。逆にいえば，落ち着きのなさ，集中できていない雰囲気，拒否的な言動，いつもはみられない言動や表情があれば，そこから原因を探る。こ

のとき，もともとその人がもっている疾患だけでなく，新たな疾患の可能性も想定する。さらに，原因から生じるニーズを特定する。

治療が原因となる場合もある。侵襲の大きな治療，例えば，手術や検査だけではなく，内服薬が影響することもある。薬との関連性を考えるときは，作用・副作用の症状だけでなく，その作用，副作用による生活への影響を知っておくことで，原因の特定につながる。

しかし，原因がわからないこともある。その場合は，疾患・治療から生じる可能性のある症状を予測しながらアセスメントする。また，便秘や高齢者に多い慢性疼痛など高齢者特有の症状の理解や影響の関連性について考えることで，原因が推測できることがある。

事象・場面の前後の状況を捉える

言動の変化は，一連の流れのなかで生じることを念頭に，時間の流れを含めてアセスメントする。何か気になる言動がみられたら，その場面だけでなく，異なる場所ではどうか，別の時間ではどうか，別の人ならどのように応答するかといった点から情報を収集する。

気になる言動の前後の状況を把握し，身体面・精神面・社会面から整理する。次に，時間ごとに整理する。時系列・日内変動・1週間の経過を追って，普段の様子と比較してみると変化のきっかけや原因を推測しやすい。また，今まではなかった言動が新たに出現したときは，何かしらの転機や変化があるはずである。何か引き金になる言動や事象などがあったか等，仮説を立て，考えながら振り返ってみることで変化の原因をアセスメントしやすくなる。

コミュニケーション相手との関係性や違いを捉える

高齢者がコミュニケーションをとっている相手との関係性や立場による応答の違いを捉え，アセスメントにいかす。コミュニケーションをとる相手次第では，高齢者の潜在的な能力を引き出すこともできるが，逆に高齢者の考えや気持ちを表出できないこともある。また，高齢者が話をしたときの表情や応答の違いを第三者として観察できると把握しやすいが，実際の臨床現場では難しいこともある。そのため，ケアチーム内でその高齢者と関わったときの状況を出し合い，そのときにどのような関わりをしていたのかを振り返るとよい。高齢者から良い応答が得られたときにはどのようなコミュニケーションのとり方をしていたかなど，要因を探る。

多くの人からの情報を統合し，解釈する

異なる看護師が対応すれば高齢者の応答の仕方も変わる。環境や時間によっても変わる。そのため，看護師個々に見えるもの，気づくことが異なる。よって，ある看護師が重要と判断することに別の看護師は気づいていないこともある。また，情報を統合・解釈していく過程では，看護師自身の価値観や先入観，経験，そのときの環境などさまざまなフィルターを通すため，解釈に偏りが生じることもある。そのため，申し送りやカンファレンスを活用し，チーム全体で情報を集約し，一人の看護師では得られない気づきを多く得る。また，チームで解釈していくことで解釈の偏りを少なくする。

多くの人からの情報を統合することで，高齢者が何をしようとしたのか，なぜそのような言動になるのかを本人の考えとして推測しやすくなる。加えて，他職種からの情報も重要である。それぞれの専門的視点からみることで，看護師の視点のみでは気づかなかった視点から高齢者の言動を解釈・分析でき，多角的に原因を捉えることができる。

チームで情報を集約するときには，まず，個々のスタッフの気づきを集める。例えば，まず自分から，その事象に関連して気がかりに思ったこととその言動が生じた原因を考えて他者

に発信していく。ほかに同じように思った人がいないか，その他，気になったことはないかについて質問する。些細なことでも気づきを多く伝えてもらうことで，言動の原因や意味の特定につなげる。そのような情報の集約や偏りの少ない解釈ができるためには，チーム内で自由に話すことのできる関係性がなければならない。

03 高齢者の人間像を捉え，ニーズに気づく

高齢者の人間像を捉えるために最も必要なことは，これまでの生活を知ることである。例えば，家族関係や職業経験，経済面，教育歴，生育歴・場所，居住地，社会的立場，日常生活の過ごし方などである。高齢者や周囲の人とのコミュニケーションから，何がその人の人生にとって重要だったのか，希望や大切にしていること，強みや誇りは何かを捉えることが求められる。それらが高齢者の真のニーズに関連するからである。言葉で表現できない場合も，家族など周囲の人の話や持ち物，それまでの人生などからその人の大切にしていることやどのように対応してもらいたいかといったニーズを推測できる。

高齢者はこれまでの社会的地位や立場などから，自分が弱くなったと思われたくない，恥をかきたくないというプライドをもつことも多い。その点に留意してコミュニケーションをとる。また，高齢者の表情や応答内容から，どのような人と思われたいかといった潜在的な思いも把握する。常に同じような言動があれば，それは特別な意味があると考えられる。そのときに繰り返す言葉や言葉の強さなどからもその高齢者の思いや考えなどを推察できる。また，看護師などの専門職にどのように関わってほしいかというニーズも推測できる。高齢者が過去にどのように人生を生きてきたか，どのような生活を送り，どのような習慣をもっていたかを把握することは，高齢者の関心や価値観を知ることにつながる。これは高齢者の言動の意味を解釈し，言葉にしない思いやニーズを捉えるうえでの手がかりとなる。

高齢者が生きてきた時代や高齢者世代の価値観や考え方については，若い看護師では理解しづらいことがある。加齢・疾病の影響を受ける高齢者の体験についても簡単には理解できない（図1）。しかし，理解しようと努力することにより，わからなかった高齢者の一面が把握できるかもしれない。また，その人を知るためのコミュニケーションのきっかけとして活用してみることもできる。高齢者や家族に昔の出来事を語ってもらうことで，話が広がり，高齢者が得意にしてきたことや大切にしてきたことが見え，その人を知ることにつながる。過去の体験や価値観・考え方が現在の言動に反映されていることもあるため，解釈を誤らないように高齢者の生きてきた背景を捉えておく。

このようにして高齢者の人間像を捉えることで，行動の原因やニーズのアセスメントにつながり，看護にいかすことができる。

04 気づくためのトレーニング

自分のコミュニケーションを知る

自分が高齢者に対し，どのように話しかけ，どのようなスピードで会話を進めているか，意識しているだろうか。自分の声の大きさ，トーンなどを含めて振り返るために，普段の話し方を録音してみよう。自分が思っているのとは異なることに気づくかもしれない。

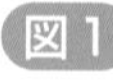 高齢者におけるコミュニケーションの形

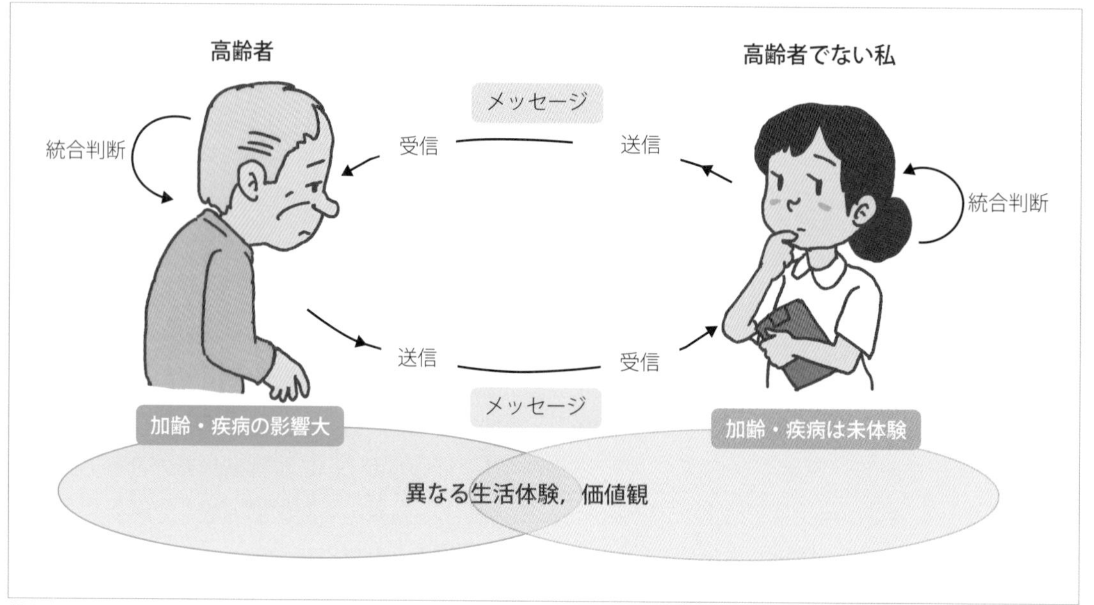

鈴木和子，渡辺裕子，野口美和子・他：高齢者を支える看護・介護の知識と技術，p58，日本看護協会出版会，1999を参考に作成.

役割を決めてロールプレイをし，それを録画してみるのもよい。自分の表情や視線といった非言語の部分も把握できる。コミュニケーション上，口癖や会話の進め方・終わり方にパターンがあることに気づくかもしれない。チームメンバーに，高齢者の立場からのフィードバックをもらうことで，さらに自分のコミュニケーションのよいところや修正すべき点に気づくことができる。

高齢者と日常会話をする

コミュニケーションを通して，高齢者の心情を捉えるためには，まず，「相手を知る」ことを目的として会話，日常会話を心がける。医療の現場にいると治療に関係ない話をしている時間がない，雑談しているとよくないのではないかと思う人もいるかもしれない。また，個人情報はあえて聞かないという人もいるかもしれない。しかし，その人を知るトレーニングとして意識的に実践する。看護の現場でトレーニングする場合は，得た情報を看護に活用する。

まず，自己紹介からはじめる。その日，初めてベッドサイドに行き，患者と対面するときに自己紹介をし，外の様子や天気について話すところからはじめてみる。それも難しいと感じるようであれば，入院前の生活から聞いてみよう。そこから，天気や季節，家族，若い頃の話など，看護師からきっかけづくりのために質問することでよりお互いのことを知ることができる。これは，「あなたのことを知りたい」という関心をもっているという意思表示にもつながるからである。

自己紹介は情報提供にとどまるため，今度は自分のことを知ってもらう。知ってもらいたいと思うことで，相手に理解してもらえる説明ができる。このことで徐々にお互い自己開示ができるようになり，それが心の交流となって，その人の心情や意思の気づきにつながる。

高齢者の生きてきた時代を学ぶ

高齢者の人生の歩みは，その人自身を形成する大きな影響をもたらす。それがその人の価値や考え，意思をつくり出す。そのため，これまでどのような仕事をしてきたのか，どのような

役割を担ってきたのかなど，その人が誇りに思えることが語られるようにし，何について多くを語るのか，話題に注目してみる。また，自分がよく知らないことであれば，率直に知らないと伝え，教えてほしいと頼めば，高齢者自身もそのときのことを思い出して語りはじめるかもしれない。表8の時代背景を参考にして，会話を切り出し，話を展開してみる。その結果，高齢者はいきいきと自分のことを話しはじめるかもしれない。そして，その人の強みにも気づくことができるだろう。

日常のなかで「なぜそう思うのか」を問い続ける

コミュニケーションをとる機会がある際には，常に「その人はなぜそう思うのか」「なぜその言動なのか」を考える。その理由を自分なりに3つ以上考える。

可能であれば，本人に尋ねてみてもよい。あるいは，同じチームメンバーにも考えてもらい，その答えを突き合わせてみる。さまざまな理由をあげることを通して，自分の考えの幅を広げる。

表8 高齢者の時代背景(例)

年代	出来事
1920年代	関東大震災〔1923(大正12)年〕
1930年代	第二次世界大戦〔1939(昭和14)年～〕
1940年代	第二次世界大戦〔～1945(昭和20)年〕
	日本人初のノーベル賞(湯川秀樹)〔1949(昭和24)年〕
1950年代	サンフランシスコ平和条約〔1951(昭和26)年〕
	テレビ(白黒)放送開始〔1953(昭和28)年〕
	自衛隊創設〔1954(昭和29)年〕
	白黒テレビ・洗濯機・冷蔵庫を3種の神器とし，一般家庭に普及しはじめる〔1955(昭和30)年〕
	日本の観測隊が南極大陸初上陸〔1957(昭和32)年〕
	東京タワー完成〔1958(昭和33)年〕
	フラフープブーム〔1958(昭和33)年〕
	上皇・上皇后様ご成婚〔1959(昭和34)年〕
	伊勢湾台風〔1959(昭和34)年〕
1960年代	60年安保闘争〔1960(昭和35)年〕
	人類初宇宙飛行成功〔1961(昭和36)年〕
	ベルリンの壁ができる〔1961(昭和36)年〕
	東海道新幹線開業〔1964(昭和39)年〕
	東京オリンピック開催〔1964(昭和39)年〕
	月面着陸成功〔1969(昭和44)年〕
1970年代	大阪万博〔1970(昭和45)年〕
	ボウリングブーム〔1971(昭和46)年〕
	パンダ初来日〔1972(昭和47)年〕
	オイルショック〔1974(昭和49)年〕
	「猪木対モハメド・アリ」異種格闘技戦〔1976(昭和51)年〕
	スーパーカーブーム〔1977(昭和52)年〕
	ディスコブーム〔1978(昭和53)年〕

気づきや関心をもったことを言葉にする

このトレーニングは，看護チームで行うことを勧める。

自分の受けもち患者について，1日に1つ，気づきをノートに記録する。または，誰かに言葉で伝える。レコーダーに吹き込んでもよい。できれば，なぜそのことに関心をもったのか，それはどのような意味なのか，を考えて表現する。言葉にすることで自分の考えが明確になったり，曖昧であることがわかったりする。それがアセスメントを表現することにつながる。

可能であれば，チームで気づきを発表する会をもつとよい。ほかの人の気づきを聞くことで自分の気づきに意味を見出せることがある。

引用文献

1） 飯干紀代子：看護にいかす認知症の人とのコミュニケーション　現場で使える理論とアプローチ，p2，中央法規出版，2019.

2） 三村將，飯干紀代子編著：認知症のコミュニケーション障害　その評価と支援，p12，医歯薬出版，2013.

参考文献

・鈴木和子，渡辺裕子，野口美和子・他：高齢者を支える看護・介護の知識と技術，pp57-67，日本看護協会出版会，1999.

病気をもったその人の現在と今後を捉える

2 各論

01 なぜその状態になったのか，原因を推測する

推測するための情報を集める

病気をもったその人に出会う場面はさまざまである。急変し突然入院することになった場面かもしれないし，初めて外来を受診した場面，あるいは入退院を繰り返している場面かもしれない。あるいは，訪問看護師としてその人の自宅で出会うことになるかもしれない。

いずれの場面であっても，今，どのような状態なのか，そしてその状態に至るまでに，どのようなことが影響していたのかなど，原因を推測することは，今，生命維持のために必要な看護や，その人がこの場で療養生活をしていくうえでの看護の方向性を考えるとともに，その人のこれからを見据えた看護を考えていくために必要なことである。

「推測」とは，ある事柄や情報に基づいて推し測り，考えることであり，まずは考えるための情報を集めていく。

場面によって，情報収集のはじまりもさまざまである。自宅では医師の指示書を受け，その人の家の入り口に立ったときからはじまるかもしれないし，病院看護師の看護サマリーからその人に触れることもある。外来では，受付で受診に来たその人の様子をみたり，初診時の問診票から情報収集がはじまる。予定された入院の場合には，入院する前から情報を把握し，確認するしくみがつくられつつあり，このしくみを活用していくこともできる。

(1) 入院前の情報収集から

入院前から情報を得る取り組みは，入退院支援の取り組みとして推進されており，関係職種と連携して8つの項目（表1）をすべて実施し，病棟職員との情報共有や，患者またはその家族などへの説明を行うことが診療体制として評価されている。

病気の治療に関わるケアはもちろんであるが，高齢者の生命・生活の維持に必要なケアが判断できるよう，さまざまな場面やツールをきっかけとし情報を集めはじめるが，集めた情報は活用しなければ意味をなさない。集めてきた情報をもとに，さらに関連する情報を追加しながら，今の状態とこれまでの身体の状態や生活，それに対する思いをつなげ，その人を知っていく。

入院前に情報を把握することが推奨されている8つの項目の中には，身体的・社会的・精神的背景を含めた現在の患者情報はもちろん，入院前に利用していれば，利用していた介護また

表1 入院時支援加算のための確認項目

【入院時支援加算】
入院時支援加算　200点（入院中1回）

ア	身体的・社会的・精神的背景を含めた患者情報の把握（必須）
イ	入院前に利用していた介護サービスまたは福祉サービスの把握（該当する場合は必須）
ウ	褥瘡に関する危機因子の評価
エ	栄養状態の評価
オ	服薬中の薬剤の確認
カ	退院困難な要件の有無の評価
キ	入院中に行われる治療・検査の説明
ク	入院生活の説明（必須）

は福祉サービスの把握が必須となっている。入院前に外来でこれらの項目をさらに詳しく把握していくことは，関わることができる時間に限界があり困難なこともあるが，ここで把握された情報は，病棟看護師などに伝えられることにより，さらにその人を知るための情報収集につながる。

利用しているサービスの情報は，どのような家事が困難なのか，あるいは一人で出かけることが難しいのか日常生活にどのような支援が必要なのかを推測する手がかりとなる。例えば，デイサービスの利用頻度として，週に2回利用と記録に書かれるかもしれない。しかし，その状況からは，日中一人で過ごすことが多いとか，自宅のお風呂に入るということや入浴介助ができる人がいない，あるいは，人と触れ合い話をすることが好きであるなどの状況が推測でき，実際はどうなのかと関心をもつことで，さらなる情報収集につながっていく。

また，身体的情報に含まれるが，褥瘡や栄養状態の情報が特に取り上げられている。褥瘡は，運動障害や安静による可動性の低下から局所に持続的に圧迫が加わり形成される。また，栄養状態や疾患によっては褥瘡になりやすい状態をつくることになることから，関係する危険因子を評価することは，今の身体面の状態に影響してきたことを把握することとなり，この状態を退院したのちにできるだけ繰り返さないよう，入院中の看護の方向性の1つとなる。

COLUMN

入院時支援加算

2018年の診療報酬改定では，地域包括ケアシステム構築のための取り組みの強化として，入院治療が終了し退院する見通しが立ったときに，早期に住み慣れた地域で療養や生活を継続できるように，退院にあたり支援が必要になりそうな患者を入院早期より把握し支援することで算定できる「退院支援加算」が「入退院支援加算」と改称された。さらに，入院を予定している患者の入院後の生活や治療がどのようになるのかイメージし，安心して入院治療が受けられるような説明を行い，入院前の状況を把握することを評価する「入院時支援加算」が新設された。「入院時支援加算」の対象は，自宅などからの予定入院患者であることと，入退院支援加算を算定する患者であることとし，退院時に1回200点を算定することができる。

これらにより，入院前から退院時まで地域の関係者との連携も推進され，切れ目のない支援を目指せるしくみがつくられた。このしくみのなかで集められる情報を活用することは，入院中の療養生活を支え，安心して退院し，自宅での療養生活を継続していくために行える看護を見出すことにつながる。

(2) 入院時の総合的な情報収集から

入院時には，高齢者の総合的な機能評価を行い，その結果を踏まえて支援を行うことが推奨されている。実際には，総合的な機能評価を行う前に，病院ごとに定めたフォーム（表2）やCGA7などを活用しスクリーニングが行われている。このスクリーニングをきっかけに，必要なスケールを用い評価を行い，現在の状態を把握していくが，この評価された状態をただ情報として受け止めるのではなく，例えば，介助が必要な状況が入院してからなのか，入院前も同様だったのかを把握する。入院前も同様だったとしたら，どのようなことがその状況に影響していたのかがアセスメントできるよう，さらに情報収集を行う。

表2 スクリーニングフォームの例

身体機能	移動 セルフケア 視力 聴力	□要介助 □要介助 □要介助 □要介助
生活機能	服薬管理 食事の準備 電話の利用 交通機関の利用 お金の準備	□要介助 □要介助 □要介助 □要介助 □要介助
精神機能	認知機能 気分・意欲	□要介助 □要介助

COLUMN

CGA7

高齢者の生活機能を多面的にアセスメントする方法として「高齢者総合的機能評価(comprehensive geriatric assessment：CGA)」がある。これは，1930年代に，英国のウォーレン(Warren M)医師が医学的評価に加え，ADL (activities of daily living：日常生活動作)，ムード，コミュニケーションなどの評価をもとにサービスの提供を行い，多くの人の症状を改善に貢献したことにはじまり，1980年代には，米国のルーベンスタイン(Rubenstein LZ)医師らが，CGAが生命予後やADLの改善に寄与することを報告し，普及していった。日本においては，1990年代に導入され，2000年から施行された介護保険制度では，要介護認定のための調査項目に用いられている。

しかし，標準版としてまとめられたCGAは，共通項目である，基本的日常生活機能検査(Barthel Index)，認知機能〔改訂長谷川式簡易知能評価スケール(HDS-R)，またはMMSE (mini-mental state examination)〕，ムード〔GDS5 (geriatric depression scale：高齢者うつ評価)〕に加え，状態によって追加すべき項目や場合によって加える検査など，多くのスケールを活用しアセスメントを行うものである。そのようななか，スクリーニングや状態把握のために短時間に実現可能である評価方法として，要点となる項目を抽出しつくられたのが，意欲，認知機能(復唱)，手段的ADL，入浴，排尿，認知機能(遅延再生)，情緒の7項目からなる「CGA7」である。

CGA7は，あくまでもスクリーニングであり，異常が検出された場合は，標準的方法で評価する必要がある。

(3)情報収集と情報からの推測の方法

訪問看護であれば，自宅を訪問したときに入り口の段差が高いのを見つけ，「下肢が上がらなくなってきているが，段差が高いから介助が必要だ」と気づくことができる。薬が整理されずに置かれていたり，床の上に落ちたりしているのに気づけば，整理が苦手なのか，薬を取り出すことが難しいのかなど，服薬の管理に介助が必要な理由も推測しやすい。つまり，1つの情報を集めたら，それがなぜそうなったのか，訪問看護ではその人の生活の場から推測できる。病棟では同じように生活の場を観察することはできないが，その人やその家族の生活に関心を寄せ，様子を聞きながら想像力を働かせ，状況を確認しながら情報を集めていくということを繰り返していくことができる。

また，情報収集は，当然であるが担当者が一人で集めるだけではない。入院の過程で他の看護スタッフの話すことも含まれるかもしれない。他の視点をもつ多職種がもつ情報を，記録やカンファレンスにより共有し，統合することで，その人をより知ることができる情報となる。

移行理論を活用した高齢者の状態の理解

移行（transition）に直面した人に関わるとき，今の状態に必要な看護を考えるだけではなく，入院前の状況や，今の状態に至った原因を知り，新しい変化にたどり着くまでにどんな看護が必要なのか，また新しい変化の後どのような看護が必要なのか，過去・現在・未来のプロセスを通して，その人を考えていくことが重要である。移行は，特別なイベント，変化を生じた出来事そのものをいうのではなく，その人がある状態からなんらかの変化に遭遇し，その変化のなかでさまざまな相互作用を通して，また新しい状態に変化していくプロセスであり，その人がその状態をどう思い，どうしていきたいかという心理的な側面も含んでいる。また，変化は人生において何度も起こり，複数の移行が同時に起こることもある。

高齢者にとっての移行は，その人が望まずに起こることが多くある。例えば，老化，退職，病気，怪我，入院，退院，別れ（死別），施設への入所などがあり，心理的側面にも影響を及ぼす。例えば，入院のきっかけになった疾病の治療に伴う看護や現在起こっている苦痛への看護，それにより入院生活上必要になる看護に関わる情報を集め，現在の問題点は何かアセスメントしていくことは重要である。しかし，現在の状況は，入院前の高齢者の生活機能や，生活の仕方そのものが影響していることも多く，これらの情報もあわせて集める必要がある。そして，推測される高齢者の退院時の身体状況とともに，高齢者の背景や思いから，この後も変化していく生活のなかで，どのような人とどのように，また，どのような思いで生活していくことができるのか，アセスメントし，退院後を見据えた看護につなげていく。

老化により足腰が弱り，出かけると疲れてしまうからと家で過ごすことが多くなってきたという発達上の変化のなかで，ちょっとした段差につまずき骨折し治療が必要になり入院することになるという健康/疾病の変化が同時に起こる。入院は，高齢者にとって大きなイベントである。この場合，入院生活では痛みを伴い安静が必要になる。少しでも苦痛が少なくなるような看護を行うが，今の状態はただ骨折した高齢者が入院しているだけではない。

転倒した背景には，下肢の筋力低下してきた経過があったり，あるいは貧血によるふらつきがあるという原因が潜んでいるかもしれない。現在の筋力や貧血を示す検査データに着目し情報を集めるだけではなく，退院後は日常生活上どのような動作が必要になるのか，どのようなところで過ごすのか，あるいは，以前から貧血はあったのか，どのような食生活をしていたのかなど，現在の身体状態を把握する情報と，その状態に至った背景から，これからも安心して生活していくために課題となることにはどんなことがあるのか，アセスメントしていくことが必要である。そして，入院中の看護にはもちろん，入院治療が終わり退院してから再び転倒しないためのセルフケアへの支援であったり，環境の調整などの看護につなげていく。

また，入院前には遠くには出かけられなくなっていたが，身の回りのことはもちろん自分で行い，家族の洗濯物も取り込んでいたなどという情報が得られるかもしれない。その場合，「行動範囲は狭くなってきてはいるが，その人は，家族のためになっていると思って家事もやっていて，できるだけ何かし続けたいと思っていたかもしれない」と推測できる。骨折により，入院前の役割が果たせなくなるという変化は，その人の心理的側面に影響し，治療してもまた元の生活に戻れるのかという不安をもたらす。入院前の生活を具体的に把握することで，退院後はどうしていきたいのかという思いを推測し，確かめることにつながる。さらに，その人の退院後の生活のなかではどんなことなら実現できそうなのか，思いに近づける看護方針を提案できる。

COLUMN

移行理論

移行理論は，人間の個人的な変化，家族の変化または精神的な変化が生じている時期の環境と人間の相互作用を扱う中範囲理論である。その変化は，身体的，心理的，家族的，組織的，環境的なもので，その変化に直面する人々の経験と反応を説明し，理解するための枠組みを提供するものである。

02 これからどのようになるか，その人の将来（少し先の未来）を予測する

病気をもったその人との関わりは，例えば入院治療を受けるその期間だけかもしれない。しかし，その人の生活，人生はその後も続いていく。高齢者は，病気をもち治療を受けた後，入院前の生活をまったく変えることなく，住み慣れた我が家に戻るというわけにはいかず，なんらかの変化を余儀なくされることがある。

内服薬が増える，自己注射をするなど自分で自己管理することが増えたり，安静にしていたことで，思うように歩けなくなっているかもしれない。さらに，介護が必要な状態になっているかもしれないし，誰かのサポートが必要になっているのに，サポートできる人が身近にはいないという状態になるかもしれない。

治療を受けた病気が回復するという良い結果に辿り着いても，退院後の生活は仕切り直ししなければならないことがある。治療が終わりました，では家に帰りましょうという時点で，困ることに直面するのはその人である。そのようなことにならないよう，入院治療することになった病気に関わるケアを行うだけでなく，これから先，退院した後もより健康に暮らせるようその人の少し先の未来を見据えた関わりが必要になる。その関わりに気づくためには，その人の先を予測するという力が必要になる。

COLUMN

臨床推論のプロセス

臨床推論は，医師が「診断」や「治療」を行う際の思考のプロセスであり，近年，医師の世界で注目されてきているものである。看護は「診断」こそ行わないが，同様の思考を学習し活用することで，いち早く患者の変化を予測する，あるいは変化に気づき，患者に必要な治療に結びつけていくことをサポートできる。

臨床推論では，医療者が患者をみてイメージしていることは，不確実性を伴うとし，「問題」とはいわず「問題表象」として，あくまでもみている医療者が理解していることとして捉えている。みられている患者の経験や背景も人それぞれであるが，医療者の経験や知識も人それぞれであるからである。しかし，情報を集め，吟味した情報を加え評価を繰り返すことで，問題表象は問題に近づき，評価，マネジメントされていく。

また，コンテクスト（文脈・背景・状況など）がこれらのプロセスに影響し，患者が何を望んで

いるのかを確認することも必要といわれている。
臨床推論には4つのパターンがある。あらかじめ，十分な知識や経験があり直感的に診断をすることができるパターン（パターン認識），必要な情報を積み重ね，仮説の形成と検証を繰り返し行いながら診断を導き出すパターン（仮説演繹法），あらかじめ定められている診断基準に従い，情報を評価し診断にたどり着くパターン（診断基準/アルゴリズム），ある徴候から考えうる診断をすべて洗い出し，診断にたどり着くパターン（徹底的検討法）である。

未来の予測に臨床推論を活用する

医師が診断のために行う臨床推論と，看護師が行う未来の予測と異なるところは，たどり着くところが「診断」という1つのことではなく，その人の状況により変化していくということである。複雑な状況や背景のなか，最初に予測したことにとらわれることなく，その変化に気づき，情報収集し予測し，こうしたらよいのではないかと仮定し，本人や家族に確認していくということをさまざまな方向から繰り返し行うことが，ちょっと先を見越した看護には必要になる。

看護においては，緊急対応時や重症化を判断する際に臨床推論が活用されているが，入院時の少し先，つまり退院後の生活を予測する場合の臨床推論の活用について述べる。

退院時のその人の状態は，病気の経過や病気や治療による影響を，自分たちがみてきたことと，医師や他職種からの情報を踏まえれば，ある程度は予測することができる。ただ，みえているのはその人の状態であり，退院後その状態でどのように生活できるのかについては，情報が不足し予測が曖昧な段階であれば，「問題表象」として捉えられる。

ここから，退院後の生活を見据えて，どんなケアが必要になるのか，収集した情報から推測し，仮説を立て，評価（確認）を繰り返し，支援していくべき課題を見つけていく。退院支援の経験を積んだ看護師は，もしかしたらこの時点で方向性は見えているかもしれない。しかし，そこで決めつけてしまうことなく，あらゆる可能性を考えながら予測していく。

生活機能の変化から退院後の生活を予測する

まず考えることは，もともともっていた生活機能と今の状態から予測される生活機能の違いである。この生活機能のアセスメントには，病気による視点と老化という視点を含む。また，その人が帰る自宅の環境や背景が影響する。このとき，入院時あるいは入院前から収集している情報が役に立つ。

病気や治療によって生活機能が変化した場合，変化はしたがその人が対処できる範囲であれば，対処する方法について高齢者とともに考えていくことになる。対処できたとしても，さらにその先に対処ができなくなりそうな状況があれば，そのときの対応も検討に入れる。まずは，退院時の状態で入院前と変わらない生活が可能か，可能でないとしたら，それはどんな場面でどのような介入が必要かという予測を行う。

退院後に必要となる医療の実行可能性を判断する

退院後に医療が必要となる場合，その調整をするためには時間がかかることもある。退院が決まる前から，退院時にはどのような医療が残りそうなのかという情報から，それを実行するためには何が必要になるのかを予測しておくとよい。そして，実際に退院の見通しがみえたとき，退院後はどのような医療を継続する必要があるか，そして，継続することは可能かという情報から実行できるものの準備をしていく。例えば，決まった量の薬を確実に飲むことが必要な場合，自己管理していけそうか，難しそうか，本人がどう思っているかによって，ケアの方向性が変わる。歩行が不安定という状況であれば，つかまる場所があれば安全に移動ができるのか，介助が必要なのかということをアセスメントし，今の状態と環境の調整による可能性を予測したり，もう少し機能訓練に時間をかければ，状態が良くなるのかということも予測していくこととなる。

さらに，点滴やドレーンを留置したままの退院ということも起こりうる。その場合には，そもそも点滴をしたまま退院し，日常管理は誰が行うのか，異常がないかの確認をできる人はいるのか，点滴の交換は誰が行えるのかということを，その人の状態だけでなく，その人の背景を含めて予測し確認していく。背景として，その人の家族やかかりつけ医，訪問看護ステーション，薬局などの社会資源も情報として集めていく。このとき注意しなければならないのは，家族以外の人の手を借りるときには，費用がかかるということである。経済状況も含め，どんな方法なら生活していけそうなのかを予測していく必要がある。

そして，その人の退院後の生活をサポートしていく人々が決まったら，どんな情報を共有し，退院するまでに準備しなければならないかを，本人，家族，退院後連携する人々と相談しながら考え実施していくことになる。時には，今行っている医療をそのまま継続することが難しいと判断される場合もある。その場合には，どうスリム化したら継続できるのか，その人の生活の場や環境を踏まえ，本人，家族，連携する人々や医師とともに判断する。

適切な退院先決定に向けてアセスメントする

一方，退院直後は自宅で生活することが難しいかもしれないと予測されることもある。もう少し治療や訓練をすれば，あるいは自分のことは自分でできるように家を改修してからなど，その人によって状況はさまざまである。

場合によっては，一時のことではなく終の棲家として，生活の場を探すこともある。施設であれば，家族ではないがサポートしてくれるスタッフがいる。しかし，場によって，サポートするスタッフが看護職ではなく介護職であったり，介護職でも資格はもっていない人など状況はさまざまである。施設を選ぶときには，施設のスタッフや環境，どのような医療に対応できるかなど，施設ごとの特徴があることから，その人はどこで生活することが本人にとって適切か，その人の状態や経済状況を含めいくつかの選択肢をあげ，本人や家族に確認していく。

いずれの場への退院でも，その生活が無理なく滞りなく行えるよう，さまざまな状況を予測しながらケアや調整を行っていくが，どの場合においても重要なことは，患者本人は，これまでどのような生活をしてきた人で，今の状態をどのように思っていて，今後どうしていきたいと思っているのかということが基盤になるということである。サポートが必要な場合，サポートする家族の意見・意向も重要にはなるが，まずは，高齢者自身がどうしていきたいのかを把握しそれを軸として，家族とどのような調整をしていく必要があるかをアセスメントし，関わっていく。

そして，本人の意見・意向は常に変わらないというわけではない。家族についても同様である。さまざまな予測と確認のなかで，その思いも揺れ，変わっていくこともある。ちょっと先のどのように生活していくことがその人にとって良いことなのかは，その思いが変われば変化し，家族のサポート内容が変わればまた変更されていく。よって，本人の意見や意向は変化する，ということを踏まえ，どこで生活していきたいのかという生活の場所を確認するだけでなく，あわせて高齢者自身の状態や思いとともに，どうしていきたいのか，確認を続けていく。

その人の状態の悪化を予測する

入院によって回復し，自宅でまた暮らせる，あるいは新たな生活の場で新しい生活をスタートできるということは，ある意味，また充実した生活が再開する可能性がひらかれている。しかし高齢者は，回復が遅れたり，急に悪化する場合がある。回復という良い変化と同時に悪化する悪い変化についても予測しておき，すぐに対応できるようにする。また，高齢者では，いったん回復の経過をたどったとしても，老化により全身の機能が衰弱したり，病気が徐々に悪化していく経過を避けることはできない。そこで，悪化する場合も想定してどのような経過をたどるかを予測し，対処できるよう準備していく。

03 死の可能性と死についての本人・家族の準備状況を捉える

平均寿命を超え，90歳，100歳に至るような高齢者(以下，超高齢者)では，死は身近なものであり，いつそのときがきても不思議ではない。なんらかの疾患により死に至る場合(病死)や，転倒・転落，溺水，交通事故など不慮の事故に伴う死，そして，徐々に全身の機能が低下して死を迎える老衰死(自然死)もある。疾患や事故に伴い，突然の死を迎える場合もあるが，それは周囲の者に大きな悲しみや思いを残すことになる。本人もやり残したことなどがあったかもしれない。超高齢者の死においては，本人と周囲の者によって死に向けた準備がなされておくことは自然なことといえる。

看護師はその高齢者の死とその時期を予測し，本人と家族に準備を促す支援が必要になる。そして，その高齢者や家族の望む死のありように近づくよう援助する。超高齢者の場合，基本的には苦痛なく，穏やかな死を迎えることが目標となる。

その援助には死の可能性と時期の判断が重要になる。また，死までの経過と苦痛の状況や提供されているケアの適切さをアセスメントし，身体的・精神的・社会的な苦痛，そしてスピリチュアルな面での苦痛を緩和する。また，本人と家族の準備状況についてアセスメントし，本人と家族が後悔しない生き方，死に方に至るよう援助する。

死の可能性の捉え方

死の可能性と時期のアセスメント

超高齢者は，人生の最終段階を生きている。いつ死が訪れてもおかしくはない。そのことも念頭に，今日・明日のことか，1か月程度は先のことか，数か月先のことか，年単位のことか，ある程度の時期を想定する。想定にあたって，進行性疾患や慢性疾患がある場合はその疾患の重症度や経過，医師による予後予測を確認する。ただし，多くの超高齢者は複数の疾患をもっている。さらに，診断されていない疾患が潜んでいることもあり，経過は一様ではない。また，一般的に進行性の疾患であっても，進行速度は壮年期の人に比べると遅い傾向がある。その一方で，心身にストレスをもたらす事態が生じたときに急激な悪化を生じやすい。これらを念頭に置いてアセスメントする。

(1)緩徐に死に向かう場合

慢性疾患や障害をもちながら長期的に療養し，徐々に状態が悪化している場合や，超高齢者で死をもたらす特定の疾患はないが全身の衰弱がみられる場合(いわゆる老衰)は，徐々に死に向かっている状態といえる。悪化や衰退傾向が続き，回復が見込めなくなった状態において，死までに生じる徴候の変化を死の1か月程度前，1週間程度前，数日前〜直前に分けて示す（表3）。しかし，これはあくまで目安である。一時的な回復がまったくないわけではない。また，すでに意識障害が継続している場合もあれば，長期間食事が摂取できない状態が続いていることもある。さらに，水分・栄養の補給など治療の有無によっても症状は変化する。そのため，高齢者個々の症状や言動とその変化をみて，衰退の傾向から死の可能性をつかむ。

(2) 急激に死に向かう場合

徐々に死に向かっている超高齢者の場合，ちょっとしたアクシデントや心身のストレス，疾患の悪化などを契機として急速に死に向かう場合がある。そのきっかけとなる主なものを表4に示す。これはある程度予測し，予防することができる。一方，超高齢者の場合，手術などの治療では死に至る重篤な合併症も想定しつつチャレンジする場合がある。死に至る契機となりうる状況に際してはより注意深く観察し，死の可能性についてもアセスメントして，心身のストレス緩和や疾病の回復，悪化の予防に努める。

死までの経過と苦痛のアセスメント

死が予測された場合，死に至るまでの経過と苦痛の可能性についてアセスメントする。この時期の高齢者では，意識障害や言語障害などのために苦痛を表現できなくなっている場合が多い。しかし，臥床・不動による苦痛，口腔の乾燥や裂傷の痛み，心理的な苦痛など，さまざまな苦痛が生じている可能性がある（表5）。その

表3 死までに生じる徴候

死の1か月程度前〜	死の1週間程度前	死の数日前〜直前（臨死期）
・ADLの低下（介助量の増加） ・食事摂取量の減少，食事摂取速度の低下，嚥下機能の低下が進む ・体重の持続的な減少，栄養状態を示すデータの悪化 ・発熱の頻度が増す ・発語の減少 ・注視能力の低下，表情がぼんやりする，活気がなくなる ・動きが少なくなる，眠っている時間が長くなる	・食事や水分を口にしない ・意識レベルの低下：傾眠，会話への応答ができない・辻褄の合わないことを言う（意識混濁，せん妄） ・尿量の減少 ・表情の悪化，表情の変化がなくなる ・顔色不良 ・臥床中の自発的な動きの減少 ・皮膚の乾燥，口唇・口腔内の乾燥	・呼吸状態の悪化：死前喘鳴，チェーンストークス呼吸，鼻翼呼吸，下顎呼吸，無呼吸の時間が長くなる ・意識レベルの低下：昏睡（声をかけても目覚めない） ・循環状態の悪化：血圧低下，徐脈，チアノーゼ，四肢の冷感，動脈を触知できない，乏尿〜無尿

表4 超高齢者が急激に死に向かう可能性がある疾患や状況

・感染（特に呼吸器感染，菌血症）
・事故（交通事故，転倒・転落・墜落，溺水，誤嚥・窒息）
・手術，侵襲の大きい検査
・転居，入院・入所，配偶者や身近な人の死

表5 死が予測される時期に生じやすい苦痛

・呼吸困難，痰による苦痛
・口腔の乾燥，裂傷
・褥瘡の痛み，末梢の冷え，皮膚のかゆみ
・不動時，および身体を他動的に動かされる際の関節・筋肉の痛み
・身の置きどころのなさ，イライラ感，不安，孤独感

可能性をアセスメントし，苦痛を取り除くケアに結びつける。

ケアの適切さのアセスメント

死が予測された高齢者に対して，適切なケアが提供されているかをアセスメントする。高齢者の看取りの経験が少ないスタッフや看取りのための知識が少ないスタッフが死を間近にした高齢者を介護・看護をしている場合や，医療が優先される場で看取りの時期にある高齢者を看護している場合など，ケアが適切であるかをアセスメントする必要がある。

身体面のケアがその高齢者の状態に適した内容・方法で提供されているか，負荷をかけすぎていないかなどをアセスメントする。また，心理面へのケアとして，不安や孤独を感じたままになっていないか，スタッフ中心で医療やケアが進められていないかなどをアセスメントする。また，看取りの時期の環境として適切であるかをアセスメントする（表6）。これらを踏まえて医療，ケアを改善する。

死についての本人・家族の準備状況と意向の捉え方

本人の準備状況と意向

超高齢者の場合，死は身近なものになっており，毎年の誕生日やお正月，あるいは傘寿，米寿，白寿といった区切り※などに遺言を見直したり，エンディングノートを記載したりする人もいる。しかし，財産の処理や葬儀など，死後のことは考えても，死に至るまでのことは具体的に考えられていない場合がある。また，死については考えたくない，考えられないという人もいる。家族に任せるという考えの人もいる。超高齢者では多くの場合，自らの死について考え，受け入れていることが多いが，それぞれ自分の死についてどのように考え，どのように準備しているかを把握する必要がある。それは，高齢者個々の考えに沿った看取りのケアや医療を遂行し，不本意な死を迎えることのないようにするためである。

把握した準備状況や意向を，本人，家族などの近親者，関わる専門職とともに確認し，高齢者の心身の状態や社会環境などとあわせて生じ

表6 看取りの時期におけるケアの適切さをアセスメントする視点

身体面のケア
・ケアの不足がないか（ケアしないままになっていないか，身体的な苦痛が見落とされていないか，人としての尊厳が保たれるよう整容や清潔ケアが行われているか） ・医療の不足がないか（苦痛を緩和する医療が適切に提供されているか） ・ケアや医療によって苦痛や負荷を増していないか（ケア方法が適切か）
心理・社会面へのケア
・ケアの不足がないか（不安や孤独を感じていないか） ・人としての尊厳が保たれるように対応されているか ・人間的な関わりは保たれているか（スタッフ，家族，知人など）
環境面のケア
・その高齢者や家族が望む場で生活，療養できているか ・死を迎えるのにふさわしい場で生活，療養できているか ・死を迎えるために必要な物品が準備されているか

※傘寿：数え年で80歳，米寿：（同じく）88歳，白寿：（同じく）99歳。
ただし，最近では満年齢でお祝いをする場合もある。

うる問題の有無やその要因についてアセスメントする。

家族の準備状況

家族がいる高齢者では，その高齢者の死について家族がどのように考えているかを把握する。意向が明確な家族や思案中の家族もいれば，無関心な家族，あるいは死をまったく予測していない家族，死について考えたくないという家族まで，さまざまである。高齢者の死を受けとめ準備しているようでも高齢者自身の考えや意向はよく知らないという家族もいる。入院や入所といった機会，あるいは誕生日などの節目に，本人と家族の考えを聞き取り，意向や準備状況を把握する。

死に対する考えを探ることは，デリケートな話題であり，医療者の話し方や態度によっては「見捨てるのか」「不謹慎だ」などと非難される可能性もある。超高齢者になれば死は自然なものであり，本人の意向に沿ってケアしたいという方針のもとで誠実に話をするなかで，家族の準備状況や意向をつかむようにする。

高齢者自身の意向が明確だとしても，家族の意向と対立するようでは良い看取りにはならない。家族の意向と高齢者の意向が合致しているか，家族と高齢者の関係性とともに把握し，両者の意向をすり合わせるための介入の必要性についてアセスメントする。

本人の意向が明確に把握できない場合，家族の意向によってケアや医療が進められる。その場合は，家族が本人の立場に立って意向を示しているか，高齢者本人にとって不利益がないかをアセスメントする。

関わるスタッフの準備状況

病院や施設で看取りを行う場面で，スタッフはさまざまな葛藤やストレスにさらされる。死という緊張のある場面でのストレスや長くケアしてきた人を見送る悲しみがある。そのほか，死に至るまでの過程についても，もっとできることがあったのではないかという後悔や葛藤も感じる。高齢者は自身の死について考え，もっとスタッフと話をしたいと思っていても，スタッフのほうが死を受けとめられず，話題を避けてしまうことがある。死が間近になった高齢者にどのように関わったらよいか，どんな言葉をかけたらよいか，今ケアしてよいのかどうかなど，具体的な方法がわからずに困っていることもある。そのような思いをあまり語ることができていないスタッフもいる。

スタッフの心理もさまざまである。スタッフ個々が死についてどのように考えているか，看取りに関する知識・技術の状況，死に関わる経験や心構えのほか，死にゆく状態にあるその高齢者に対する思いや死の経過をどのように捉えているかを把握し，チームとして良い看取りに向けたケアが可能となるよう，スタッフに対する介入の必要性や方法をアセスメントする。

04 「病気をもったその人の現在と今後に」気づくためのトレーニング

病気の原因に気づくためのトレーニング

●基本的な知識を確認・整理しよう。

さまざまな疾患がなぜ起こるか，病態関連図などを参考に整理する。

また，その疾患（および外傷）の原因や悪化要因となる「加齢変化（老化）」と「環境」「心理」「行動」にも着目する。

●自分の受け持ち患者（高齢者）について下記を行ってみよう。

・治療を必要としている病気すべての原因を

あげ，原因間の関係を図式化する。

・発症直前または入院前に，どのようなことがあったかを聞き取る。特に，「生活の変化」「ストレス」「感染」がなかったかを確認する。

・なぜ，この人が今の状態に至ったか，チームで話し合う（話し合った結果を看護にいかすこと）。

病気をもったその人の今後に気づくためのトレーニング

●自分の受けもち患者（高齢者）について下記を行ってみよう。

・複数の未来を想像する（明るい未来/変化のない未来/より悪い状態になる未来）。

・想像した未来について，どれが最も現実的か，チームで話し合う（話し合った結果を看護にいかすこと）。

・数週間～数か月後のその人の状態を確認してみよう。

退院していたら外来で会い，現在の生活の状況や退院前に心配していたことを尋ねる。または外来のスタッフにどのような状態かを尋ねる（事前に尋ねたいことをリストアップして依頼する）。家族に話を聞く機会をもってもよい。

・現在のその人のことを把握したら，チームメンバーにも伝え，学びを共有する。

死に関する話題をもつためのトレーニング

●自分の死生観を表現する。

・自分はどのように生き，どのように死にたいかを簡単な文にする。

・なぜそのような考えになったのかを考えてみる。

●死に関して受けもち患者や家族と関わった体験を振り返る。

・体験をメモする。

・なぜそのような言動をとったか，自分の気持ちや患者・家族の気持ちを考える。

●チームメンバー（看護師同士）とのロールプレイ

①健康な高齢者と死に関する話題をもつことを想定し，どのように話を進めるかプランを考える。

②二人ペアになり，高齢者役と看護師役に分かれて，考えたプランを演じる。

③実施した感想を伝え合った後や実施した後，自分のプランを修正する。

④役割を交代して実施する。または，別の人とペアになって実施する。

⑤対象者を「終末期にある高齢者」「終末期にある高齢者の家族」など，設定を変えて①～④を実施する。

●受けもち患者と死に関する会話を試みる。

なにげない会話のなかで，あるいは入院時・退院時といった区切りの時期に，「今後，死が想定される時期がきたらどのような看護を受けたいか」などの会話を試みる。

会話を試みる前に，この人の死に対する準備状態や現在の症状，想定される反応なども考え，会話の切り出し方や会話の進め方をシミュレーションしておく。この内容を先輩ナースに伝え，アドバイスをもらっておく。

会話後，自分の会話のもち方について高齢者の反応から考える。また，一連のプロセスをプロセスレコードにして，第三者（先輩ナース，専門看護師等）に見てもらい，アドバイスをもらう。

●患者の家族と死に関する会話を試みる。

面会時，あるいは入院時・退院時といった区切りの時期に，「高齢者の場合は近い将来死が訪れるが，例えばお墓をどうするかなど本人と今後について話をしたり，療養方法などの希望を聞いているか」といった会話を試みる。会話の手がかりとして，厚生労働省が出している「人生会議」のリーフレットなどを用いてもよい。

会話を試みる前に，家族の本人との関係性，死に対する準備状況，想定される反応なども考え，会話の切り出し方や会話の進め方をシミュレーションしておく。この内容を先輩看護師に伝え，アドバイスをもらっておく。または，先輩看護師などに同席してもらい，困ったときには助けてもらえるようにして実施する。

会話後，一連のプロセスをプロセスレコードにして，第三者（先輩看護師，専門看護師など）に見てもらいアドバイスをもらう。

参考文献

- アファアフ・イブラヒム・メレイス監編，片田範子監訳：移行理論と看護　実践，研究，教育，学研メディカル秀潤社，2019.
- 桑田美代子，湯浅美千代編：高齢者のエンドオブライフ・ケア実践ガイドブック2　死を見据えたケア管理技術，中央法規出版，2016.
- 水谷信子，水野敏子，高山成子監，三重野英子，會田信子，深堀浩樹編：最新老年看護学2022年版　第4版，日本看護協会出版会，2022.
- 正木治恵，真田弘美編：看護学テキストNiCE　老年看護学概論「老いを生きる」を支えることとは　改訂第3版，南江堂，2020.
- 萩田妙子，木村光代：特別養護老人ホームでの看取りにおける看護師の経験知に基づく予後予測項目の内容妥当性の検討．老年看護学，25（2）：98-106，2021.
- 石松伸一監：実践につよくなる看護の臨床推論―ケアを決めるプロセスと根拠，学研メディカル秀潤社，2014.

環境がその人に与える影響を捉える

01 その人を取り巻く環境とその影響

高齢者を取り巻く環境

ここでは，高齢者を取り巻く環境について考えていく。環境とは，「自宅の玄関に段差がある」「階段に手すりが付いている」「トイレから遠いところに部屋がある」というような物理的環境だけではなく，「食事をつくってくれる家族がいる」「一緒に体操する仲間がいる」「尊敬をもった態度で接してもらう」というような人的環境も含まれる。この人的環境には，周囲の人の高齢者への関わり方が含まれるだけではなく，「周りの看護師が忙しそうに行ったり来たりしている」というような，「周囲の人の存在の仕方」や「周囲の人の存在そのもの」も含まれる。また，「室温が高い」「部屋が明るい」「騒音がある」というような自然環境や，「ボランティア活動が盛んである」「住んでいる市町村に専門の病院がある」「高齢者を敬う文化がある」というような社会的環境も含まれる。このように「環境」には，高齢者の周囲に存在する物，人の関わり方，態度，自然，サービス，システム，社会規範，地域文化など，多様な要素が含まれており，それらの状況のありようを指している（表1）。

高齢者は，良くも悪くも常にこれらの環境から影響を受けている。例えば，“玄関に高い段差があるために，手助けがなければ自分一人で家に上がることができない”という場合には，「高い段差がある」という環境によって，「一人で家に上がれない」という影響を受けていることになる。逆に，“玄関の大きな段差を階段状にすることによって，一人で家に上がることができる”という場合には，「大きな段差が階段状になった」という環境の変化によって，「一人でも家に上がれる」という場合もある。この2つの状況を比べてみると，高齢者の身体能力は同じであるにもかかわらず，環境の良し悪しによって一人で家に上がれる・上がれないという遂

表1 高齢者を取り巻く環境の例

物理的環境	寝室が2階にある，浴室に段差がある，畳の部屋である，トイレが和式である，部屋の入口が狭くて車いすが通れない，手の届くところにリモコンがある，手すりが左側に付いている，個室に入院している，家の近くにスーパーがある
人的環境	介護者が同居している，なじみの隣人がいる，子どもが遠くに住んでいる，話を聞いてくれるスタッフがいる，「お手伝いしましょうか」と声をかけてくれる人がいる，受けもち担当の看護師が毎日変わる，看護学生がそばに付き添っている，丁寧（あるいは乱暴）にケアされる，敬語で話しかけられる，幼児言葉で話しかけられる，大きな声で話しかけられる
社会的環境	住んでいる地域の医療・福祉サービスが充実している，ボランティア活動が盛んな地域である，年配者を敬う文化がある，子どもと高齢者が交流する機会がある，昔から住んでいる地域である，町内会の活動が盛んである
自然環境	寒い，暑い，湿度が高い，乾燥している，部屋が明るい，豪雪地帯に住んでいる，災害が起こりやすい地域特性がある

行能力に差が生じることが理解できるだろう。

このように，高齢者の能力や状態を理解する際には，目の前の高齢者が環境と相互に作用し合っており，環境の影響を受けて存在している点を踏まえる必要がある（図1）。つまり，環境とその影響をアセスメントすることが必要になる。

「時間」や「経過」を踏まえた環境の視点

高齢者は70年，80年，100年と，長い人生を過ごしてきた人々である。それゆえに，長い人生のなかで培われていることや身についていることも多く，今現在の高齢者の健康状態や生活習慣，人間関係などに影響を与えている。つまり，目の前の高齢者を理解する場合には，これまでの人生の経験や時間の経過，積み重ねを踏まえる必要があり，高齢者にとっての環境を理解する場合も同様である。今現在の高齢者を取り巻く環境だけではなく，子どもの頃どのような環境（家庭環境，社会環境など）で育ってきたのか，どんな環境（職場環境など）で働いてきたのか，定年後に社会のなかでの役割や人づきあいがどのように変化したのか（社会環境，人的環境など），入院前の環境（生活環境，家族環境など）はどうだったのか，退院後はどのような環境（介護環境，施設環境など）に戻っていくのかなど，これまでの経過や時間の流れを踏まえて，さまざまな側面から環境を理解する必要がある（表2）。

特に，病院や施設に入院・入所している高齢者にとっての環境を考える場合には，「病状が悪化して入院し，回復して退院する」というように高齢者の周囲の状況や心身の状態が大きく変化する時期であることを踏まえる必要がある。そして，目の前の高齢者の状況のみに着目して環境を捉えるのではなく，「入院する前はどうだったのか」や「退院後はどのような環境に戻っていくのか」，あるいは「将来的に人生の終焉をどこで過ごしたいのか」など，療養の経過や高齢者の身体機能や生活の「変化」に注目して環境についての情報を得ることが重要である（図2）。

図1 環境が高齢者に与える影響

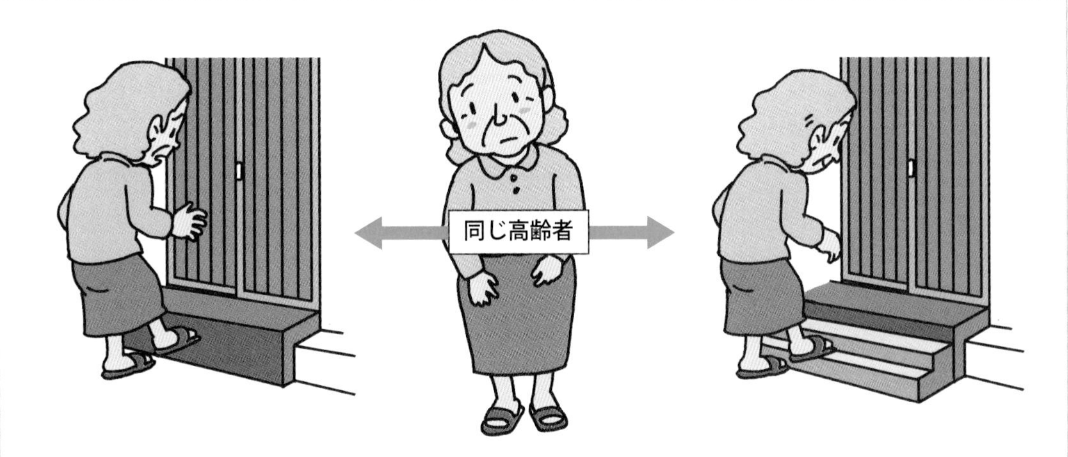

左の高齢女性は，玄関までの段差が高いため，段差を上がって玄関から入ることが難しく困っている。一方で，右のイラストでは，段差を階段状にすることによって，困ることなく自分で玄関に上がることができている。つまり，高齢者の能力は同じであるが，できること，できないこと（あるいは困難が生じるか否か）が，環境によって左右される。

表2 「時間」や「経過」を踏まえて高齢者の環境をアセスメントするために必要な情報

今現在の高齢者の環境をアセスメントするために必要な“時間”や“経過”を踏まえた情報収集の項目	
子どもの頃の周りの環境	生まれた地域，子どもの時期を過ごした地域・文化 生育環境，家庭環境 子ども時代の社会環境，戦争体験の有無
長年身を置いてきた社会環境	職業，仕事内容 働いていた職場の労働環境 定年後の役割・人づきあい 成人期を過ごした地域・文化 引っ越しの有無 家族構成・同居の有無 婚姻の有無，子供の有無
入院前後の環境	入院前の生活の場所，退院後に帰る場所 入院前後の体調の変化 入院前後の機能障害の有無や程度の変化 入院前後の医療依存度や介護量の変化 家族構成，家族の生活リズム
終末を見据えた療養環境	病状の予測 終末期医療に対する高齢者，家族の希望 看取りの希望 アドバンス・ケア・プランニング

図2 入院している高齢者にとっての環境

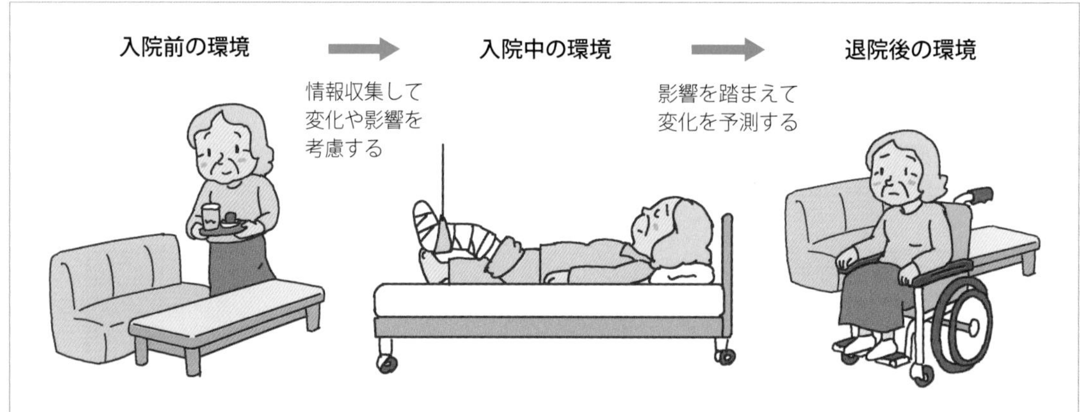

入院している高齢者にとっての環境は，入院前あるいは退院後という経過を踏まえて理解する。入院前の環境に関する情報収集を行い，環境の変化や環境から受ける影響を考慮する視点，さらに，入院後の環境への影響を踏まえて環境変化を予測する視点が重要である。

環境に着目する意義

高齢者にとっての環境を捉える場合に多様な視点が含まれることや，時間や前後の経過を踏まえて環境を考える必要があることについて述べた。ここでは，なぜ環境に着目する必要があるのかについて述べる。

高齢者をケアする際に環境に着目することが重要な最も大きな理由は，高齢者が環境から影響を受けやすいという点にある。人は外界の環境をつかむ(感じ取る)とき，視覚(見る)や聴覚(聞く)，嗅覚(嗅ぐ)，触覚(触れる)などの感覚機能を通じて情報を得て判断する。さらに，感覚器を通して受け取った刺激は情報として処理され，認知され，判断される。高齢者においては，加齢性の変化，あるいは疾患により，例えば，視力の低下や視野の狭窄によって見え方が違ってきたり，老人性難聴や聴力の左右差によって聞こえ方が影響を受けたりする。さらに，認知機能の低下を有する場合には一度に多くの情報を処理できないことから，周囲への注意が十分に向けられないことや，物の位置関係が捉えにくくなったり，距離感がつかみにくくなったりするなどの影響も生じる。また，このような身体的な機能障害だけではなく，過去に入院した経験のある人は入院環境を理解しやすく，逆につらい入院経験があったことによって入院環境が脅威として捉えられる場合もある。高齢者にとっての環境を理解する場合には，このような個々の高齢者の背景に注目することが必要となる。

例えば，高齢者は加齢による体温調節機能の低下により，「外気温が上昇すると体温が上昇してしまう」というように直接的に環境の影響を受けたり(このような高齢者の特徴を恒常性維持機能の低下という)，病気の発症や病状の悪化に伴い残存機能を活用しない(できない)環境に置かれることによって全身の廃用性変化が進行してしまったりする。また，入院など急激な環境変化が生じる場面では，心身ともに大きなストレスを受けることになるが，高齢者ではこのような「いつも以上の負荷」に対応する力が低下しているため，容易にせん妄を発症したり，心身の不調が生じたりすることになる(このような高齢者の特徴を，予備力の低下という)。ここで例としてあげたように，恒常性維持機能の低下，予備力の低下など，老年期に生じる加齢による身体的な特徴を背景として，高齢者は環境からの影響を受けやすく，また環境への適応に時間がかかる，あるいは適応がしにくいという状況が生じる。したがって，環境に注目し，その影響を踏まえて高齢者を理解する必要がある。

図3は入院による急激な環境変化によって高齢者が混乱している様子を表わしている。そしてさらに，入院による環境変化に着目した支援が提供された場合，されなかった場合，どのような経過をたどるかを示している。肺炎による緊急入院という状況は，高齢者にとって呼吸状態の急激な悪化を示しているだけではなく，住み慣れた自宅から病院への入院という急激な環境変化であることに目を向け，自分のいる場所が病院であるということが理解できているのか，医療者の声は聞こえているのか，入院の経験はあるのかなど高齢者が環境を捉える際に影響する要因に関する情報を得て，高齢者の側から環境をアセスメントする。

COLUMN

予備力とは

予備力とは，生命活動を維持するための最小限の能力と，最大限発揮できる能力の差である。この力が十分に備わっている場合には，身体にストレスが加わっても急激に状態を悪化させることなく対処できる。小児や高齢者ではこの予備力が低下しているため，少しのストレスであっても対抗することができなくなり，機能低下が生じたり病気になったりする(p65COLUMNも参照)。

COLUMN

恒常性維持機能とは

恒常性とは，ホメオスタシス(homeostasis)ともいう。恒常性維持機能とは，身体の内部や外界の変化に対応して，常に安定した一定の状態を保ち続けようとする機能である。人間にもともと備わっている機能であるが，高齢者ではこの恒常性維持機能が低下しているため，内部・外部の環境変化の影響を受けやすい。

図3 急激な環境変化の一例（誤嚥性肺炎で緊急入院したAさん）

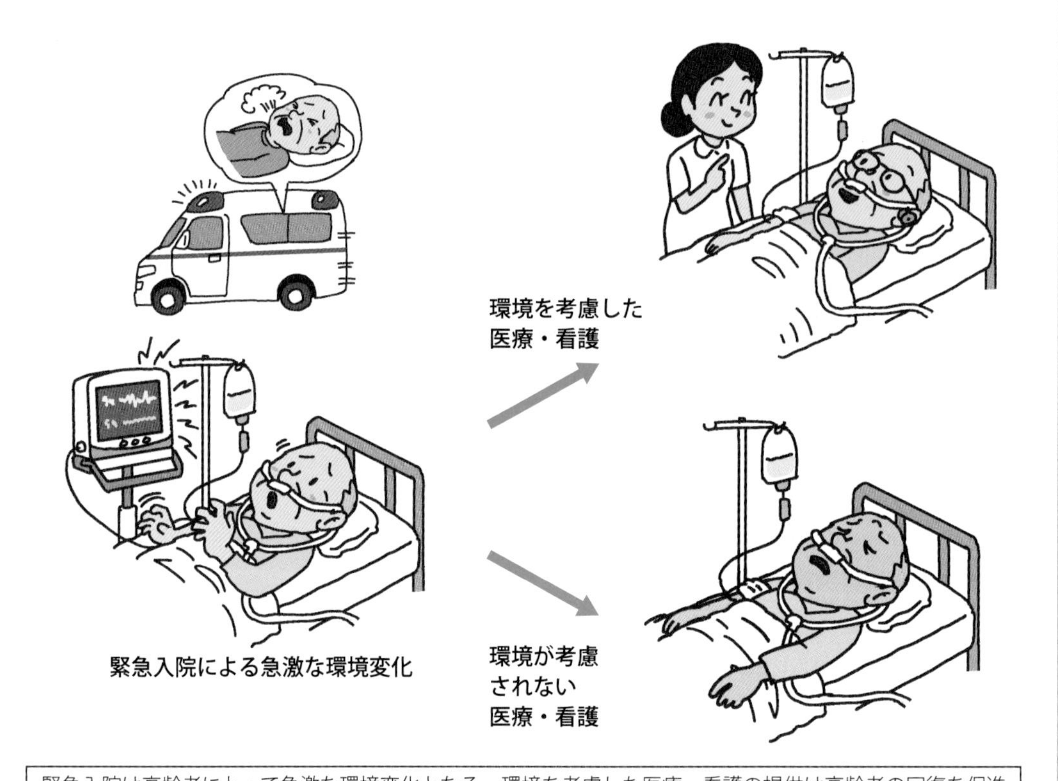

〈図中のAさんの状況と経過〉誤嚥性肺炎のため夜間緊急入院してきたAさんは，点滴を自分で抜いてしまう，「家に帰る！！」と大声で叫んで起き上がろうとする，ベッドから一人で立ち上がり転びそうになるなど，落ち着かない状態が続いており，「ここは病院ですよ」と看護師が説明しても，同じ状況の繰り返しだった。しかし，補聴器を装着し眼鏡をかけた状態で自分の足で歩いて病室の周りや外の景色を確認してもらい，難聴に配慮した聞き取りやすい声で「ここは○○病院です。Aさんは，具合が悪くて夜運ばれてきたんですよ。病気が治ったら家に帰れますよ」と説明されることにより，「なんだ。そうだったのか」と自分の現在の状況や周りの環境を理解でき，納得してトラブルなく治療を受けることができた。

図3のAさんは，点滴の自己抜去，大声を出す，自分で起き上がってしまうなどの興奮や不穏状態，居場所がわからないような混乱など，看護師から見ると「肺炎により呼吸状態が悪化しており，急性せん妄の発症が疑われる状態」である。当然，Aさんには肺炎の治療のため必要な医療・看護が提供されるが，治療を最優先するあまり生活環境が阻害され，結果的に回復が遅れる，あるいは別の健康障害が生じてしまうという場合もある。

「せん妄」は，低酸素状態，痛みや苦痛，電解質の不均衡，薬剤の影響などのような身体内部の環境，つまり，生理学的な状況の影響を受けて発症するだけではなく，その人を取り囲む周りの外部の環境の影響も発症の要因となる。したがって，例えばAさんの場合には，周りの環境をキャッチするための視力，聴力，コミュニケーション能力，認知機能，あるいは，入院経験，病棟スタッフとの面識の有無，などの入院環境へのなじみの有無などについて情報を得てアセスメントを行う必要がある。さらに，「点滴を抜く」「家に帰ると大声で叫ぶ」「看護師が『ここは病院ですよ』と説明しても家に帰る行動を繰り返す」などのAさんの言動を手がかりとして，「自分で見聞きして環境を把握するうえでの感覚器の障害はないか（補聴器，眼鏡の使用歴はないか）」「点滴の管はAさんからどのように見えているのか」「ここをどこだと思っているのか」などについて，Aさんが環境をどのように認識しているのかを理解し，**Aさんからの**環境の**見え方**や**Aさんの理解**を踏まえて対応することがケアのきっかけを得るうえでポイントになる。

このように，急激な環境の変化によってせん妄を発症するなど，高齢者は環境からの影響を受けやすいが，その一方で，環境を認識する際に必要な機能や条件などに目を向けて情報収集を行い，**高齢者側の視点から**環境を捉え直すことによって，高齢者自身が環境に適応できるような支援や疾病や障害からの回復の手助けをする環境調整のきっかけを得ることにつながる。

02 環境に気づき，その人にとってどのような環境であるかを理解する

環境が高齢者にもたらす影響（良い影響・悪い影響）

環境が高齢者にもたらす影響についてアセスメントすることを考えてほしい。高齢者の状況と環境を理解するためには，本人の環境への要望，高齢者の環境調整能力，環境にあわせて方法を変えることができる能力，最近高齢者に生じた環境変化の有無，高齢者の生活や機能障害の変化の有無や程度，言いたいことが言えるかどうか，能力の発揮が阻害される要因などについて情報収集を行い，高齢者の言動が周りの環境に影響を受けた結果であると理解してアセスメントを行う（具体的な情報収集の視点は（p142表4参照）。

ある環境が個々の高齢者にもたらす影響は一律ではなく，高齢者の状況，場面によってもさまざまである。以下の具体例を参考にしながら，自分が実習する（あるいは勤めている）病院や施設の環境，住んでいる地域の環境などが，高齢者にもたらす影響についてアセスメントしてみよう。

【事例：Bさん】

- 認知症のBさんは，デイルームで食事を食べているが，BGMの音楽が流れ出すと，食事の手が止まってしまう。

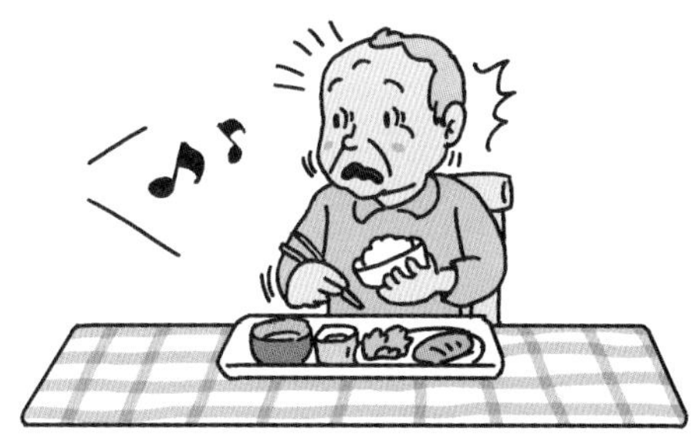

【解説】

音楽というのは，人によっては心地良いBGMとなり，食事の場の雰囲気を豊かにする場合もある。また，リラックス効果が得られたり，認知機能を刺激して日常生活の活性化につながる場合もあるだろう。しかし，一度に多くの情報を処理することが難しい認知症のBさんにとっては，食事に意識を集中することを妨げる環境となっている。

【事例：Cさん】

- 夫が亡くなり一人暮らしになったCさんは，離れて住んでいた長男夫婦のマンションに引っ越して同居をはじめたが，外出することが減り閉じこもりがちになってしまった。

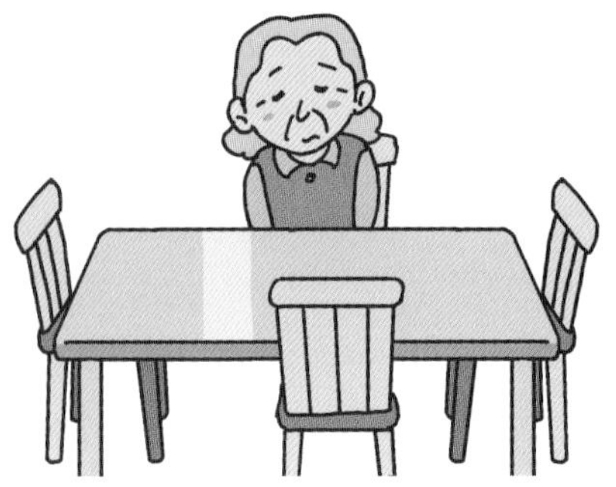

【解説】

Cさんにとっては，配偶者の死，引っ越し，一人暮らしから息子家族との共同生活へなど，短期間にめまぐるしく環境が変化していることが推測できる。

“閉じこもりがち”という状況は，活動や社会性の低下をまねく可能性を含んでおり，このままの状態が続くと心身の廃用性変化を促進してしまうかもしれない。住む場所を変えるという環境の変化は，「家族と一緒に生活する安心感や喜び」をCさんにもたらすと同時に，近所の友人と会う機会が減少する，家庭内での新たな家族関係を築く必要に迫られるなど，人的な環境の変化をもたらすことにもつながる。

【事例：Dさん】

- 認知症のあるDさんが近所の散歩で道に迷っているとき，「こんにちは。Dさんの家のほうに行くので，一緒に帰りましょう」と顔見知りの友人が声をかけてくれる。

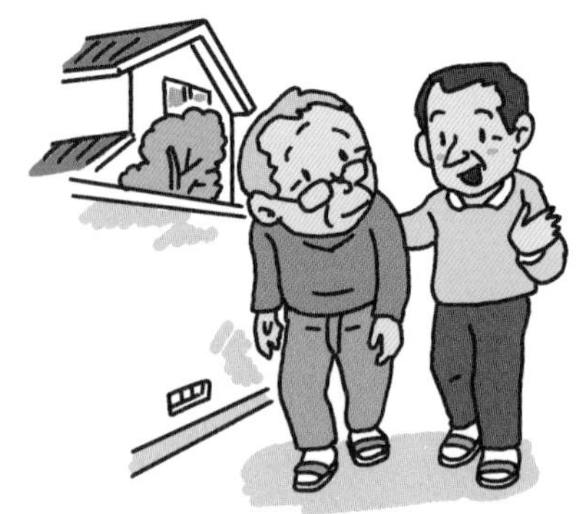

【解説】

認知症の症状の1つに，場所や時間，人物がわからなくなるという見当識障害がある。Dさんが住み慣れた近所で道に迷うというのは，この見当識障害の影響であると考えられる。Dさんの状況を“障害の影響で自分で家に帰ることができない”と捉えるのではなく，“自宅に帰るのをさりげなく助けてくれる友人がいる”と捉えることによって，Dさんの周りの環境が，Dさんの強みとして見えてくる。

【事例：Eさん】

- 寝たきりの夫を自宅で介護しているEさんは，「腰痛がひどくなり，家で夫の介護を続けるのが難しくなってきた……」と悩んでいたが，地域の訪問介護サービスや通所サービスを利用することになり，「もう少し家で介護を続けたい」と思うようになった。

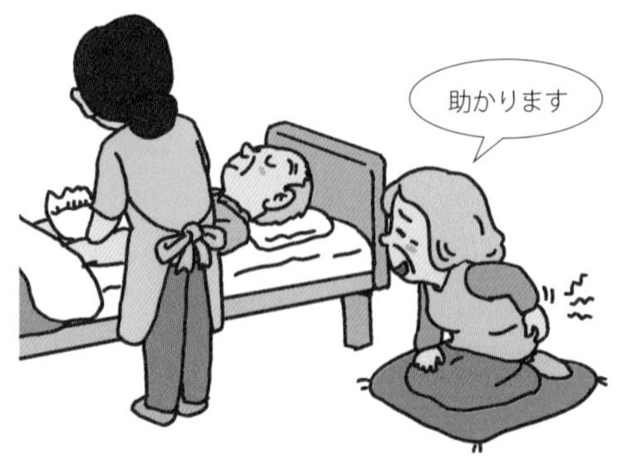

【解説】

訪問介護サービスを導入することによって，1日6回交換していたオムツ交換のうちの1回をヘルパーに実施してもらう，週に1日通所サービスを利用することによって自分のための時間をつくることができる等，在宅サービスを導入することによってEさんの介護負担が多少なりとも軽減し，在宅での介護継続の意欲をもち続けることが可能になっている。その結果，介護を受けているEさんの夫の療養環境の維持や改善にもつながることが予測される。

要介護高齢者を理解する場合には，介護を受けている高齢者の視点から介護環境を捉えるだけではなく，介護している家族を当事者として環境を捉える視点，あるいは介護者と要介護者双方の視点から介護環境を捉える視点が重要である。

【事例：Fさん】

- 右片麻痺があるFさんは，健側である左側に手すりが付いているトイレであれば，手すりをつかんで立ち上がって立位を保持することができ，ズボンと下着の上げ下げだけ手伝ってもらえれば自分で排泄することができる。

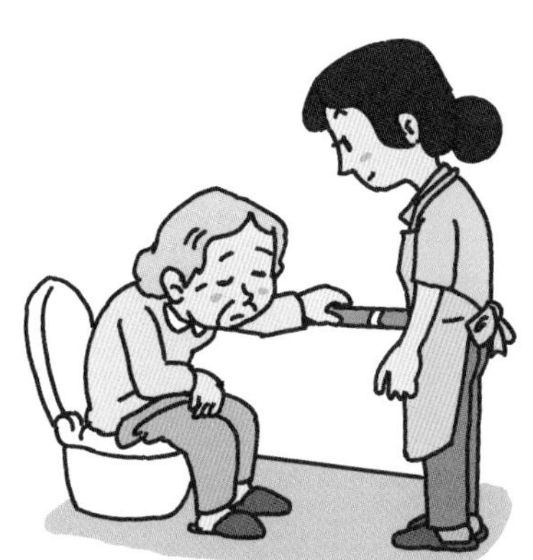

【解説】

手すりの設置がない場合や患側（Fさんにとっては右側）にしか手すりが付いていないトイレの場合には，介助者に身体を抱えて立ち上がらせてもらう必要が生じるが，健側（Fさんにとっては左側）に手すりが付いている場合には見守りで立ち上がることが可能になる。つまり，要介護者の麻痺の部位や程度は同じであるにもかかわらず，手すりの有無や設置場所によって，排泄動作の自立度が異なり，同時に介助する側にとっての介助量も異なる。

高齢者が残存機能を発揮できるという観点からも，個々人の機能障害にあわせた環境になっているかアセスメントする必要がある。

これらの例をみるとわかるように，日常生活のさまざまな場面で環境が高齢者に影響を与えており，環境によって助けられる場合と能力の発揮が阻害される場合がある。したがって，高齢者の能力が維持・発揮できるために，あるいは安全に心地良く過ごせるために，環境に関する情報収集を行い，アセスメントを行う必要がある。

例えば，前述した事例の具体例では，「ある動作ができるとき，できないときでは高齢者の置かれた環境にどんな違いがあるか」「高齢者が自分のやりたいことをやるうえで障害になっていることはないか」「環境がどうであれば，高齢者が自分で行うことが可能になるか」「高齢者がうまく立ち振る舞えている場面で，何が高齢者の支えになっているか」「環境が高齢者の機能障害の特徴にあっているか」「ある環境の変化が，高齢者の心身にどのような影響を及ぼす可能性があるか」「高齢者の心身の状態の変化にあわせて，変えたほうがよい周りの環境はないか」などを視点として，環境をアセスメントする。

環境の個別性：「その人にとっての環境」を理解する視点

高齢者にとっての環境を理解する場合,「個々の高齢者の周囲の環境が多様である」という点と,「個々の高齢者が環境から受ける影響が多様である」という2つの視点から環境の個別性を捉える必要がある。同じ環境であっても，それぞれの高齢者が環境から受ける影響は異なるため,「その人にとってどうか？」という視点で環境をアセスメントしてほしい。「高齢者にはこういう環境が適しているだろう」と一概に決めつけるのではなく,「その人にとってどうか？」と個々に判断することがポイントである。

援助者として高齢者の環境を判断・評価する場合,「正常」「異常」のような明確な基準がないため，環境の良し悪しや影響に気づきにくいということがある。あくまでも高齢者を主体として環境を理解するために，まずは援助者目線ではなく高齢者の目線を意識してみるとよい。ベッドで休んでいる高齢者から見ると，病院の天井や真っ白な病院の壁，カーテンによって仕切られた狭い空間はどのように映っているだろうか。高齢者では加齢に伴い視力が低下している場合も多く，私たち援助者から見えている高齢者の周囲の環境と高齢者本人から見えている周りの環境は大きく異なるかもしれない（図4）。このように，高齢者の目線を意識することは，環境が高齢者にもたらしている影響への気づきにもつながる。

次に，高齢者にとっての環境の個別性について考えてみる。図5を見てみよう。「ベッドサイドのテーブルにお茶が準備されている」という環境がある。そして，図の左側の高齢者は準備されたお茶を自分で飲むことができている。一方で，右側の高齢者は同じ環境下であっても「自力で起き上がることができないため，自分でお茶を飲むことができない」。両者を比べてみると，同じ環境でも機能障害や心身の状態などの個別的な要因によって環境から受ける影響

図4 ベッドに臥床している高齢者が捉えている・感じている周りの環境

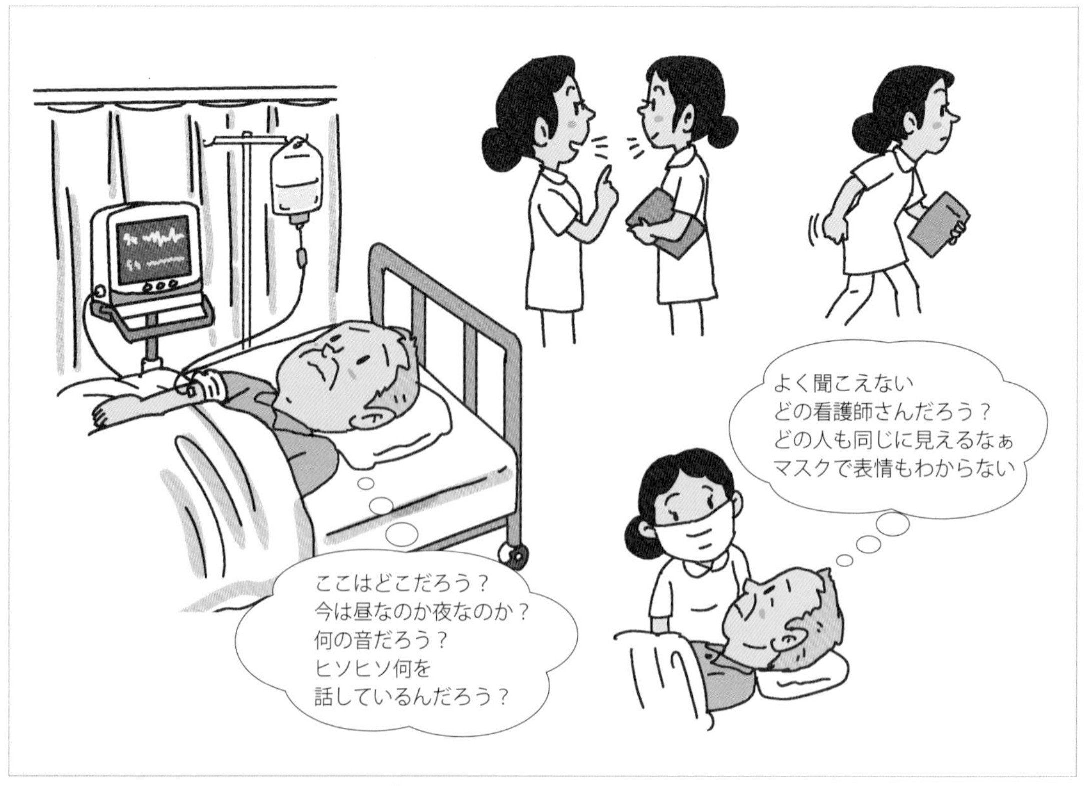

図5 高齢者が環境から受ける影響の違い

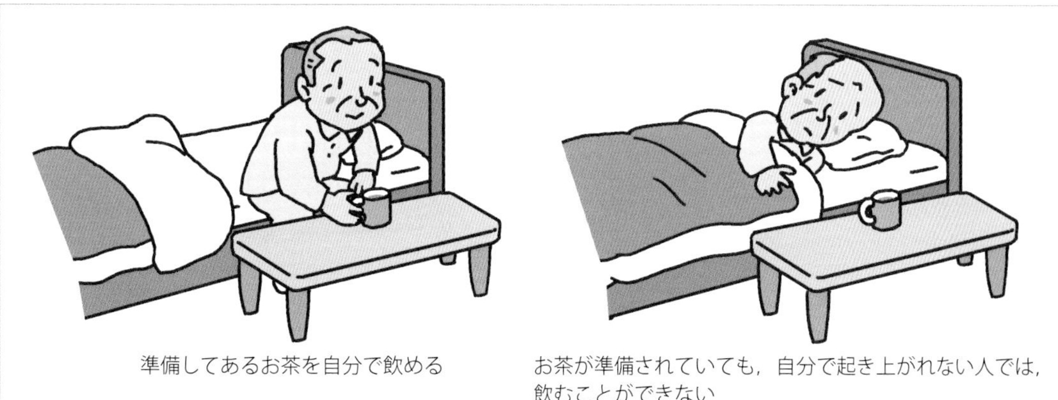

準備してあるお茶を自分で飲める

お茶が準備されていても，自分で起き上がれない人では，飲むことができない

が異なっていることがわかる。後者の高齢者がお茶を飲める環境を整えるためには，「援助者がベッドアップして，お茶を手渡す（あるいはストローが付いたペットボトルのようなものを手の届くところに設置する）」という環境整備が必要となる。このように，個々の高齢者の個別性により環境から受ける影響や，環境調整の必要性や方法が異なるということを理解して環境の適切さを判断する必要がある。

図6では在宅で入浴支援を必要とする高齢者を一例として，高齢者の個別性を踏まえた入浴環境を整えるための環境アセスメントの視点を示した。右半身に麻痺がある高齢者の入浴環境を考える場合，まず高齢者本人のこれまでの入浴習慣や入浴動作の自立度，在宅での介護者の有無，自宅の浴室の物理的環境，地域に入浴支援が可能なサービスがあるか等の多面的な情報収集を行う。そして，いつも過ごしている部屋から浴室まで安全に移動するための環境は整っているか，浴室の中と外の寒暖差は大きくないか，健側の左上肢はどんな道具があれば（あるいはどのような条件が整えば）自分で洗うことができるか，浴槽の高さは高齢者が安全にまたぐことができる程度か，浴槽の大きさや深さは高齢者の体格にあっているか（浴槽が大きすぎて高齢者の身体が浮き上がって不安定な体勢になったり，顔がお湯に浸かってしまったりしないか）など，入浴に関する一連の動作や安全性，自立性の尊重などの観点から環境アセスメントを行うことにより，個別的な入浴支援につながる。

看護師など援助する側がつくり出している高齢者の環境について，物理的環境に焦点を当てて具体的に考えてみよう。例えば，入院・入所してきた高齢者の部屋をどこにするか，多床室であればベッドの配置をどこにするか，ベッド柵をどの位置に設置するか，ごみ箱をどこにおくか，ナースコールのボタンをどこに配置するか，ベッドの高さをどうするか等については，これらの環境を看護師が調整することが可能である。看護師によるこれらの環境調整の結果が，高齢者にとっては入院中の日常生活の重大な環境要因になる。環境調整のために必要な具体的な情報の例として，入院前に過ごしていた部屋（ベッドなど）の配置，高齢者のADL（activities of daily living：日常生活動作）の状況，入院中に必要となることが予想される治療やケアの内容，利き手はどちらか，本人の希望，高齢者本人の状態変化（あるいは周囲の患者の状態変化など）によって病室移動の可能性があるかなどがある。

病院・施設等においては，患者一人ひとりの好みにあわせることができない場合もあり，また，環境のハード面を大きく変更することはできないが，高齢者の歩行能力にあわせてトイレの近くに部屋を配置する，ベッド柵の位置をず

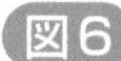

環境の個別性の例：在宅での個別的な入浴環境

高齢者の状態
環境アセスメントの視点
個別的な入浴環境の例
・脱衣所や浴槽の環境は入浴動作の自立度にあっているか
・安全に入浴するための環境条件は何か
・手助けをしてくれる人的環境があるか
・生活圏に利用できる入浴サービスがあるか

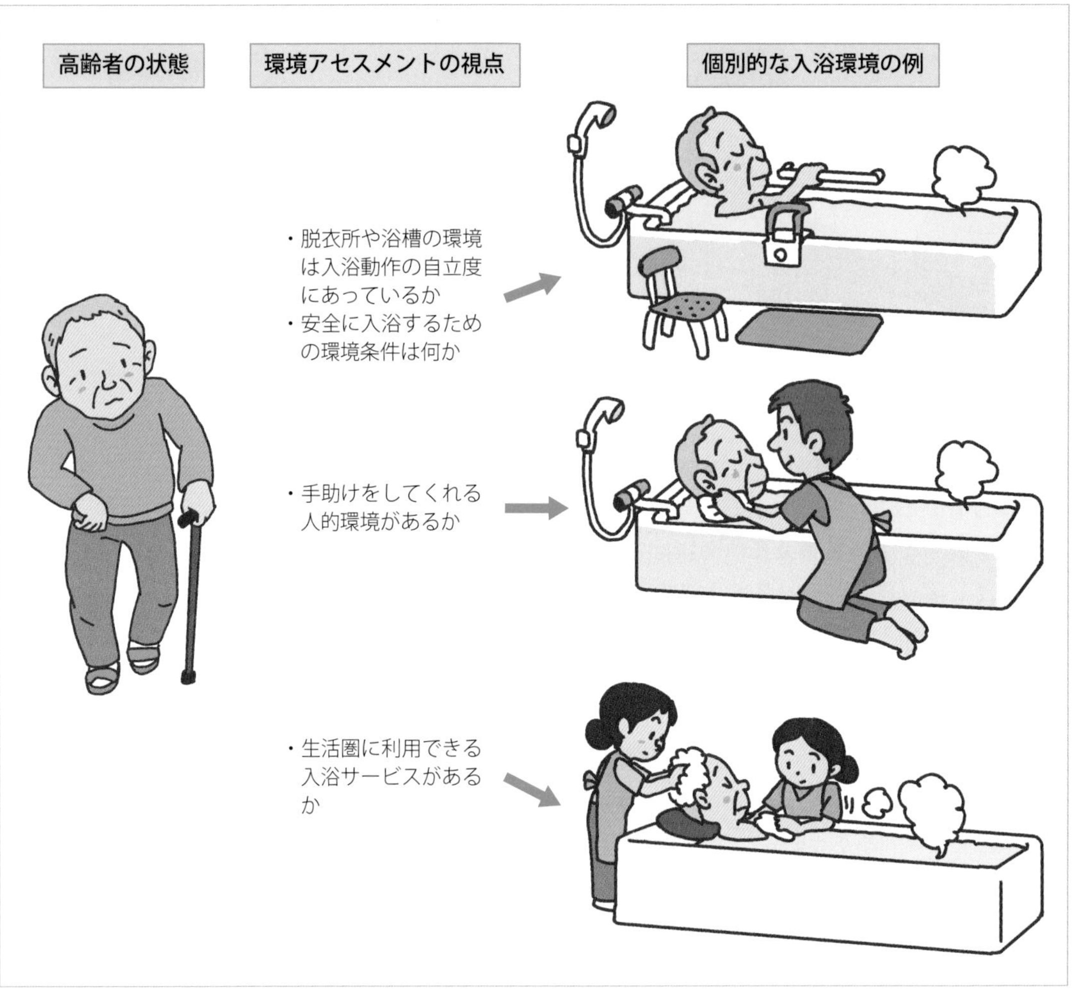

らすことによって自分で起き上がれるように調整する，寝たままでも見える位置にカレンダーを貼るなど，ちょっとした工夫によって高齢者の状態にあわせた環境や残存能力を発揮できる環境をつくり出すことは可能である。そのためには，環境アセスメントが重要となる。図7は，入院中の高齢者に対する環境調整の例である。

環境を振り返るためのアセスメントのポイント

環境はすでにそこにあるもの，必然的なものという視点から見ていると，高齢者の生活や健康に悪影響をもたらしている環境に気づきにくく，高齢者の残存能力や強みをいかした支援を発想しにくくなる。「できる－できない」，あるいは「どの程度の支援が必要か」は周囲の環境に左右されるということを意識し，高齢者がもっている能力を最大限に発揮できるような環境を整えることを意識する必要がある。

前述したように，どのような環境が適しているかは個々の高齢者によって異なるものであり，一概に「これが良い」と断言できるものではない。それぞれの高齢者について，以下のような視点から環境をアセスメントしてみるとよい。

図7 入院中の高齢者に対する環境調整の例

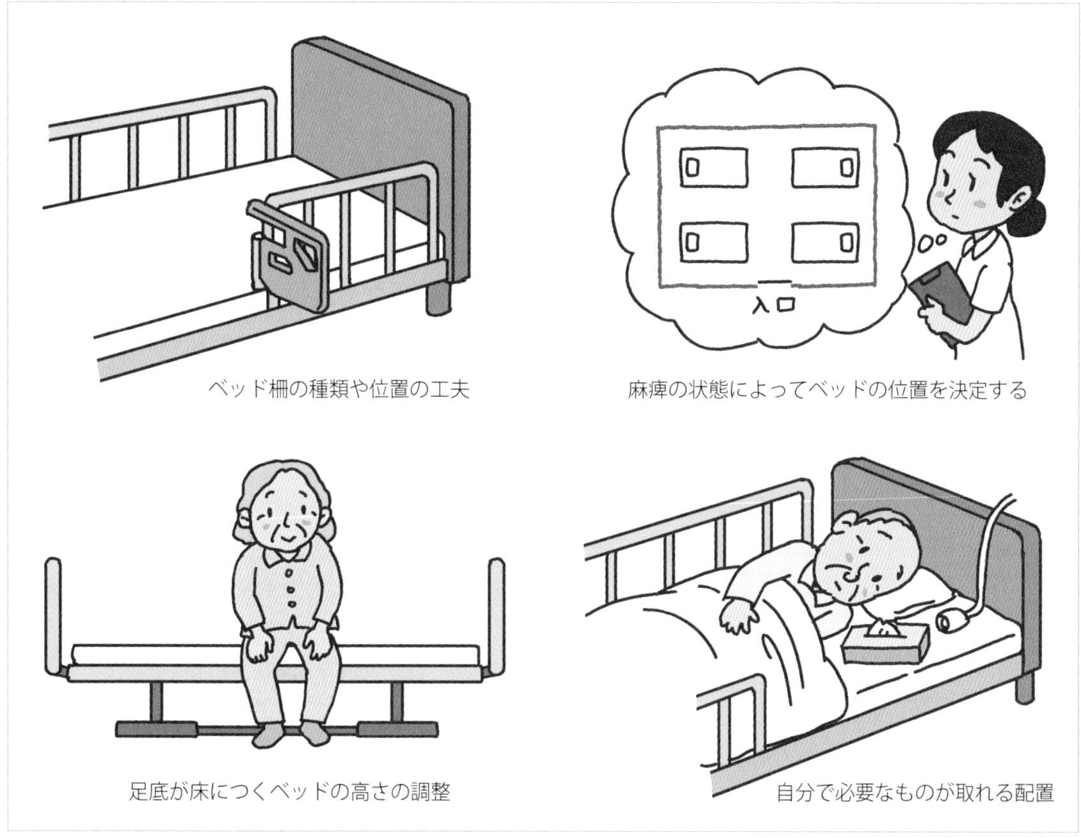

ベッド柵の種類や位置の工夫
麻痺の状態によってベッドの位置を決定する
足底が床につくベッドの高さの調整
自分で必要なものが取れる配置

ポイント1：高齢者のこれまでの生活スタイルや生活習慣にあっているか

高齢者は他の年代よりも生きてきた年数も長く，それぞれ独自の生活スタイルや生活の方法を身につけている。例えば，自宅では畳に布団を敷いて寝ていた高齢者が，病院のベッドで寝る生活になった場合，布団からベッドという環境の変化によって，高齢者にどのようなことが起こりうるだろうか。また，長年一軒家で暮らしてきた老夫婦が，子ども夫婦と同居することになり高層階のマンションに引っ越しをしたらどんな影響が生じるだろうか等，これまでの生活スタイルや習慣に照らして環境を考えてみるとよい。

ポイント2：高齢者の有する病気や機能障害に配慮されているか

ゆっくりとした加齢性の変化や，慢性疾患のように徐々に身体や生活，ADLなどの影響が生じてきた場合には，その進行にあわせて高齢者自身が自分の環境を調整しながら暮らしていることが多い。一方で，脳梗塞の発作により後遺症として麻痺が残った，大腿骨頸部骨折を受傷して骨折は治癒したが歩行できなくなったなど，機能障害やADLのレベルが以前の状態から著しく変化したような場合には，自宅等これまで不自由のなかった慣れ親しんだ生活環境下であっても，同じように過ごすことができなくなる。高齢者の病態や機能障害に配慮した環境になっているかという視点が重要である。

ポイント3：高齢者の能力を最大限発揮できているか

環境は，高齢者の生活のしやすさや介護のしやすさ，受けやすさに関連するだけではなく，高齢者の能力の発揮に影響する。高齢者を取り巻く環境を，高齢者の能力の発揮という点から，促進因子，阻害因子となっているものはないか考えてみるとよい。このような環境アセスメントの視点は，「高齢者ができないことを手伝う」という援助する側だけに視点を置いた理解ではなく，高齢者の有する能力と可能性を信じ，「環境を整えることによって，高齢者が本来の能力を発揮できる」という高齢者の強みに視点を置いた理解が基盤となる。

ポイント4：安全であり，危険がない

高齢者の能力の発揮や心地良さなど，高齢者のためになるような環境の視点も重要であるが，その前提として，安全であり危険がない環境であるという視点が必要不可欠である。一方で，例えば「ベッドから起き上がって転落する危険を防止するためにベッド柵を増やして自分で降りられないようにする」など，安全性を追求するあまり，高齢者の行動を制限し，自由度を奪うような環境を援助者がつくり出してしまう危険性もはらんでいることに注意する必要がある。

このような高齢者の行動を制限するような環境整備の方向性は，結果的に「ベッド柵を乗り越えようとして，さらに危険な環境をつくり出してしまい，心身の廃用を進行させてしまう」など，高齢者にとって安全であるとはいえない結果をもたらすことになる。このような場合には，「なぜ起き上がろうとしているのか？」というように行動の真の原因に目を向けて，「高齢者が安全に起き上がれるためには，どんな環境があればよいか？」と発想を換えてみるとよい。

ポイント5：高齢者（家族）にとって居心地は良いか

トイレまで歩行することが難しい高齢者がベッドサイドにポータブルトイレを設置している，ベッド近くに尿器などを設置して自分で使用しているというような環境を目にすることがある。トイレまで移動する際の転倒リスクの軽減や自分で排泄したいときに人の手を借りずに行いやすいという点では，「適切な環境」であるとアセスメントできるかもしれない。しかし一方で，ベッド上で生活する時間が長い高齢者の場合には，いつでも近くにポータブルトイレや尿器などの排泄用具が設置されている環境が快適とはいえない。このように，療養環境を安全性や機能性，介護の効率などの点からアセスメントするだけではなく，高齢者や家族にとっての居心地の良さや快適さの点からアセスメントすることも必要である。特に病院などの医療施設は高齢者やその家族にとって非日常的な環境であり，緊張感の高まる場面が多い。そのようななかでも居心地の良さを感じる環境についてアセスメントする視点があるとよい。

ポイント6：高齢者と家族介護者など介助者の双方にとって負担がない状況であるか

大規模な改修を行うことはできなくても，ベッドや物品の配置を少し変えたり，ベッド柵の位置を少しずらす等のちょっとした工夫で生活しやすくなったり，介護しやすくなったりすることがある。高齢者あるいは介護者の双方の視点から負担になっていることがないかに目を向けてみると，環境の改善につながるような視点が見出せる可能性がある。加えて，援助者，介護者にとって負担のない環境は重要であるが，介護者にとって最良の環境が高齢者にとって最善の環境であるとは限らない。援助者にとって都合の良い環境になっていないか点検が必要である。

ポイント7：今現在の高齢者にあっているか

高齢者の療養の経過は長いことが多く，高齢者の状態の変化，療養場所の移行，家族介護者の状況の変化によって，環境の再アセスメントや見直しが必要である。これは，高齢者の機能の低下にあわせて環境を変えていくという視点だけではなく，回復や機能の向上にあわせて自立へと導く視点を忘れないことが重要である。

03 環境を変化させることができるか(できないか)を予測する

誰が(何が)環境をつくり上げているか

環境変化に注目し，目的や必要に応じて環境を変化させる・調整するためにはまず，注目する環境が誰によって(誰のために)つくられているものかを考えてみる。次に，その環境を変化させることができるのか，できないのかについて考えてみるとよい。特に，要介護状態で日常生活に支援を必要とする場合や，病院や施設で集団生活をしている高齢者の場合には，看護師等の援助者によって環境が調整されていることも多い。したがって，援助する側にとって都合の良い環境になってはいないか，個々の高齢者にあわせた環境が整備されているかなどの視点で振り返る必要がある。また，外気温，湿度，天候などの自然環境は直接変化させることはできないが，寒ければ衣類や室温で調整する，湿度が低ければ加湿するなど環境に合わせた調整が可能である。

これらの環境調整は，その必要性に気がつくことができれば看護師によって調整することが可能である。例えば，「この数日，いつもより水分が摂れていない」「微熱がある」というような身体情報と，「室温が高く，空気がカラカラに乾燥している」「暖房がつけっぱなし」というような環境に関する情報を関連づけてアセスメントすることによって，「脱水を起こしているかもしれない」と高齢者の状態をアセスメントすることができ，必要な水分を補給する治療やケアの提供と同時に，さらなる脱水をまねかないように室温や湿度を適切に管理するという視点が導かれる。また，「夜にベッドの足元ライトをつけると，より安全にトイレまで移動できるのではないか」「ベッドの向きを逆にしたほうが利き手が使いやすくなるのではないか」など，想像力をもって環境に目を向けて工夫することによって高齢者をより良い状態にできる，そして，その役割が看護師にあると考えることが重要である。

病院や施設，あるいは在宅の場合にも，すでにあるハード面を変えられず，高齢者にとって適した環境に調整することが難しい場合もある。例えば，多床室に入院している一人の患者が「暑いので室温の設定を下げてほしい」と申し出たり，「洗面所の近くの部屋にベッドを移してほしい」というような要望をするケースである。複数の患者がいる多床室の場合や集団生活のなかでは，個々の要望にあわせた調整が難しく，一人の患者の好みにあわせられない場合もある。そのような場合には，問題となっている環境が当事者の一人の高齢者にとってどうかという点だけではなく，影響を受けるすべての高齢者にとってどのような影響を与えうるかをアセスメントする。そのうえで，環境を変えることができるか否かの判断や，何をどの程度変更するのがよいのかなどについて判断し，申し出た本人のみならず，同室者など影響を受けるほかの患者への説明を行い，合意を得るようにする。

次に，人的な環境について考えてみよう。高齢者に接する援助者の言動や態度は，人的環境の一部であり高齢者の生活のしやすさや，回復の促進，自尊感情の維持にも関連する。援助者の立ち居振る舞いや言葉遣いは，高齢者にどのように映っているのか，看護師同士のベッドサイドでの会話の様子はどう映っているのか，看護学生として高齢者のそばにいることがどんな影響を及ぼしているかなど，常に客観的に振り返り，高齢者への影響をアセスメントする必要がある。テキパキとした機敏な看護師の動きも，体調が悪く，外界からの情報の取り込みや理解に時間を要する高齢者にとっては，威圧的で声をかけにくいと感じるかもしれない。

さらに，認知症を有する高齢者の場合には“ここは自分の居場所ではない”と感じ，不穏状態に陥ったり，「安心できる場に帰りたい」気持ちを強めてしまったりすることもある。その逆に，「もうすぐお昼ごはんですよ」「私が○○さんの担当なのでお手伝いしますね」「○時になったら，検査にいきましょう」と援助者が高齢者の時間や場所，人に関する見当識を補うような声かけを行うことによって，不安に感じることなく安心して生活することができる環境が整うかもしれない。

援助者は，自分の態度や言動が高齢者の環境の一部であることを常に意識して，脅威を与える環境の一部になってしまっていないか，高齢者を助ける環境の一部になっているか，あるいは高齢者の能力の発揮を妨げる環境をつくり出していないかなどの視点からアセスメントして援助を行う必要がある。

環境を強みに変えるアプローチのためのアセスメント

前述では，環境には「変えられるもの」と「変えられないもの」があり，特に病院や施設で生活する高齢者の場合には，看護師等の援助者が高齢者の生活環境をつくり出していることが多いと説明した。ここでは，高齢者がもっている能力を最大限発揮できるような環境調整のためのアセスメントについて考えてみよう。

高齢者個人にとって環境は，安全で健康的な生活や，生活のしやすさをもたらす促進要因ともなり，逆に生活上の危険や不自由をもたらす阻害要因にもなりうる。環境を調整する・変化させることを試みる場合には，環境を促進要因，阻害要因の両面から検討し，高齢者にとって環境が強みとなるようなアプローチが必要である。

ここでは，認知症の高齢者の排泄場面を例にあげ，環境を強みに変えるアプローチを行うための情報収集やアセスメントの視点について考えてみよう。表3の高齢者は，トイレ以外の場所で排尿してしまうため，高齢者本人は困っていないかもしれないが，援助する側が困っている状況を示している。表3に描かれている認知症の高齢者は，尿意を自覚することができ，失禁することなく，自分で排尿ができている。また，病室の隅まで自分で歩行して移動することができており，多くの残存能力を有していることが理解できる。高齢者が有しているこれらの強み（残存機能）が十分に発揮できることを目指して，高齢者に変化を強いるのではなく，環境のほうをあわせていくためのアセスメントを行うという視点が重要である。

04 気づくためのトレーニング

環境を理解するための情報収集

目の前の高齢者が置かれている環境を理解して必要な支援を提供するためには，多角的な情報収集が必要となる。ここでは，以下の5つのケースについて，環境の工夫を行うためにどんな情報が必要か，それをどのような方法で得るかを具体的に考えてみよう（表4）。

- Gさんは，認知症に伴う見当識の低下によってリハビリの時間や場所が覚えられず，今か今かと一日中気にしている。
- Hさんは，脳梗塞の後遺症によって利き手の右手が麻痺してしまったが，退院したら自宅でお風呂に入りたいと希望している。
- Iさんは，下肢の筋力低下により自立歩行ができず，寝たきりの状態である。のどが渇いても，忙しそうな看護師に遠慮して水を飲みたいと伝えることができない。
- 一人暮らしのJさんは，最近もの忘れが目立つようになり，薬の飲み忘れが増えている。
・認知症のKさんは，自宅ではトイレで排尿できていたが，入院してから失禁するようになった。

このようなケースを実際に支援する場合には，受けもち看護師が中心となって情報収集，環境アセスメントを行い必要な支援を検討することになる。療養している高齢者の環境に関する情報収集や専門性に基づいたアセスメントは，看護職だけではなく介護職，理学療法士，作業療法士等の専門職も行っているため，適宜情報交換を行うことによっても新たな情報に目を向け，環境を見直すきっかけとなる。また，高齢者の状態の変化にあわせて環境に関する情報収集やアセスメントを継続的に行うことも重要であるため，カンファレンスのテーマとして話し合いをしたり，スタッフ間で振り返りを行うなどの方法も有効である。

このような実践を積み重ねることで，環境をアセスメントするための力をつけていく。

参考文献

・チャールズ・A・ラップ，リチャード・J・ゴスチャ著，田中英樹監訳：ストレングスモデル第3版―リカバリー思考の精神保健福祉サービス，pp3-44，金剛出版，2014.
・パム・ドーソン，ドナL. ウェルズ，カレン・クライン著，山下美根子監訳：痴呆性高齢者の残存能力を高めるケア，pp12-54，医学書院，2002.

表3 高齢者の強みをいかす環境調整のためのアセスメントの視点

高齢者の状態	高齢者の強みをいかすためのアセスメントの視点	強みをいかした環境調整の例
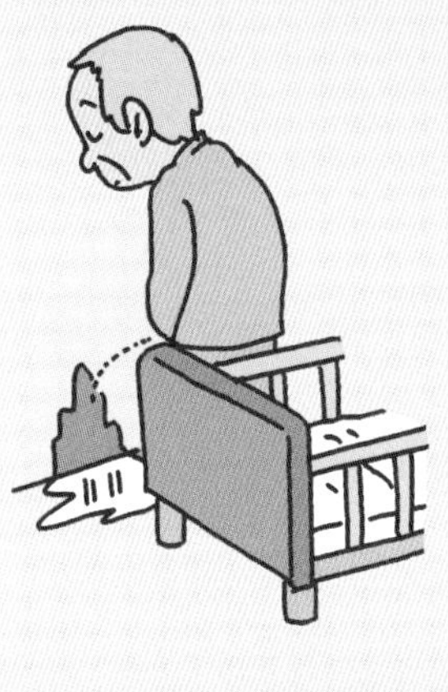	・どのような環境が整えば，高齢者はトイレで排泄することができるか ・高齢者の強みをいかす環境に変更することは可能か ・現在の環境は，高齢者の機能や能力を発揮することができる環境か ・環境による阻害要因は何か	人的環境の調整：人的環境を整えてトイレの場所がわかるようにする 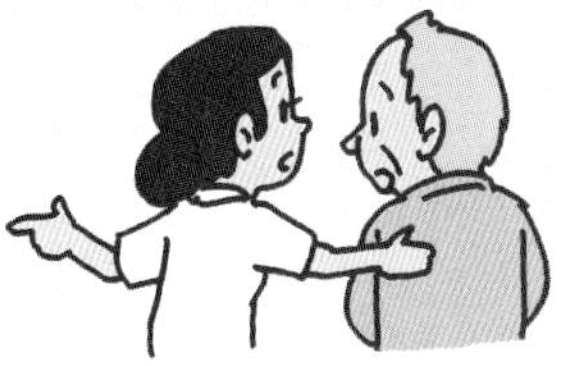 物理的環境の調整：物理的環境を整えてトイレの場所がわかるようにする 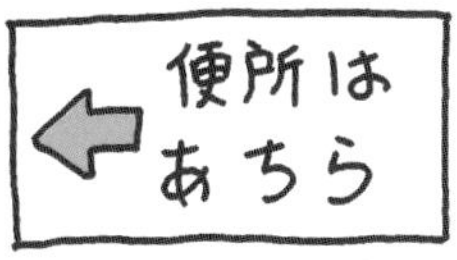 便所はあちら 物理的環境の調整：高齢者の認識にあわせて病室の片隅をトイレにしてしまう 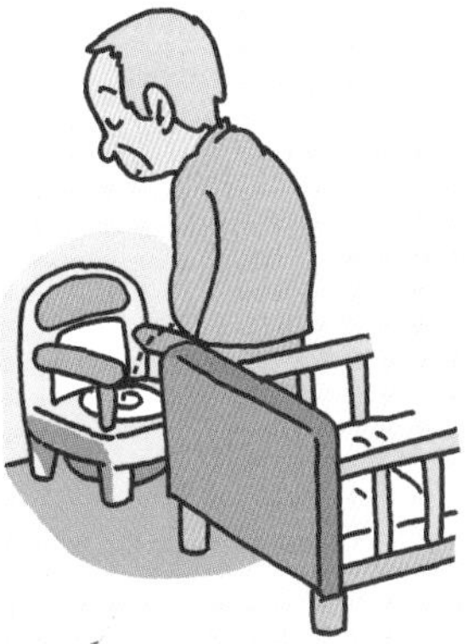

表4 **高齢者の状況と環境理解のための情報収集の視点**

高齢者の状況	環境理解のための情報収集の視点
Gさんは，認知症に伴う見当識の低下によってリハビリ室での機能訓練の時間や場所が覚えられず，今か今かと一日中気にしている	記憶障害，見当識障害の程度 どんな方法で時間や場所が伝えられているのか 視力障害，聴力障害の有無や程度 ほかに気になっていることの有無 機能訓練に対する取り組みの様子 機能訓練以外の一日のスケジュール 体調の変化はないか 自宅での一日の過ごし方　　　など
Hさんは，脳梗塞の後遺症によって利き手の右手が麻痺してしまったが，退院したら自宅でお風呂に入りたいと希望している	現在の入浴の様子 自宅でのこれまでの入浴方法 麻痺の部位や程度 浴槽をまたぐ，洗身するなどの動作 入院治療に伴う筋力などの廃用の有無や程度 自宅の脱衣所，洗い場，浴槽の仕様 手伝ってくれる介助者の有無　　　など
Iさんは，下肢の筋力低下により自立歩行ができず，寝たきりの状態である。のどが渇いても，忙しそうな看護師に遠慮して水を飲みたいと伝えることができない	食事・水分の摂取状況，必要量 自宅での食事，水分の摂取量，方法 脱水兆候の有無 嚥下障害の有無や程度 言語によるコミュニケーションの可否 認知機能障害の有無や程度 ナースコールの利用の可否，セッティング状況 関わっている看護師の声のかけ方や頻度 話しかけやすい態度，表情 お茶の配膳など，病棟のシステム　　　など
Jさんは，一人暮らしをしているが，最近もの忘れが目立ち，薬の飲み忘れが増えている	記憶障害，見当識障害の有無や程度 もの忘れなどの日内変動 現在の服薬管理の方法 Jさんの内服忘れに対する認識 内服している薬の作用・服用量 利用している居宅サービスの有無 サポートしてくれる人の有無　　　など
認知症のKさんは，自宅ではトイレで排尿できていたが，入院してから失禁するようになった	自宅のトイレの仕様，リビングや寝室との位置関係 病院のトイレの使用や病室との位置関係 入院後の排泄支援の方法（誘導の有無やタイミング，声のかけ方など） 排尿に関する疾患や機能障害の有無や程度 尿の性状や失禁の回数 記憶障害，見当識障害の程度，日内変動 食事や水分の摂取量 利尿薬など，排尿に影響する薬の服薬の有無 入院の目的，主病名，治療・検査の内容 自宅でのオムツ使用の有無（入院後の使用の有無） 排泄，失禁に対するEさんの認識　　　など

第3部

事例から理解する
気づきとアセスメント

1 在宅で長期に療養している高齢者の変化に気づき，治療につなげた事例

80歳代後半の男性Aさんは5年前に妻を亡くしてから独居であり，2年前のうっ血性心不全を契機に，訪問診療，訪問看護を受けている。今回，訪問した際に，いつもと違う様子から熱中症を発見し，入院治療につなげた。この場面でのアセスメントについて述べる。

01 事例紹介

4年前に室内で尻もちをついたことから腰椎圧迫骨折を受傷し，入院治療を行った。退院後，長距離歩行や家事動作が困難となったが，要介護認定を受け介護サービスを利用し独居生活を続けていた。

2年前にうっ血性心不全のため入院した。10年ほど前に急性心不全で入院しており，その際，心房細動を指摘され内服治療を続けていたが，服用できていなかったことがわかった。また，通院も難しくなり，訪問診療（2回/月）と訪問看護の利用も開始された。その後，2年間，在宅にて療養していた。2年前の入院時に軽度認知症と診断されている。

現在，障害高齢者の日常生活自立度判定基準はランクA-2（準寝たきり），認知症高齢者の日常生活自立度判定基準はランクⅠである。

現在，2階建ての一戸建てに住んでいる。近隣とはゴミ出しのときなどに話をする程度のつきあいである。子どもは一人（長男）で，車で1時間ほどの場所に居住し，土曜日か日曜日に訪問し，家事などを手伝っている（図1）。

訪問看護にあたり，本人・家族の意向を確認したところ，Aさんは「家族に迷惑をなるべくかけず自宅で自由に過ごしたい。身体は丈夫

図1 家族背景

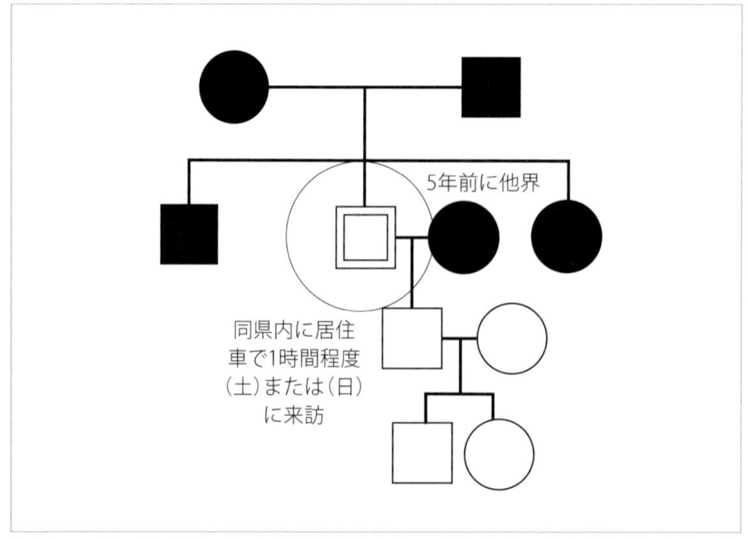

にできている。体力や足の筋力が落ちているのは感じるので，運動して筋力をつけたい」と話した。長男からは「父はこだわりが強くサービス利用に抵抗があるかもしれないが，好きに過ごさせてあげたい。一人暮らしなのでいろいろ心配だが皆さんに助けていただけたらと思う」との話である。

現在，要介護2で，訪問看護，訪問介護，半日型通所リハビリテーション（以下，デイケア）を利用している（表1）。介護保険サービスでの援助方針は「住み慣れた自宅で体調不良や生活の不安なく過ごせるよう本人・家族の意思を確認，尊重しながら心身の負担のないよう留意し，支援していく」ことである。

02 定期の訪問看護での気づきとアセスメント

8月のある日の午前10時頃，Aさんを訪問した。前週の訪問時，Aさんの状態に変わりはなく，その後の訪問介護員（ヘルパー）やケアマネジャーからは特に連絡はなかった。この1週間は，最高気温35～37℃/最低気温25～27℃と，昼夜とも暑い日が続いていた。

訪問時の状況と状況の判断（図2）

玄関の呼び鈴を鳴らしたところ，しばらく反応がなかった。少し待っているとAさんが鍵を開けて出迎えてくれた。「おはようございます」と声をかけたところ，少し遅れて「あ，おはよう」と返事があった。椅子や壁を頼りにふらふらとしながらゆっくりとリビングまで移動し，ソファーにドサッと腰かけて目を閉じた。いつもと様子が違うこと，元気がないことが気になった。ふだんのAさんの様子と今の状態を比較し，何が起きているのかを判断する必要があると考えた。

ふだんのAさんについて

ふだんのAさんのADL（activities of daily living：日常生活動作）とバイタルサインを表2にまとめた。これは訪問看護のなかですでに把握していた情報である。

現在の状態

(1)バイタルサイン測定と問診

Aさんには難聴があり，閉眼して体調が悪いなかでは，会話でのメッセージが伝わりづらい可能性があると考えた。テレビがついていたので，消してよいか尋ねてからテレビのスイッチを切った後，バイタルサインを測定し，問診を行った。

体温37.5℃，血圧98/48mmHg，脈拍100回/分，呼吸数18回/分，酸素飽和度98％であった。

質問は短文で簡潔に尋ねるようにし，図3の会話となった。Aさんの声は弱く，声をかけると開眼し，視線があって返答するが，返答後は

表1 週間サービス計画表とサービス内容

曜日	月	火	水	木	金	土	日
サービス内容	半日型デイケア	訪問介護	訪問看護	訪問介護	訪問介護	サービス利用なし（家族来訪）	

デイケア：1回/週：下肢筋力維持
訪問看護：1回/週：病状観察，内服服薬管理，療養生活指導，医師との連携
訪問介護：3回/週：調理，冷蔵庫確認（賞味/消費期限など），後片付け，掃除，洗濯

図2 訪問時のAさんの様子

いつもより玄関に出てくるタイミングが遅く，歩き方，言葉かけに対する反応，座り方や姿勢が違う。しんどそう。何かが起きている
慢性心不全の増悪か？　脳血管疾患か？　腰椎圧迫骨折の痛みの増強か？　熱中症か？　脱水か？　感染症か？
今のところ明確な意識レベル低下はない。しかし，いつもに比べると反応が鈍く，意識障害の可能性がある
いつからこの状態なのか。高齢者は定型的な症状が出にくいという特徴から，緊急度が高い可能性がある

図3 問診時の会話

Aさん，調子，悪い？
（閉眼のまま，）いいや，なんともないよ
Aさん，朝ごはん，食べた？
食べたかな？食べたと思うよ
昨夜も暑かったね。よく寝た？
よく寝たよ。暑かったか？ちょっと寒いわ
お茶は飲んでる？
うん
痛いところは？
う〜ん，わからん

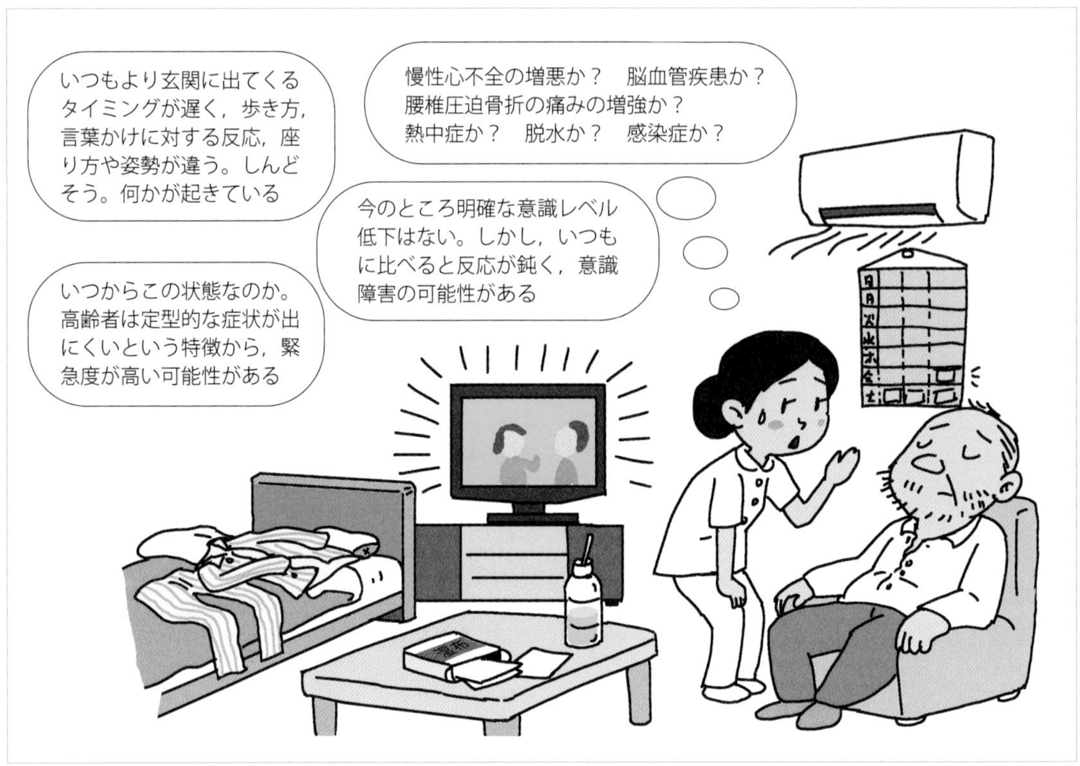

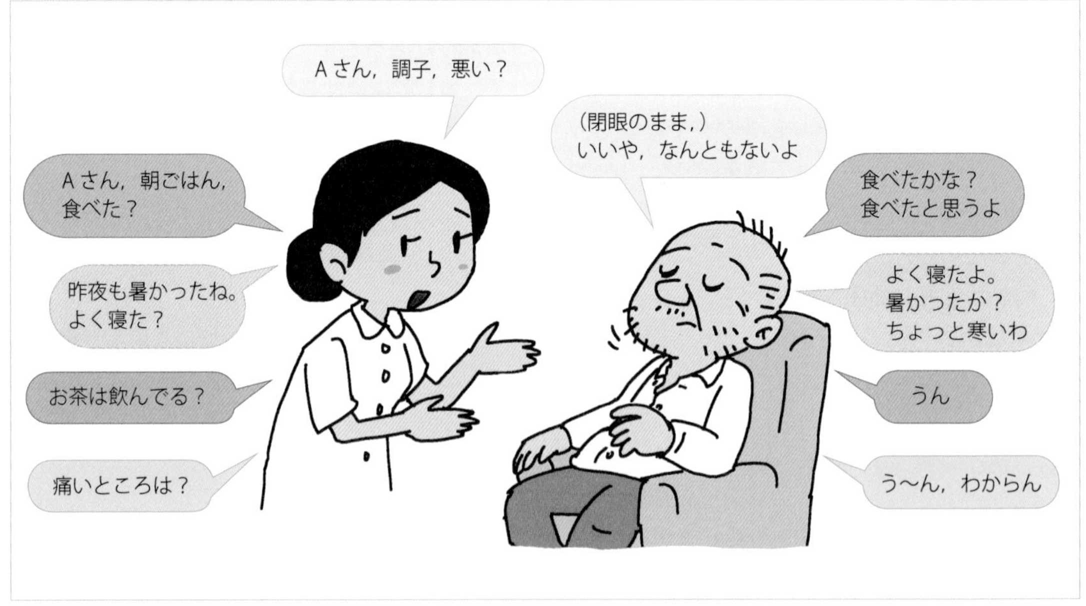

表2 ふだんのAさんのADLとバイタルサイン

BADL（basic ADL：基本的日常生活動作）	
食事	3食摂取（朝・昼・夕）/日，水分約1,000mL/日摂取 水分は脱水予防のため必要と認識し心がけて飲用 塩分制限（減塩6g/日）があるが薄味を好むため，負担感なし 部分義歯ではあるが咀嚼や嚥下に障害なし 身長・体重160cm・45kg（BMI：17.58）訪問看護利用時から体重減少なし
活動・休息	室内では杖なく歩行し，家の前のゴミ置き場にゴミ出し可能（週1回） デイケア利用以外はほぼ室内で過ごす 腰椎圧迫骨折後にて慢性的な腰痛があり，長時間の立位や歩行困難 下肢筋力の低下を自覚し，デイケアでは積極的に器具を使用し運動する 睡眠時間は22時～6時：約8時間。排泄で1～2回覚醒するがその後も入眠でき，よく眠れているとの自覚あり
排泄	トイレで排泄：夜間排尿1～2回。排便は毎日あり
身じたく	入浴：自宅でヘルパーの訪問時に入る（2回/週） 口腔ケア，更衣，髭剃り等の整容自立 看護師の訪問時には必ず外出服に更衣
コミュニケーション	情報の伝達，疎通はスムーズ 両耳ともに強度の難聴あり。意味を取り違えるときがあるがゆっくり，やや大きめの声は聞き取れる デイケアでは難聴のため他の利用者と積極的に話さず，交流は少ない もともと口数は少ないが訪問時には穏やかに昔話をよくされる 最近，喚語困難が増え，複雑な話の理解が難しくなってきている
IADL（instrumental ADL：手段的日常生活動作）	
電話の使用	発信，着信ともに使用可能
乗り物の利用	できるが最近はしない
家計管理	自立（家族が一部支援）
服薬管理	服薬カレンダーに1週間分に分けると服薬できる
買い物	家族が実施
食事の準備	ヘルパーや家族がつくり置きした食材を電子レンジで温めて食べる
掃除	ヘルパーが実施（元来しない）
洗濯	
バイタルサイン	
体温：36.0～36.5℃，血圧：120～130/60～70mmHg，脈拍：60～70回/分，呼吸：18～20回/分，酸素飽和度：97～98％	

すぐに目を閉じてしまう。

(2) フィジカルアセスメント

Aさんに問いかけながら，表3の情報を得た。Aさんは腰部の痛みが強くなり，薬を服用していたと話された。しかし，何のきっかけで，いつからこの状態かの詳細の状況については聞けなかった。

ケアマネジャー，デイケア担当者，ヘルパーからの情報収集

ケアマネジャーにAさんの状態を電話連絡し，デイケア，ヘルパー訪問時の状態を教えてもらうよう依頼した。その結果，2日前のデイケアの器械運動後に腰痛が強くなり，帰宅時には歩行に助けが必要であったこと，昨日ヘルパーが訪問したときにはベッドに臥床していたが，Aさんは「腰を痛めた，トイレには行けて

表3 フィジカルアセスメントの結果

- 麻痺・瞳孔異常：なし
- 浮腫：両下腿に軽度，ふだんと変わらない
- 口喝：「ある」
- 舌・口腔粘膜の乾燥：あり。口腔乾燥のため話しづらい様子がある
- 皮膚の張り：ツルゴール低下
- 腋窩：乾燥
- 体熱感：強い
- 炎症所見（発赤・熱感・腫脹）：四肢，体幹に認めず
- 全身倦怠感：「だるい」
- 嘔気：明確な回答なし
- 食欲不振：明確な回答なし
- 痛み：腰部打診で顔をしかめる

るし，薬を飲んでいるから大丈夫」と笑っていたこと，その際冷房はついていたこと，ヘルパーはケアマネジャーに連絡をするようにすすめたが，Aさんから「寝ていれば大丈夫」と言われたため連絡をしなかったことが伝えられた。

アセスメント

収集した情報をヘンダーソン（Henderson VA）の枠組みを参考に導いて解釈した結果を，表4に示す[1)]。この解釈から，以下のアセスメントを導いた。

高齢者は，加齢に伴う体温調節中枢の機能低下，汗腺の減少による発汗の減少により放熱しにくいこと，体内水分量の減少により深部体温が上昇しやすいという特徴がある。そのため，こまめな水分摂取や熱がこもらない環境の調整など，脱水症，熱中症の予防が重要である。Aさんは，ふだんは自ら水分摂取を心がけ，室内環境にも気配りをすることはできていたが，持病である腰痛がデイケアでの運動により増強し，痛みによる日常の生活動作の不自由さから，水分摂取が十分にできなくなった可能性がある。そのため，体内水分量のさらなる低下，脱水症をきたした。そこに，猛暑のなかもともと冷房を好まないという，今までの生活習慣から冷房の使用を控えたことによって，室内に「熱がこもる環境」をつくり熱中症を引き起こした可能性が高い。高熱は出ていないが，深部体温が上昇している可能性がある。脱水症状，倦怠感，虚脱感，判断力の低下などの症状が現われている。

元来，体力に自信のあるAさんは長男や周囲の人々に迷惑をかけたくないという自立心から，支援を求める行動につながらず，およそ2日間，このような生活のなかで，徐々に症状は進行し，非労作性熱中症を発症したと考えられる。症状からは熱中症分類Ⅱ度（図4）[2)]の状態と判断され，医療機関の診察・治療が必要な状態と考える。かかりつけ医に報告し，本人の同意を得て，早急に医療機関の受診が必要な状態であると判断した。

03 アセスメントに基づく看護

アセスメントにより，以下の看護を実施した。

まずは応急処置として，室内の冷房の温度を下げ，扇風機をかけた。ズボンのベルトを緩め楽な姿勢にし，症状の観察を継続した。そして，台所にあったスポーツドリンクと冷凍庫内の氷をコップに入れて，Aさんの手に持たせて姿勢を支え，「少しでもいいから頑張って飲んで！」

表4 情報整理・アセスメント：ヘンダーソンの14項目(一部改変)の枠組みを用いた分析

項目	情報	解釈
①呼吸	呼吸数18回/分，酸素飽和度98％。呼吸平静肺雑音なし，両肺音良好，咳・痰なし。呼吸障害なし	呼吸の異常はない。肺うっ血状態なく，心不全増悪の可能性は低い。発熱はあるが肺炎徴候なし
②飲食	朝食を食べた形跡がみられず，水分はペットボトル半分(250mL)は飲用。飲水を促すと飲むが嘔気出現。昨夜と今朝の内服薬が服用せず残っている。屯用の消炎鎮痛薬を服用していた	昨日あたりから水分，食事ともうまく摂れていない可能性あり。腰部の痛みがあり，消炎鎮痛薬を服用していた様子。腰部痛の増強による動きづらさから水分，食事摂取量が低下していた可能性がある
③排泄	排泄回数を問うがはっきりしない。尿・便臭なく下着の汚染はなさそう。促しで排尿し濃縮尿排泄	排泄回数は記憶障害と体調不良により不明。濃縮尿であり，体内水分量の減少，脱水状態である可能性あり。腰痛により夜間の排泄回数を減らすために飲水を制限したかもしれない
④移動・姿勢の保持	歩行はいつもに比べ不安定。上下肢の動きに左右差なし。ソファーにもたれかかるように座る。2日前のデイケアで腰痛増強の情報	上下肢は緩慢ながらも動きがあり脳血管系の障害はなさそう。腰部の痛みによる歩きづらさ，脱水，熱中症による倦怠感，虚脱感によるものと考えられる。腰痛によるトイレ歩行の困難さ，水分の控えが熱中症に影響を与えた可能性がある
⑤睡眠・休息	「よく寝たよ，暑かったか？　ちょっと寒いわ」	昨夜は熱帯夜であったが暑さは感じずによく眠ったとの自覚。リビング兼寝室の冷房をつけずに過ごした可能性が高い。暑い室内で悪寒。今後，体温上昇の可能性あり
⑥衣類	訪問時には外出着に更衣。今日はシャツとズボンだが乱れている。ベッド上にパジャマが無造作にある	呼び鈴が鳴ってから更衣したか。更衣や部屋の整えはAさんが大切にしているところなので，よほど体調が悪いと考えられる
⑦衣類・環境の調節による体温の維持	冷房の設置あり。もともと冷房を好まず，扇風機のみで過ごすことが多い。熱中症予防のためにサービス担当者は訪問時に冷房の必要性の説明と調整をしていた	来訪者があるときのみ冷房を入れていた可能性がある。高齢により体内の水分量の減少，温度感覚機能の低下に加え，体液減少により体温調整がしにくいなどの理由から脱水症状をきたし，高温，多湿の環境下において深部体温が上昇し熱中症を引き起こしている可能性がある
⑧清潔	ふだんは週2回，自宅で入浴だが今週は入っていない	腰痛や体調の悪さによると考えられる
⑨環境	一戸建て，近所づきあいはあまりない	体調が悪くても気軽に相談できるご近所さんはいない
⑩コミュニケーション	自己の意思は明確に示す。認知症により軽度の記憶障害はあるがその都度，説明すれば理解できる。いつもの声のトーンで話すと視線は合い，返答するが，反応がやや遅れる。返答後はすぐに目を閉じる	難聴と軽度認知症があるなか，体調不良にてコミュニケーション能力がさらに低下している。メッセージの伝達，受け止めには，話し方や伝え方，言葉の選択など，コミュニケーション方法の工夫が必要
⑪信仰 ⑫仕事 ⑬遊び・レクリエーション ⑭学習	元体育教諭で体力には自信がある。身体を動かすことが好き。80歳代後半の現在もデイケアで鍛え，筋力を維持するという意欲がある	Aさんは身体を鍛えるために通所しているデイケアで腰痛が再発したが体力に自信があることや他者に迷惑をかけたくないという思いから支援を求めなかったと思われた。筋力維持に対する運動への意欲を維持しつつ，エピソードが起きた際に支援が届く体制づくりは必要

ヴァージニア・ヘンダーソン著，湯槇ます，小玉香津子訳：看護の基本となるもの，pp83-84，日本看護協会出版会，2016. を参考に作成

図4　日本救急医学会熱中症分類2015

	症状	重症度	治療	臨床症状からの分類
I度 （応急処置と見守り）	めまい，立ちくらみ，生あくび 大量の発汗 筋肉痛，筋肉の硬直（こむら返り） 意識障害を認めない（JCS=0）		通常は現場で対応可能 →冷所での安静，体表冷却，経口的に水分とNaの補給	熱けいれん 熱失神
II度 （医療機関へ）	頭痛，嘔吐， 倦怠感，虚脱感， 集中力や判断力の低下 （JCS≦1）		医療機関での診察が必要→体温管理，安静，十分な水分とNaの補給（経口摂取が困難なときには点滴にて）	熱疲労
III度 （入院加療）	下記の3つのうちいずれかを含む （C）中枢神経症状（意識障害JCS≧2，小脳症状，痙攣発作） （H/K）肝・腎機能障害（入院経過観察，入院加療が必要な程度の肝または腎障害） （D）血液凝固異常（急性期DIC診断基準（日本救急医学会）にてDIC と診断）⇒III度の中でも重症型		入院加療（場合により集中治療）が必要 →体温管理 （体表冷却に加え体内冷却，血管内冷却などを追加） 呼吸，循環管理 DIC治療	熱射病

I度の症状が徐々に改善している場合のみ，現場の応急処置と見守りでOK

II度の症状が出現したり，I度に改善が見られない場合，すぐ病院へ搬送する（周囲の人が判断）

III度か否かは救急隊員や，病院到着後の診察・検査により診断される

日本救急医学会 熱中症に関する委員会：熱中症診療ガイドライン2015, p7, 2015.

と飲水を促した。

また，主治医に連絡し，アセスメントと医療機関への搬送の必要性を伝えたところ，救急要請して医療機関に搬送するよう指示を受けた。

Aさんに，今の身体の状態と治療の必要性を説明したが，Aさんは「病院には行きたくない」と答えた。その理由を問うと，「息子に迷惑をかけたくない，寝ていれば治る」と話した。

そこで，この猛暑では若いスポーツマンでも熱中症に罹患していること，今すぐ適切な治療を受ければ体力のあるAさんなら短期間で回復するであろうこと，そのほうが息子さんに迷惑をかけないことを伝えた。Aさんは黙って聞いていた。

長男にも電話で状況を伝え，病院受診の了解を得た。本人が病院に行きたくないと話していることを伝え，直接，長男とAさんとで話をしてもらった。その結果，Aさんは「仕方ないね」と受診の了解を得たところで，救急隊に連絡し，Aさんの状態を報告した。また，救急病院への搬送後，救急外来にAさんの状態を報告した。さらに，外来看護師にAさんのふだんの状態，コミュニケーション方法，現在の状態を伝えた。

04 行った看護の評価とその後の支援

Aさんは救急病院で熱中症（深部体温40.5℃），脱水症と診断され，入院となった。訪問時のAさんの症状からさまざま原因が考えられた。また，Aさん自身が受診を希望しなかったことから，対応がすぐにできなかった。しかし，Aさんの今回の状態は判断が遅れると生命に関わる状態であり，救急搬送の判断が重要な場面であった。

改めて，環境変化が高齢者に影響を及ぼすことを痛感した。熱中症，脱水症は生活上の注意により予防できる要素も大きいことから，Aさんの自立心，価値観を大切にしつつ，関わる関

係職種が微細な変化に気づき，連携できるよう，ふだんから関係職種間で情報共有し支援する体制づくりが必要であると気づかされた。

Aさんは幸い，短期間の入院で在宅に戻ることができた。その後，サービス提供者間で今回の事象を話し合い，連携の重要性を確認し合った。また，地域の民生委員，見守りサービスの協力の情報提供，活用が提案され，Aさんも同意された。訪問看護は予防の観点からの療養支援を行うことを確認した。

Aさんの意思に沿った生活が継続できるよう，多職種との情報共有，連携を念頭に置き，引き続き支援している。

引用文献

1）ヴァージニア・ヘンダーソン著，湯槇ます，小玉香津子訳：看護の基本となるもの，pp83-84，日本看護協会出版会，2016.

2）日本救急医学会　熱中症に関する委員会：熱中症診療ガイドライン2015, p7, 2015.
https：//www.jaam.jp/info/2015/pdf/info-20150413.pdf（最終アクセス2022年1月7日）

2 入院時のアセスメントにより予防策が功を奏した事例

入院時よりせん妄を発症しやすいと考えられた高齢患者に対し，せん妄リスクマネジメントフローチャート（図1）に沿って，せん妄のアセスメントとケアを実施した。

01 事例紹介

入院までの経過

Aさんは80歳代男性で，健康診断にて胸部異常陰影を指摘され，約1か月前に検査目的で2日間B病院C病棟に入院した。気管支鏡検査後「ここはどこ？」など少し混乱する様子がみられたが，予定通り翌日退院した。

退院後外来で長男とともに肺がんを告知され，手術を受けることを決めた。前回入院より約1か月後の今日，胸腔鏡下中葉切除術を受けるため前回と同じC病棟に入院した。Aさんは妻に先立たれ，長男夫婦と同居しており，ADL（activities of daily living：日常生活動作）は自立，喫煙歴はない。60歳まで会社員として勤め，退職後は自宅で野菜づくりを趣味としていた。

入院当日（手術前日）の状態

長男とともに来院されたAさんを病室に案内した。看護師よりAさんと長男に，禁飲食になる時間など，資料を提示しながら術前オリエンテーションを行った。Aさんは周囲を見回して話に集中できず，長男がAさんの耳元で看護師の説明内容を伝え直していた。長男は「初めての手術で緊張しているようです。耳が遠く，大きな声で話せば聞こえますが，聞こえなくても自分から聞き返さないことが多いので，よろしくお願いします」と話した。

夕食後，夜勤の看護師が21時以降の禁食，明朝6時からの禁飲食について説明するとAさんは「そんなことは聞いていない」と怒りはじめた。その後，廊下を行き来しているAさんに「どうされましたか」と声をかけると，少し戸惑った様子で「トイレに行ってきたが部屋は……」と返答があり，部屋まで案内した。

消灯前に再度部屋にうかがうと，Aさんはベッドに座り暗い表情でうつむいていた。「どうされましたか」と声をかけると「なんでこんなことに……」と話した。

図1 せん妄リスクマネジメントフローチャート

1　せん妄ハイリスク患者スクリーニング

1）せん妄リスクアセスメント

○入院決定時アセスメント ○入院時アセスメント （準備因子のチェック）	○状況変化時アセスメント
□75歳以上 □認知症 □もの忘れの傾向 □脳血管障害の既往 □アルコール多飲 □（非）ベンゾジアゼピン系薬剤内服（せん妄の原因となる薬剤参照） □せん妄の既往	□全身状態悪化 □脳機能障害 □電解質異常 □循環障害 □感染症 □代謝性障害 □内分泌疾患 □薬剤 □侵襲の大きい手術・検査 □転棟・転室 □その他

上記１つでもあてはまる場合は，1-2）予防的ケアと
2　せん妄ハイリスク患者対応 に進む

2）予防的ケア

（1）パンフレットを用いて患者と取りまく人々に説明する
（2）以下の項目から該当する「予防的ケア」を選択し実施する

コミュニケーション	□1. 眼鏡・補聴器を使用する □2. 同じ看護師が受け持つ等なじみの関係を作る
苦痛緩和	□3. 疼痛，便秘・尿意など不快症状を緩和する
生活リズムを整える	□4. 見える位置に時計・カレンダーを設置する □5. 朝はカーテンを開け太陽光を取り入る □6. 夜は枕灯とするなど薄暗くする □7. 睡眠時間中の処置・ケアは避ける
環境	□8. 慣れ親しんだ湯飲みや家族の写真などを準備する □9. 話声・アラーム音等不快な音を減らす □10. 取りまく人々に面会や協力を依頼する
	□その他（　　　　　　　）

2　せん妄ハイリスク患者対応：予防的ケアの継続とせん妄症状の経時的観察

1）各勤務せん妄症状を観察し経過表に記録する
2）１日１回日勤で経過表を確認し24時間の変動をカンファレンスにて評価し記録する

＊せん妄症状
□せん妄症状：注意障害
□せん妄症状：睡眠覚醒リズム障害
□せん妄症状：意識レベルの変容
□せん妄症状：見当識障害
□せん妄症状：幻覚
観察時は「**せん妄症状のチェックポイント**」（表３）を参照する

→ □せん妄症状がすべてなしの場合，終了基準を満たすまで，せん妄症状の観察とカンファレンスを継続する（終了基準は各病棟で定める）

→ □せん妄症状が1つ以上あり，かつ，カンファレンスにて24時間の変動（＝急性発症または症状の変動）が認められる場合，3　せん妄対応 へ進む

3　せん妄対応：直接因子・誘発因子のアセスメントと治療・ケアの提供

1）主治医に報告し，全身状態の悪化や合併症の発生がないか確認する
2）看護計画：**急性混乱**を立案する
　（1）**直接因子・誘発因子**をアセスメントする（表１「**せん妄の３因子**」を参照する）
　（2）医師と協働して睡眠覚醒リズム障害に対する睡眠薬の調整，精神症状への薬物療法を実施する
　（3）**誘発因子**を除去するケアを提供する
3）必要時専門家チームに相談する
4）せん妄症状の観察とカンファレンスでの評価・記録は継続する

聖隷三方原病院：看護部メディカル・リスクマネジメントマニュアル.

○○○

COLUMN 高齢者のせん妄

術後の高齢患者(65歳以上)の17～61%[1], ICU管理下では80%[2]がせん妄に至ると報告されている。高齢者は入院時からすでにせん妄を発症していることがあるが，見落とされがちである。

せん妄は意識障害と注意障害，急性発症，症状の変動を特徴とする病態である。そのため，入院時点の情報だけではアセスメントできない。入院前後および入院後の変化や変動について縦断的に情報を収集し，アセスメントすることがポイントになる。

入院前後の変化を知るために，家族や友人に『○○さんは，いつもと違いますか？』と尋ねる(single question in delirium：SQID)方法があり，変化を捉える視点として重要である。

せん妄は多要因であり，準備因子，直接因子，誘発因子(p155表1参照)をまずアセスメントし，要因を確定する。せん妄は，認知症や脳血管障害の既往など脳の器質的な脆弱性(準備因子)があるところに，身体疾患や薬剤などが直接因子となり，疼痛や不眠(誘発因子)などが引き金となり発症する。

まずは，①準備因子のアセスメントによるせん妄ハイリスク患者のスクリーニングと予防ケアを行う。次に，②せん妄症状の経時的な観察，急性発症，症状の変動の観察によるせん妄の早期発見を行う。せん妄発症後は，③直接因子に対する治療または薬剤の減量・中止，誘発因子の除去により，せん妄の悪化・遷延化を防ぐ。以上がせん妄ケアの基本である。

高齢者，特に認知症がある場合はせん妄を発症しやすいため，変化や症状に気づき，アセスメントし，せん妄の予防ケア，誘発因子を除去するケアを実践することが看護師の役割となる。

看護師の経験に基づく評価は見逃しにつながる[3]ことが指摘されており，せん妄のアセスメントツールを用いて客観的・経時的に評価することが有効とされている。アセスメントツールには，せん妄評価法(Confusion Assessment Method：CAM)，混乱・錯乱状態スケール(NEECHAM Confusion Scale：NCS)，せん妄スクリーニングツール(Delirium Screening Tool：DST)などがある。

筆者の所属病院では，アセスメントツールではないが，多職種せん妄対応(Delirium Team Approach：DELTA)プログラムのせん妄アセスメントシート[4]を参考に作成した，せん妄リスクマネジメントフローチャート(p153図1参照)を用いている。

02 入院当日のアセスメントとケア

アセスメント

Aさんは75歳以上と，せん妄の既往(前回入院時)の2つが準備因子(表1)に該当し，せん妄ハイリスク患者である。せん妄ハイリスク患者に該当するAさんに対し，入院時の予防的ケアは表2のとおりである。

せん妄の症状(表3)として，表4が観察された。その他，説明を覚えていないという認知機能障害が観察された。

Aさんは外来で医師の説明を理解し，長男と相談し手術を受けることを自分で決めている。

表1 せん妄の3因子

因子	臨床での具体的内容	治療・ケア
準備因子 起こりやすい素因	高齢：75歳以上 脳の器質的障害：認知症，脳血管障害の既往，神経変性疾患 アルコール多飲（目安：毎日日本酒2合以上またはビール500mL以上）	せん妄ハイリスク患者の抽出と予防的ケア
直接因子 引き金となる	脳機能の直接障害：脳血管障害，頭部外傷，脳腫瘍など 電解質異常：脱水，高カルシウム血症，低ナトリウム血症 循環障害：貧血，低酸素血症 感染症：尿路感染，誤嚥，褥瘡など 代謝性障害：血糖異常，肝不全，腎不全，ビタミン欠乏症など 内分泌疾患：甲状腺疾患，副甲状腺疾患など	積極的に治療する
	薬剤：ベンゾジアゼピン系睡眠薬，オピオイド，ステロイド，抗ヒスタミン薬，抗コリン薬，H_2受容体拮抗薬など	薬剤の減量・中止を検討
誘発因子 促進・遷延化させる	環境：夜間の照明，騒音，非生理的な環境 感覚遮断：視覚障害（白内障など），聴覚障害（難聴など） 睡眠覚醒リズム障害（不眠・昼夜逆転）： 夜間に覚醒を促す処置（持続点滴・検温・オムツ交換など），安静，身体拘束 コントロールされない身体症状：疼痛，呼吸困難，便秘，排尿障害など	できるだけ除去する

聖隷三方原病院：看護部メディカル・リスクマネジメントマニュアル.

表2 Aさんに行った入院時のせん妄予防ケア

ケア項目	Aさんに実施したケア内容
パンフレットを用いた説明	入院前外来で本人と長男に実施
コミュニケーション	補聴器は使用していない 眼鏡は持参していることを確認
苦痛緩和	現在，苦痛はなし
生活リズムを整える	時計・カレンダーを本人と決めた位置に設置

しかし，本日の入院後には注意障害，意識レベルの変容，見当識障害が認められ，入院後に急性発症したせん妄状態といえる。症状の変動はまだ確認できない。これらのことから，せん妄の前駆状態またはせん妄を発症しているとアセスメントした。また，現在は難聴による感覚遮断，緊張による不眠がせん妄の誘発因子であり，誘発因子の除去のため，コミュニケーションの工夫と緊張を和らげ睡眠を促すケアが必要とアセスメントした。

ケア

まず，Aさんにせん妄症状が観察されたことを主治医に報告した。そして，リーダー看護師と相談して業務を調整し，「ゆっくり話を聞かせてもらえますか？」とAさんに伝え，面談室に場所を移動して話を聞く時間を設けた。

Aさんは，2週間前に肺がんと言われたこと，毎年健康診断を受け煙草も吸っていないのにどうして自分が，とショックを受けたこと，手術をするかどうか迷ったが長男夫婦と相談し手術をすることに決めたこと，手術が初めてであることを語った。

うなずきながら話を聞いていると，Aさんから「明日手術だからもう寝ます」と言われた。「眠れそうですか？　明日の手術に備えて今日はお薬の力を借りますか？」と提案すると，「そうだね」と希望したため，主治医から内服指示があった睡眠薬〔ラメルテオン（ロゼレム）〕を内

表3 せん妄症状のチェックポイント

症状	観察・確認のポイント
◇急性発症もしくは症状の変動	◇日内変動や数日での変化
□注意障害	□視線があわずに，キョロキョロしている □ルートを触ったり，身体を起こしたり・横になったり，同じ動作を繰り返す □周囲の音や看護師の動きに気をとられる □話に集中できない □質問と違う答えが返ってくる □話がまとまらず，辻褄が合わない
□睡眠覚醒リズム障害	□夜間不眠 □昼夜逆転
□意識レベルの変容	□ボーっとしている □朦朧としている □感情が短時間でころころと変わる □落ち着きがない
□見当識障害	(時間)□今日の日付や時間がわからない (場所)□今いる場所がわからない (状況)□入院日，病気や治療内容がわからない
□幻覚	□幻覚や錯覚(見えるはずのないものが見える)

聖隷三方原病院：看護部メディカル・リスクマネジメントマニュアル.

表4 Aさんにみられたせん妄の症状

せん妄の症状	Aさんにみられた症状
注意障害	術前オリエンテーションに集中できない
意識レベルの変容	怒りはじめたり，暗い表情など感情が短時間で変わる
見当識障害	自分の部屋がわからない

服してもらった。

Aさんはトイレに行った後でベッドに横になった。1時間後に様子を見に行くと入眠していた。Aさんは翌朝5時まで入眠し，睡眠状況を確認すると「よく眠れた」と返答した。

【解説】 難聴への配慮

高齢者の半数以上は難聴であり，高音の聴き取り，音のする方向の特定，複数の音のなかからの音の選択が苦手になる。また，相手への遠慮や羞恥心から，聞こえなくても聞き返さない場合がある。そのため，大切な話は個室など静かで周囲を気にせず話ができる環境で行う。

【解説】 不眠時の支援

睡眠への支援として，睡眠薬を選択する場合は，せん妄の原因となるベンゾジアゼピン系睡眠薬の使用は避ける。転倒につながる筋弛緩作用などの副作用が少ない薬剤〔ラメルテオン(ロゼレム)，スボレキサント(ベルソムラ)，レンボレキサント(デエビゴ)〕を選択するとよい。

03 術後に向けたアセスメント

アセスメント

Aさんは明日全身麻酔手術予定であり，術後を想定したところ，せん妄の3因子（表1）について，表5のように直接因子，誘発因子が加わることから，術後にせん妄が悪化する可能性があり，悪化や遷延化を防ぐ必要があるとアセスメントした。

術後に生じる急性混乱状態を看護問題とし，適切な医療とケアの提供により，せん妄が悪化・遷延化しないという目標を立てて看護計画を立案し，ケアを実施した（表6）。

表5 Aさんの術後のせん妄発症因子

せん妄の3因子	Aさんの状況
準備因子	高齢・せん妄の既往
直接因子	全身麻酔手術
誘発因子	・難聴　・不眠　・創部痛 ・リカバリー環境（光・音・人的環境） ・チューブ・ドレーン類による拘束感・不快

表6 Aさんの術後の看護計画：急性混乱

目標：適切な医療とケアの提供により，せん妄が悪化・遷延化しない		
直接因子に対する対応（医師と協働して実施）		・原疾患や全身状態の悪化，合併症の発生がないか評価する ・感染徴候がないか確認する（肺炎・尿路感染・褥瘡など） ・低酸素：低酸素の有無を評価し，必要な場合，医師の指示のもと酸素投与を行う ・電解質異常・脱水：採血データの確認，水分出納バランスのチェック，制限範囲内で飲水をすすめる ・薬剤：せん妄の原因となる薬剤を確認し影響を評価する。向精神薬を常用しているが中止している場合は専門チームに相談する。新たな（非）ベンゾジアゼピン系の薬剤使用は避ける ・精神症状：不穏時指示の使用や医師と相談し薬物治療を検討する。精神症状が継続する場合は専門チームに相談する
誘発因子に対するケア	苦痛・不快症状の緩和	・疼痛を評価する（非言語的な疼痛症状の評価を含む） ・適切な疼痛コントロールを行う（定期的な鎮痛薬使用の検討） ・ルート・チューブ類は不要になれば早期抜去する ・不動に対するケア：安静度の確認，早期離床・リハビリテーション ・排便状況を確認し，必要時排便コントロール
	（物理的）環境の調整	・騒音や照明などの不快な刺激を減らす ・昼間は明るく夜間は薄暗くする ・見当識を補うケア：時計とカレンダーを見える位置に設置する ・転棟や部屋の移動を最小限にする
	コミュニケーションの工夫（人的環境の調整）	・言葉での説明に頼らず，見守る，付き添う，制止しない対応を心がける ・行動の意味・背景を考え，それに対応したケアを実施する ・眼鏡，補聴器を使用する ・耳垢を確認し必要時除去する ・見当識を補う：会話のなかで場所，日付，入院の経緯を繰り返し伝える
	睡眠覚醒リズムを整えるケア	・睡眠の妨げになるスケジュールを見直す（検温，点滴，利尿薬投与，尿廃棄，体位交換やオムツ交換など） ・早期離床を図る ・不眠・昼夜逆転：必要時睡眠薬を調整する，継続する場合は専門チームに相談する

04 手術当日のケア

コミュニケーションの工夫(人的環境の調整)

医師，病棟看護師，手術室看護師間で，Aさんの昨日の状況と，難聴があるが耳元で大きな声で話しかければ聞こえることを情報共有した。

苦痛・不快症状の緩和

Aさんは無事手術を終え，末梢点滴と胸腔ドレーン，膀胱留置カテーテルを挿入，酸素マスク，心電図モニター，SpO_2モニター，フットポンプを装着しC病棟の回復室に帰室した。「無事手術が終わりましたよ」と声をかけるとうなずいた。「痛みはありませんか？」と耳元で質問すると首を横にふった。しかし，時々顔をしかめ，酸素マスクを外す，モニターを触る行為が繰り返しみられた。手術が無事終わり明日まで酸素や心電図モニターをつける予定について説明するといったん手を止めたが，またすぐに酸素マスクを外そうとした。

注意障害(酸素マスクやモニターを触る，気にする)があり，術後の状況から創部痛やチューブ・ドレーン類の不快により術後せん妄が生じていると判断できた。

「痛そうですね。痛み止めを使いましょうか」とAさんに提案するとうなずいたため，疼痛時の指示薬(アセトアミノフェン注射液)を投与した。30分ほどすると手を動かすことがなくなり，入眠した。

【解説】 術後せん妄へのケア

術後は，創部痛などの苦痛症状に加え，床上安静，絶食，酸素マスクや心電図モニター，点滴や膀胱留置カテーテルなど複数のチューブ・ドレーン類が装着・挿入され，モニター音や光，常に人の目にさらされるなどの物的・人的環境下に置かれる(図2)。これらはすべてせん妄の誘発因子であり，せん妄を発症しやすい状況である。せん妄の発症はチューブ・ドレーン類の自己抜去や安静保持困難，転倒・転落などの医療事故につながりやすい。さらに，せん妄の悪化や遷延化は長期的な死亡率の上昇や認知機能障害との関連が示されている。そのため，せん妄を早期に発見し医師らと情報共有し，適切な治療・ケアにつなげ，せん妄の悪化・遷延化を防ぐことが大切である。

まずは全身状態に目を向け，直接因子(脱水や低血糖・高血糖，低酸素血症，薬剤など)を医師，薬剤師などと協働して探り，治療や減薬などの対応をとる。次に，術後の創部痛や床上安静による苦痛，チューブ・ドレーン類の留置などによる不快症状の緩和を図る。高齢者は遠慮がちで我慢強く疼痛を訴えない場合もあるため，言葉だけでなく表情や仕草，客観的な状況から総合的に評価する。さらに，モニター音や光，照明などの物理的環境，医療者の関わりやコミュニケーションの工夫など人的環境を適切に調整する。

図2 術後の物的・人的環境

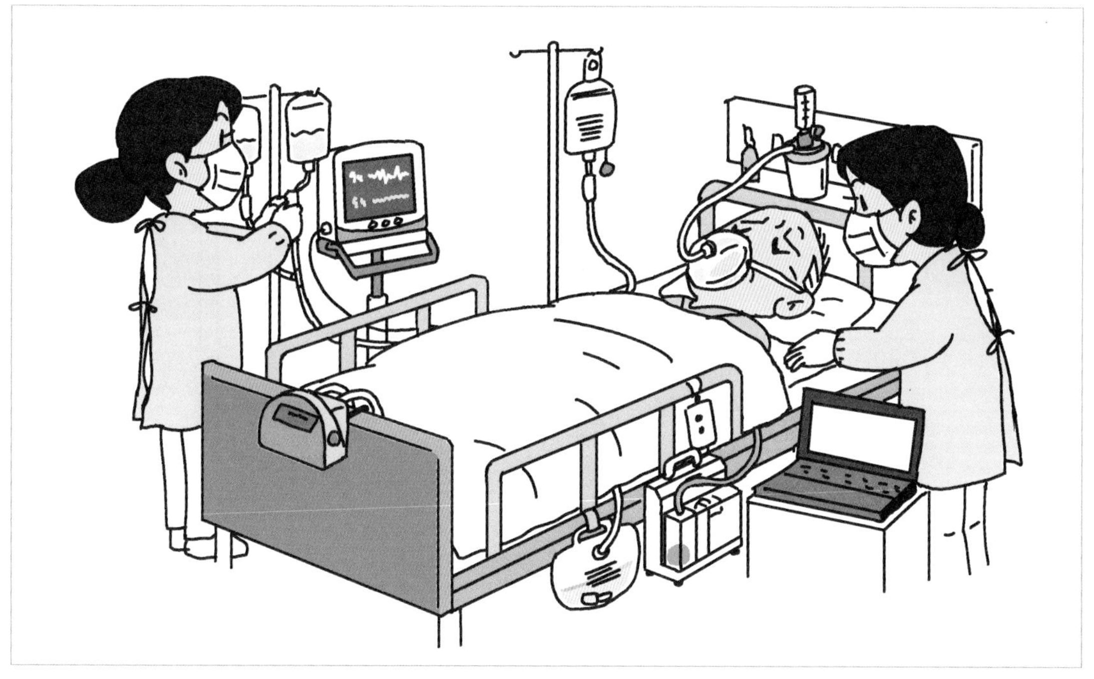

05 手術翌日のケア

苦痛・不快症状の緩和

医師の診察後，酸素マスク，モニター類を外し，膀胱留置カテーテルを抜去し，離床開始となった。鎮痛薬の定期内服が始まり，痛みの有無を問うと「大丈夫」「ちょっと痛い」などと返答した。動くときに創部をかばうような仕草や一瞬顔をしかめるときもあり，その都度声をかけ疼痛の有無と程度，鎮痛薬の追加内服の希望を確認した。Aさんが鎮痛薬の追加内服を希望することはなく，夜間入眠でき，リハビリテーションに意欲的に取り組むことができていた。そのため，定期鎮痛薬内服により疼痛が緩和されていると判断した。

環境の調整

(1) 見当識への支援

時計とカレンダーを見ながら，今日の日付と時間，手術翌日であることを一緒に確認した。今後の検査や予定がわかるようカレンダーに記載した(図3)。

(2) 安全に配慮した環境調整

離床開始後，Aさんはベッド周囲の物を取ろうと胸腔ドレーンを気にせず動くことがあった。Aさんの動線を踏まえ，点滴スタンドにドレーンバッグを固定し，Aさんに点滴スタンドを持って動くよう依頼した。それからAさんは点滴スタンドを持って移動し，室外に出たいときはナースコールを押して看護師に知らせてくれた。

図3 カレンダーへの記載例

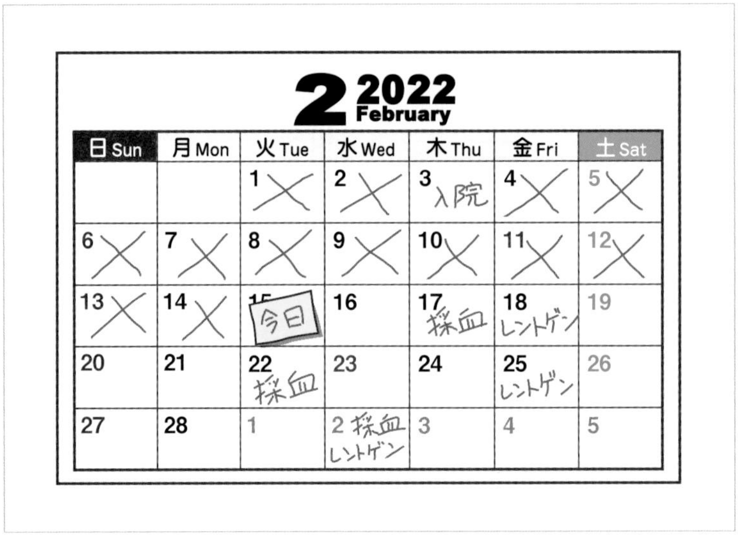

2 2022 February

日 Sun	月 Mon	火 Tue	水 Wed	木 Thu	金 Fri	土 Sat
		1	2	3 入院	4	5
6	7	8	9	10	11	12
13	14	15 今日	16	17 採血	18 レントゲン	19
20	21	22 採血	23	24	25 レントゲン	26
27	28	1	2 採血 レントゲン	3	4	5

06 看護の評価

Aさんはその後せん妄が悪化することなく，数日後胸腔ドレーンを抜去し，予定の入院期間で自宅退院した。

今回，せん妄リスクマネジメントフローチャートに沿い，入院時にせん妄の3因子（表1）をアセスメントし，Aさんがせん妄ハイリスクであることをアセスメントした。さらに，前回の入院時や外来での様子との比較から，せん妄症状の早期発見と早期対応につながった。術前・術後を通し，看護師間と他職種の情報共有と高齢者の特徴を踏まえたコミュニケーション，疼痛緩和など看護計画に沿ったケアを提供し，せん妄の悪化・遷延化を防ぐことができたと考える。

【解説】 クリティカルな場でのせん妄予防

病室，特に集中治療室（intensive care unit：ICU）や回復室には昼夜問わず照明や騒音があり，時間や場所の感覚が曖昧（見当識障害）になりやすい。そのため，昼夜逆転や「長い間，閉じ込められている」「逃げ出したい」「家に帰りたい」などの気持ちが生じることがある。患者と相談し見えやすい定位置に時計とカレンダーを設置し，入院した日や手術日，今日の日付，検査や退院の予定がわかるようカレンダーに記載する。本人と繰り返し確認することにより見当識が保たれ，せん妄の予防になる。

睡眠の妨げになる夜間の処置（検温・持続点滴の交換・抗菌薬等の複数回投与・尿廃棄など）やケア（体位交換・オムツ交換）の見直しは，睡眠覚醒リズムを整えるために重要である。特に2時間おきの体位交換・オムツ交換が断眠や不眠の原因となり，せん妄を誘発している事例は意外に多い。処置・ケアの時間や間隔の変更，代替方法がないのか，患者の状態を踏まえて医師と検討してほしいポイントである。褥瘡リスクの高い患者に睡眠を中断しないように行う体位交換の代替方法を紹介する（図4）。

図4 睡眠を中断しないための夜間の体位交換の工夫

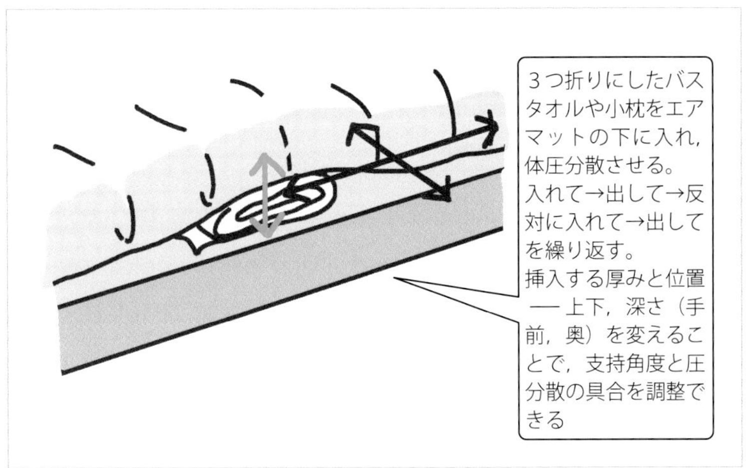

引用文献

1） Siddiqi N, House AO, Holmes JD：Occurrence and outcome of delirium in medical in-patients：a systematic literature review. Age Ageing, 35：350–364, 2006.

2） Fricchione GL, Nejad SH, Esses JA, et al：Postoperative delirium. Am J Psychiatry, 165：803-812, 2008.

3） Inouye SK, Foreman MD, Mion LC, et al：Nurses' recognition of delirium and its symptoms：comparison of nurse and researcher ratings. Arch Intern Med, 161：2467-2473, 2001.

4） 国立がん研究センター先端医療開発センター：せん妄アセスメントシート https://www.ncc.go.jp/jp/epoc/division/psycho_oncology/kashiwa/DELTA_sheet_20170227.pdf（最終アクセス2022年1月12日）

3 認知症をもち別の疾患の治療のため入院している高齢患者の訴えの原因を発見した事例

認知症があるというだけで，高齢者の言動をすべて「認知症だから」とステレオタイプに捉えてしまう場合がある。認知症の行動・心理症状（behavioral and psychological symptoms of dementia：BPSD）があっても，それは認知症高齢者からのメッセージと捉え，なぜBPSDが起きているのか，BPSDの意味を深く掘り下げて考えることが重要である。

ここでは，大きな声を出す理由について，身体的・心理的・社会的側面からアセスメントした事例を紹介する。

01 事例紹介

Aさんは90歳代の女性で，5年前にアルツハイマー型認知症と診断された。直近の受診で，改訂長谷川式簡易知能評価スケール（revised version of Hasegawa's Dementia Scale：HDS-R，表1）※1は9点，ミニメンタルステート検査（Mini Mental State Examination：MMSE，表2）※2は15点だった。夫は3年前に他界し，長男夫婦と同居中だった。長女，次女，次男が近くに住んでいる。

02 入院までの経過

Aさんは1週間前に自宅のトイレで転倒したが，家族はしばらく自宅で様子を見ていた。2～3日前からAさんが動こうとしなくなり，食事もまったく摂取しなくなったため，長男夫婦がAさんを救急外来に連れてきた。入院時の血液データは，アルブミン値（Alb）が2.8g/dL，肥満指数（body mass index：BMI）が18.4であった。X線検査の結果，右鎖骨遠位端骨折と衰弱が認められ，入院となった。入院時に担当した看護師は長男夫婦から入院前の生活状況について話を聞いたが，Aさんは高度の難聴があり，衰弱していたため，本人の話を十分に聞くことができなかった。

※1 改訂長谷川式簡易知能評価スケール（HDS-R）　認知症の疑いのある高齢者をスクリーニングする目的で作成された質問式のスケールであり，30点満点中の20点以下は認知症の疑いがあるとされる。

※2 Mini Mental State Examination（MMSE）　認知症のスクリーニングのための質問式のスケールである。30点満点中の21点以下は認知症の疑いありと判断される。

表1 改訂長谷川式簡易知能評価スケール(HDS-R)

	質問		配点
1	お歳はいくつですか？(2年までの誤差は正解)		0　1
2	今年は何年の何月何日ですか？ (年月日，曜日が正解でそれぞれ1点ずつ)	年	0　1
		月	0　1
		日	0　1
		曜日	0　1
3	私たちが今いるところはどこですか？ (自発的に出れば2点，5秒おいて「家ですか？ 施設ですか？」のなかから正しい選択をすれば1点)		0　1　2
4	これから言う3つの言葉を言ってみてください。後でまた聞きますのでよく覚えておいてください (以下の系列のいずれか1つで，採用した系列に ○ 印をつけておく) 1：a)桜　b)猫　c)電車　2：a)梅　b)犬　c)自動車		0　1 0　1 0　1
5	100から7を順番に引いてください (「100－7は？　それからまた7を引くと？」と質問する。 最初の答えが不正解の場合，打ち切る)	(93)	0　1
		(86)	0　1
6	私がこれから言う数字を逆に言ってください (6－8－2，3－5－2－9を逆に言ってもらう。3桁逆唱に失敗したら，打ち切る)	2－8－6	0　1
		9－2－5－3	0　1
7	先ほど覚えてもらった言葉をもう一度言ってみてください (自発的に回答があれば各2点，もし回答がない場合，以下のヒントを与え，正解であれば1点) a)植物　b)動物　c)乗り物		a：0　1　2 b：0　1　2 c：0　1　2
8	これから5つの品物を見せます。それを隠しますので何があったか言ってください (時計，鍵，タバコ，ペン，硬貨など必ず相互に無関係なもの)		0　1　2 3　4　5
9	知っている野菜の名前をできるだけ多く言ってください(答えた野菜の名前を右欄に記入する。途中で詰まり，約10秒間待っても出ない場合には，そこで打ち切る)	0～5＝0点， 6＝1点， 7＝2点， 8＝3点， 9＝4点， 10＝5点	0　1　2 3　4　5
		合計得点	/30

大塚俊男，本間昭監：高齢者のための知的機能検査の手引き，p10，ワールドプランニング，1991.

03 入院後の状況

入院後の更衣の際，下着に血液が付着していたので脱いでもらってよく見ると，左肩甲骨と左大転子部に褥瘡を認めた。褥瘡は，左肩甲骨部が15×10cmのNPUAP分類のステージⅡ[※3]，左大転子部は20×10cmのステージⅢ[※3]だった。褥瘡に対し，洗浄後，スルファジアジン銀クリーム(ゲーベンクリーム)塗布の指示が出された。

創処置をしようとするとAさんは「やめろー！　助けてー！」「こんな勝手なことをし

※3 NPUAP(米国褥瘡諮問委員会：National Pressure Ulcer Advisory Panel)/EPUAP(欧州褥瘡諮問委員会：European Pressure Ulcer Advisory Panel)による褥瘡分類　褥瘡の深達度による分類(表3)。

表2 Mini Mental State Examination（MMSE）

	質問内容	回答
1（5点）	今年は何年ですか。	年
	今の季節は何ですか。	
	今日は何曜日ですか。	曜日
	今日は何月何日ですか。	月
		日
2（5点）	ここはなに県ですか。	県
	ここはなに市ですか。	市
	ここはなに病院ですか。	
	ここは何階ですか。	階
	ここはなに地方ですか（例：関東地方）。	
3（3点）	物品名3個（相互に無関係） 検者は物の名前を1秒間に1個ずつ言う。その後，被検者に繰り返させる。 正答1個につき1点を与える。3個すべて言うまで繰り返す（6回まで）。 何回繰り返したかを記せ＿＿回	
4（5点）	100から順に7を引く（5回まで）。あるいは「フジノヤマ」を逆唱させる。	
5（3点）	3で提示した物品名を再度復唱させる。	
6（2点）	（時計を見せながら）これは何ですか。 （鉛筆を見せながら）これは何ですか。	
7（1点）	次の文章を繰り返す。 「みんなで，力を合わせて綱を引きます」	
8（3点）	（3段階の命令） 「右手にこの紙を持ってください」 「それを半分に折りたたんでください」 「机の上に置いてください」	
9（1点）	（次の文章を読んで，その指示に従ってください） 「眼を閉じなさい」	
10（1点）	（何か文章を書いてください）	
11（1点）	（次の図形を描いてください）	
	得点合計	

Folstein MF, Folstein SE, McHugh PR：“Mini mental state”. A practical method for grading the cognitive state of patients for the clinician. J Psychiatr Res, 12：189-198, 1975.

表3 DESIGN-R®深さ項目，NPUAPステージ分類（2007年改訂版），EPUAPグレード分類の比較

	①	②	③	④
NPUAP 分類（2007 改訂版）		●DTI疑い 圧力および/またはせん断力によって生じる皮下軟部組織の損傷に起因する，限局性の紫または栗色の皮膚変色，または血疱	●ステージⅠ 通常骨突出部位に限局する消退しない発赤を伴う，損傷のない皮膚。暗色部位の明白な消退は起こらず，その色は周囲の皮膚と異なることがある	●ステージⅡ スラフを伴わない，赤色または薄赤色の創底をもつ，浅い開放潰瘍として現われる真皮の部分欠損。破れていないまたは開放した/破裂した血清で満たされた水疱として現われることがある
EPUAP 分類（1998）			●グレードⅠ 損傷のない消退しない皮膚の発赤。特に，より暗い皮膚をもつ人においては，皮膚の色の変化，温かさ，浮腫，硬結あるいは硬さは指標として使えるかもしれない	●グレードⅡ 表皮，真皮あるいはその両方を含む部分層皮膚欠損。潰瘍は表在的で，臨床的には表皮剥離や水疱として存在する
DESIGN-R® 深さ（2008）	●d0 皮膚損傷・発赤なし		●d1 持続する発赤	●d2 真皮までの損傷

	⑤	⑥		⑦
NPUAP 分類（2007 改訂版）	●ステージⅢ 全層組織欠損，皮下脂肪は確認できるが，骨，腱，筋肉は露出していないことがある。スラフが存在することがあるが，組織欠損の深度がわからなくなるほどではない。ポケットや瘻孔が存在することがある	●ステージⅣ 骨，腱，筋肉の露出を伴う全層組織欠損。黄色または黒色壊死が創底に存在することがある。ポケットや瘻孔を伴うことが多い		●判定不能 創底で，潰瘍の底面がスラフ（黄色，黄褐色，灰色または水色）および/またはエスカー（黄褐色，茶色，または黒色）で覆われている全層組織欠損
EPUAP 分類（1998）	●グレードⅢ 筋膜下には達しないが，皮下組織の損傷あるいは壊死を含む全層皮膚欠損	●グレードⅣ 全層皮膚欠損の有無にかかわらず，広範囲な破壊，組織の壊死，あるいは筋肉・骨あるいは支持組織に及ぶ損傷		
DESIGN-R® 深さ（2008）	●D3 皮下組織までの損傷	●D4 皮下組織を越える損傷	●D5 間接腔・体腔に至る損傷	●U 深さ判定が不能な場合

水上奈緒美：潰瘍・褥瘡，日常性の再構築をはかるクリティカルケア看護．古賀雄二，深谷智恵子編，p317，中央法規出版，2019.

て！　帰れ！」と，病棟全体に響き渡るような大きな声を出した。処置のたびに出すAさんの大声に対し，他の患者から「うるさい」「怖い」「早くなんとかして」などの苦情が出された。看護スタッフは，Aさんがケアや処置を強く拒むことに困惑していた。

04 アセスメントのための情報収集

看護スタッフのアセスメントと対応

Aさんについて看護スタッフが，「認知症だから仕方がない」と語ったことから，看護スタッフは「Aさんは認知症だから大きな声を出す」と考えているとわかった。そして，看護師が触れようとしなければAさんは怒り出すことがないことから，看護スタッフは「Aさんにとっては触れられることが苦痛」と捉えており，だからこそ，看護スタッフ2人以上で処置を行い，短時間で終わらせようとしていた。

Aさんの創処置場面の観察と対応の試み

処置の様子を見ていると，看護スタッフはAさんに声をかけながら処置をしていたが，それに対するAさんの表情や反応を確かめてはいなかった。看護スタッフは，自分たちのペースで勢いよく体位を変えた。そのときAさんは「何するの！　私の身体なのに勝手にして！　バカにしてるでしょ！」と大きな声を出した。また，右側臥位から左側臥位へ体位変換された後，Aさんは「怖かった。ベッドから落ちるかと思った」「痛いのは嫌だ」と話した。Aさんの言葉から骨折や褥瘡の痛みへの対応を確認すると，鎮痛薬は何も処方されていないことがわかった。

この場面から，Aさんが大きな声を出す理由は，看護スタッフが声かけをしてはいるものの，Aさんにしてみれば難聴があるため状況がわからず，自分の意思に反して急に身体を動かされる不安と恐怖，そして，骨折や褥瘡に伴う疼痛であると考えた。看護スタッフには，「病室のドアを閉め，静かな環境で声かけや対応の工夫をしてAさんの反応を見たい」と断ってベッドサイドに行き，Aさんの目を見つめて「私が手伝いますね。まずは自分で身体を動かしてみてください。これ以上は動かせないというときにはお手伝いしますから」と伝え，耳元で低いトーンで声をかけながら抱きかかえるようにゆっくりと体位を変えると，Aさんから「よかったよ」「気持ちいいね」「あなた大変でしょ」という言葉が聞かれた。

家族からの情報収集

BPSDにはなんらかの理由があり，その理由を探るためには認知症患者の生活歴や成育歴が参考となる。そこで，Aさんが大きな声を出す理由を探るため，入院前の生活について情報収集する必要があると考えた。Aさんには認知症による記憶障害があり，入院前の状況を詳細に語ることが難しいと思われたため，Aさんの入院前の状況を最も知っているであろう長男の妻から入院時に情報収集をした。

転倒時，すぐに病院を受診せずに自宅で様子を見ていた理由を尋ねたところ，Aさんはもともと病院が嫌いでよほどのことがない限り病院へ行きたがらず，転倒してからも家族の手助けを拒んでいたため，家族も遠巻きに様子を見るしかなく，どのように接したらよいか困っていたと話した。また，成育歴については，入院後，面会に来ていた近くに住む長女から情報収集をした。母親であるAさんについて「父（Aさんの夫）の言うことは絶対で，口答えせずに生きてきた。怯えるような生活をずっと我慢してきた人なので，（大きな声を出す様子を見ると）今，そのときの思いがあふれ出ている気がする」と話した。

05 アセスメント

Aさんの身体面と言動との関係についてのアセスメント

Aさんの身体に触れると全身の筋肉をこわばらせ，怯えているような表情が見られたことから，認知機能の低下や難聴のため，周囲の状況を理解できず，常に不安や恐怖を感じていると予測できた。また，看護師が声をかけたつもりでもAさんには伝わっておらず，自分の意思とは関係なく，突然，身体に触れられ，動かされることで驚きや恐怖，怒りで大声を出していると考えられた。また，安静時や自力で動くときはあまり声を出さず，看護師が体位を変えるとき（特に左右の側臥位へ変えるとき）に大きな声が聞かれ，とても怖がる様子があった。左肩甲骨に褥瘡があるため鎖骨固定帯を使用していなかったことから，何をされるかわからない恐怖と緊張による筋収縮に加え，意図しない身体の動きによる骨折部の強い疼痛が引き起こされ，大きな声を出すに至っていたと考えられた。

不安と疼痛のアセスメント

急性期病院では治療行為が優先され，痛みを生じる処置がある。患者はその痛みに我慢を強いられることが多い。特に，認知症のある患者は，記憶障害や見当識障害といった症状から，なじみの生活の場から急に知らないところに来たと感じる。そして，「ここはどこか」「なぜ来たのか」と自分がおかれている状況がわからなくなり不安や混乱を引き起こすのである。Aさんは，入院という環境変化にとまどい，不安感や恐怖心が強くなっていることが考えられた。人は不安がある場合には疼痛はより強く感じるといわれ，疼痛が強まることでさらに不安が増すといった悪循環に陥っていることが考えられた。

患者の痛みの原因を考えるときは本人の訴えが重要だが，認知症のある患者は，その症状から疼痛をうまく表現するのが苦手になる。疼痛がある部位や疼痛の程度を言葉で表現することが難しくなるため，表情や仕草などの言動の変化を注意深く観察するとともに主疾患による疼痛の出現を推測し，疼痛をできるだけ軽減する対応が必要になると考えられた。また，Aさんには，鎮痛薬が処方されておらず，骨折と褥瘡に伴う「痛み」が考えられた。

皮膚の痛覚に携わる自由神経終末は表皮真皮境界部にあり，褥瘡の深達度では真皮までの損傷は，表皮真皮境界部にある自由神経終末が創面に露出する状態となる。よって，わずかな創面の刺激でも直接，自由神経終末が刺激されるために強い痛みを感じる。また，痛みが長時間持続的に発せられると神経回路は可塑的に変化するため，障害部が治癒していても痛みが続く「慢性痛」となる。Aさんは，左肩甲骨と左転子部に真皮まで到達した褥瘡があり，看護師は手早く行おうとするあまり疼痛に配慮した体位交換をしていなかったことから，骨折による痛みとともに褥瘡の痛みにより大きな声を出していた可能性が考えられた。また，認知症による記憶障害により，疼痛を感じた出来事は忘れていても看護師の対応による恐怖や不安などの感情記憶は残っており，看護師が身体に触れただけで怯えたり，処置を拒むような言動となっている可能性が考えられた。

全身状態のアセスメント

入院前，短期間で褥瘡が発生した要因として，加齢による皮膚の脆弱性や低栄養状態が考えられた。Aさんの入院時の血液データでは，栄養状態の指標となるアルブミン値（Alb）が2.8g/dLと低くなっており，以前より低栄養状態が持続していたことが考えられた。また，自宅で転倒した要因として，サルコペニアやフレイルが考えられた。褥瘡や骨折の治癒を促進し，サルコペニア※4やフレイル※5の改善をするためには，筋力を低下させないために，筋肉のもととなる栄養素である蛋白質やアミノ酸を積極的に摂取すること，運動に関してはレジスタンス運動（筋肉に負荷をかけて行う運動）が効果的とされている。

Aさんの必要栄養量は約1,500kcalであり，入院後は，一人でも食べやすいように，おにぎり食となっていた。しかし，1回の食事摂取量が1～2割であり，必要な栄養が十分に摂取できていない状況であった。入院後の食事摂取量が低下している要因としては，1日のほとんどをベッド上で過ごしており，日中の活動量が低下していること，入院という環境変化から認知機能や加齢変化に伴い食事内容の把握がしにくい，病院食の味つけが好みに合わないなどが考えられた。また，入院中は点滴により水分が補われているが，退院後は，加齢に伴う体内の細胞内水分の低下から容易に脱水を引き起こす可能性が考えられた。

06 看護の実際

このようなアセスメントを踏まえて，以下の看護を実施した。

創処置や清拭・更衣の援助

いきなり援助を開始するのではなく，目を見て，耳元でAさんが聞こえていることを確認しながら，これから行うことを説明し，援助を開始するようにした。援助するときは，少なくとも2名の看護師で行い，一人はAさんの目を見つめ，これから行う援助の内容を細かく伝えながらポジティブな言葉を選び，Aさんの反応を確認しながら常に声をかけるようにした。もう一人は，創部の状態を観察しながら手早く褥瘡処置や清拭・更衣を行うようにした。看護師のペースにならないように，自力での体位変換を促し，Aさんの「これ以上は無理」という言葉をきっかけに，お手伝いすることの了承を得てから看護師が介助をして体位変換を行い，Aさんのペースを大切にしながらケアを行うようにした。

疼痛への援助

鎮痛薬の使用を医師に相談し，頓用で使えるよう指示をもらった。鎮痛薬の効果が最大となる時間帯に処置や保清の援助ができるよう，主に朝食後に鎮痛薬を内服するようにした。処置中は，創部に力が加わらないよう注意し，右鎖骨骨折部に振動を与えないよう，背中全体を抱きかかえるようにして，ゆっくりと静かに体位交換を行うようにした。

全身状態（栄養状態）改善を目指した援助

日中の活動量を増やすため，Aさんの骨折や褥瘡の改善および疼痛の有無を観察しながら，処置やケアの際は可能な範囲で自力での体動を促していった。また，家族の協力を得て，Aさんが好む副食や間食を持ってきてもらい，Aさんが食べたいときに食べられるようにした。さらには，少量で高カロリーな栄養が摂れるよう栄養補助食品の摂取を促した。多職種カンファレンスを行い，理学療法士や作業療法士と協働しながら，ベッド上で筋力を維持する運動を行い，食事や洗面など日常生活援助のなかでできるだけ自分の力で身体を動かせるようにした。

※4 サルコペニア　筋肉量が減少し，筋力や身体機能が低下している状態
※5 フレイル　加齢に伴い身体の予備能力が低下し，健康障害を起こしやすくなった状態

07 結果

一人がそばで話しかけながら，もう一人が清拭や褥瘡処置をすることでAさんが怒り出すことはなく，看護師を思いやる言葉も聞かれるようになった。また，状況をきちんと説明しポジティブな言葉をかけ続けることで怒りは持続しなかった。食事摂取量は，3～5割程度となり，嗜好品や補助食品を摂取することで栄養状態は徐々に改善された。それに伴い水分の経口摂取量が増え，点滴の量は徐々に減少していった。褥瘡も改善傾向を示し，骨折部位も悪化することなく経過した。

面会に来ていた同居している長男の妻が，看護師が処置をしている様子を見ていて，「こうやってやればいいんですね」と話したため，長男の妻や近くに住む長女とも一緒に介助を行うようにした。45日後には家族が介護に自信をもち，ベッドやポータブルトイレ設置などの環境調整を行い，自宅へ退院となった。

08 看護の評価

認知症の高齢者では大きな声を出すことはBPSDと捉えられやすいが，なんらかの理由があると考え，アセスメントをする必要がある。本事例では，本人の言動の観察とともに，家族から生活歴などを情報収集することで，多様な理由を捉えることができた。その結果，疼痛への配慮や関わり方の方向性を見出すことができ，身体状況も改善できた。また，家族も関わり方を学び，自宅退院へとつながった。

参考文献

1) 大塚俊男，本間昭監：高齢者のための知的機能検査の手引き，pp10-36, ワールドプランニング，1991.
2) 鈴木みずえ，高井ゆかり編：認知症の人の「痛み」をケアする 「痛み」が引き起こすBPSD・せん妄の予防，pp183-191, 日本看護協会出版会，2018.
3) 堀内ふき・他編：ナーシング・グラフィカ老年看護学②高齢者看護の実践，pp207-249, メディカ出版，2021.

4 外来に通院する高齢患者の変化を発見した事例

2015年に介護保険法に地域包括ケアシステムの考え方が導入され，認知症高齢者が地域で希望する生活を送ることを目指して認知症施策推進総合戦略（新オレンジプラン）が策定され，さらに2019年には認知症施策推進大綱も策定された。障害をもち，要介護状態になっても在宅での暮らしを継続するために，外来看護の重要性が注目されている。看護専門外来も各施設に設置され，高齢者の疾患や生活の相談窓口は増加している。また，入退院支援にも力が注がれ，医療と生活の継続性が重視されている。しかし，高齢者が自ら相談しなければ対応が開始されない現状が少なからずある。また，高齢者が身体や生活の危機に自ら気づくことは困難なことも多いと考えられる。そのため外来での看護師の気づきや医療者からの支援は，高齢者の望む生活の継続には欠かせない。

さらに，病院の支援だけでは，高齢者の生活に即した支援が十分ではなく，地域との連携が欠かせない。そのため，高齢者の生活を中心として医療・看護・介護などの支援が提供される必要があると考える。そこで，今回，糖尿病に罹患しているAさん（70歳代後半の男性）の血糖値の変化から生活に関わる支障を見出し，医療だけでなく生活支援につながった事例を述べる。

01 事例紹介

Aさんは60歳代から糖尿病に罹患し，一時はインスリンを使用していたが，現在は薬物療法〔内服薬：グリクラジド（グリミクロン）（スルホニル尿素薬sulfonylurea：SU薬）80mg（朝60mg/夕20mg），ボグリボース（ベイスン）（α-グルコシダーゼ阻害薬）0.9mg（分3毎食前）と食事療法（1,400kcal/日）で安定していた。糖尿病外来には1人で通院しており，数年間，血糖値は落ち着いていた。

Aさんは総合商社で部長まで勤め上げ，65歳で定年となった。未婚で，下町の一軒家に独居生活を続けている。現在は年金での生活である。他県に妹が一人（70歳代）いるが，ほとんどつきあいはない。仕事一筋であったため，近隣とのつきあいもほとんどなかった。

仕事のストレスでアルコールを多飲していたが，退職後は禁酒した。

現在，身の回りのことは自分でできている。食事は自分なりに栄養を考えて，総菜などを購入し，簡単な調理は行っていた。スポーツなどはしないが，散歩を日課とし，身体を動かすことも心がけていた。

要介護認定は受けていない。

02 経過

3か月前から外来受診時の随時血糖値が200mg/dL台となるなど，血糖値が不安定となっていた。内服薬は残薬数があわず，飲み忘れがあるのか，要因はわからなかった。しかし，外来受診日を忘れることはなかった。

翌月も血糖値は200mg/dL台であり，他の検査結果も正常値を上回っており，顔色もすぐれず活気がなかった。医師は教育入院を勧めたが，Aさんは「大丈夫です，できます」と繰り返し，入院を了承しなかった。Aさんはもともと几帳面な性格であったが，以前に比べて気候にそぐわない衣服を着用していたのを外来看護師も気になった。

血糖値が安定しない原因が糖尿病の悪化にあるのか，他の疾患の影響を受けているのか，年齢から認知症を発症して薬の飲み忘れや生活が不規則になっているのか，要因が定かではなかった。このまま血糖値が改善しなければ，合併症を併発する可能性があった。このときの診察，検査結果を表1に示す。

03 アセスメント

Aさんは糖尿病に罹患して10年以上が経過していた。はじめは教育入院も受けていたが，その後数年間，血糖値のコントロールは順調であった。しかし，この2か月で急に血糖値が変動しはじめた。血糖値の変動の原因としては食事や薬剤の管理，シックデイの対応や他の疾患の合併の可能性などが考えられた。そのため，血糖値だけでなく身体的な情報を詳細に得る必要があった。また，生活の変化に影響を受けている可能性があり，他の症状や食事，運動など生活背景の把握が必要であると考えられた。また，加齢により，インスリンの分泌の低下や心身機能の低下から今までできていたことができなくなっている可能性もあった。

外来では限られた時間であり，Aさんも落ち着いて話をする環境では必ずしもない。また医療者への遠慮や，今まで順調であったため自分で何とかできるとAさんも考えている可能性があり，Aさんの心情を踏まえた対応が必要であった。

表1 Aさんの診察，検査結果

1)身長：165.0cm，体重：69kg，BMI：25.3，血圧：144/90mmHg
2)検査
①血液検査(2か月前との変化)
　随時血糖：170mg/dL台→200mg/dL台
　HbA1c：7.3%→8.5%
　血色素(Hb)：12g/dL→9g/dL
　白血球(WBC)：5,800/μL→6,200/μL
　LDLコレステロール(LDL-C)：135mg/dL→165mg/dL
　HDLコレステロール(HDL-C)：30mg/dL→35mg/dL
　中性脂肪(TG)：200mg/dL→255mg/dL
　総蛋白(TP)：9.0g/dL→8.0g/dL
　血清アルブミン(Alb) 4.7g/dL→4.5g/dL
　尿素窒素(BUN)：23mg/dL→30mg/dL
　クレアチニン(Cre)：0.90mg/dL→1.22mg/dL
　C反応性蛋白(CRP)：0.3mg/dL
②画像・生理検査
　X線画像：肺炎や心不全の徴候はなし
　心電図：異常なし
③他症状，合併症
　多飲や頻尿などはみられていない
　末梢神経障害なし
　網膜症なし

Hb：hemoglobin，WBC：white blood cell，TG：triglyceride

身体の状態

Aさんは血糖値が100mg/dL台から200mg/dL台，HbA1cは7％台から8.5％と上昇し，病状が悪化していた。また，血糖値だけでなく，ヘモグロビン（Hb）が12.0g/dLから10.0g/dLと低下し貧血の傾向にあった。総蛋白（total protein：TP）や血清アルブミン（Alb）の顕著な低下はなかったが，栄養状態の低下が示唆された。白血球数6,000/μL台，C反応性蛋白（C-reactive protein：CRP）0.3mg/dLと炎症所見はなかった。

Aさんの血糖値が変動しはじめたのは季節の変わり目であり，感染症を併発し，シックデイの対応が困難となっていた可能性があった。高齢者では感染などによる症状や自覚症状が出にくく，発見が遅れやすい。Aさんは，受診時には感染の徴候はなく，画像診断からも肺炎の可能性はみられていなかった。尿路感染も考えられたが，頻尿などの症状はなく，尿路感染の可能性は低かった。しかし，顕著な感染徴候はなかったが，軽度の感染から倦怠感，食欲の低下など生活活動が低下するような症状を呈し，栄養状態の低下につながった可能性も考えられた。

そのほか，腎機能がやや低下しており，脱水によるものなのか，糖尿病の合併症である腎機能低下のはじまりなのか，詳細な検査と経過をみていく必要があった，また，自覚症状を訴えてはいないが，高齢者の糖尿病の特徴から，無自覚のうちに低血糖・高血糖症状をきたしている可能性があり，さらに詳細に症状を聴取する必要があった。

Aさんは肥満指数（body mass index：BMI）がやや高く，治療はしていなかったが血圧もやや高値であり，中性脂肪の数値も上昇していることから，動脈硬化の進行が考えられる。血管の老化を踏まえると，今後，脳梗塞や心筋梗塞など血管疾患を起こす可能性も予測される。

内服薬の残薬があることから，薬の管理が不十分であり，薬物療法へのコンプライアンス[※1]が低下していることが考えられた。その理由として，Aさんが自らの判断で内服していなかったのか，認知機能の低下により飲み忘れが生じているのかは不明であるため，生活状況を把握していく必要がある。

Aさんのような状態であれば，通常，教育入院がすすめられる。入院により一時的に症状は改善する可能性はあるが，Aさんの生活の基盤は在宅であり，教育入院の効果が得られるかはわからない。そもそもAさんが教育入院を望んでおらず，まずは，Aさんの望む生活のなかで症状の改善を検討する必要があると考えた。

生活の状況

Aさんは独居で身の回りのことは自立していた。そのため要介護認定は受けておらず，介護保険のサービスは利用していなかった。親戚や近隣からも支援を受けている様子はなかった。そのため，慢性疾患である糖尿病の経過，老化を踏まえた生活を想定し，Aさんの望む生活を把握してサポート体制を構築する必要があると考えた。

外来では以前に比べて身なりが整っていない印象があり，精神機能・認知機能の障害などによって生活に支障が出ていることも推測された。70歳代後半でフレイル（図1）[※2]の状態であり，日常生活を営むのに必要な機能の低下（認知機能の低下）が疑われた。糖尿病は認知症のハイリスク[※3]であるため，認知症の初期症状とも考えられた。しかし，今回は症状が急速に進

※1 コンプライアンス　患者が治療方針の決定に賛同し，その指示に従った行動をとること

※2 フレイル　加齢に伴うさまざまな機能変化や予備能力低下によって健康障害に対する脆弱性が増加した状態（p63本文および表7参照，p92COLUMNおよび図20参照）

※3 糖尿病は認知症のハイリスク　糖尿病があるとアルツハイマー型認知症に約1.5倍なりやすく，脳血管性認知症に約2.5倍なりやすいと報告されている[1]。

んだ印象があり，すぐに認知症と考えるのではなく，Aさんの日常生活の支援の状況も把握してから判断する必要があると考えた。

生活状況は，Aさんの話だけでは不明な点も多く，可能であれば自宅の生活を実際にうかがう必要があった。Aさんは要介護認定を受けておらず，担当ケアマネジャーはいない。そのため，自宅の状況を把握するためには，地域包括支援センター（図2）[※4]に協力を得る必要があった。今後Aさんが独居生活を継続していくうえでも地域と連携してサポート体制を強化していく必要がある。地域包括支援センターの協力を得て，Aさんの生活状況を把握し，継続的に連携をとっていくが，その際は，Aさんに目的をきちんと説明し，了承を得ておく必要がある。

生活について尋ねた際，Aさんは何を聞いても「大丈夫，できている」と話していた。Aさんが実際にはできていないことを認識できずに自分ではできていると思っているのか，他人に関わってほしくない理由があるのかなど，Aさんの心情を十分に考慮し対応していく必要があると考えた。

【解説】 フレイルにおける回復の可能性

フレイルは，健康な状態と要介護状態の中間の時期である（図1）。高齢者の疾患の特徴や生活は人生の長さから考えてとても多様であり，個別性が高い。適切に介入することで，健康状態に近づけることができる可逆性の側面がある。

【解説】 認知症以外の認知機能低下の原因

高齢者の認知機能が低下するのは，認知症だけとは限らない。身体疾患や環境の影響を受け，せん妄を起こし，認知機能が低下する場合がある。せん妄は可逆性の症候のため，認知症と決めつけて適切な対応がされないと症状が遷延化し，今までできていたこともできなくなってしまい，QOL（quality of life：生活の質）が低下してしまう。そのため，認知機能低下がみられる場合には，認知症以外の原因，特にせん妄の可能性を念頭に置いて判断する必要がある。

図1 フレイルの位置づけ

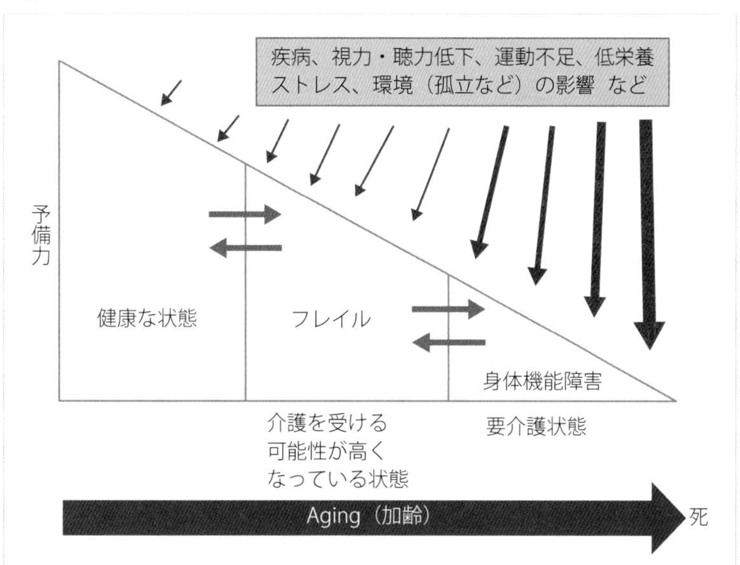

荒井秀典：フレイルの概念，診断，アウトカムupdate．整形・災害外科，61，689-693，2018．図2を参考に作成

※4 地域包括支援センター 地域の高齢者の相談窓口である。その役割を図2に示す。

図2 地域包括支援センターの役割

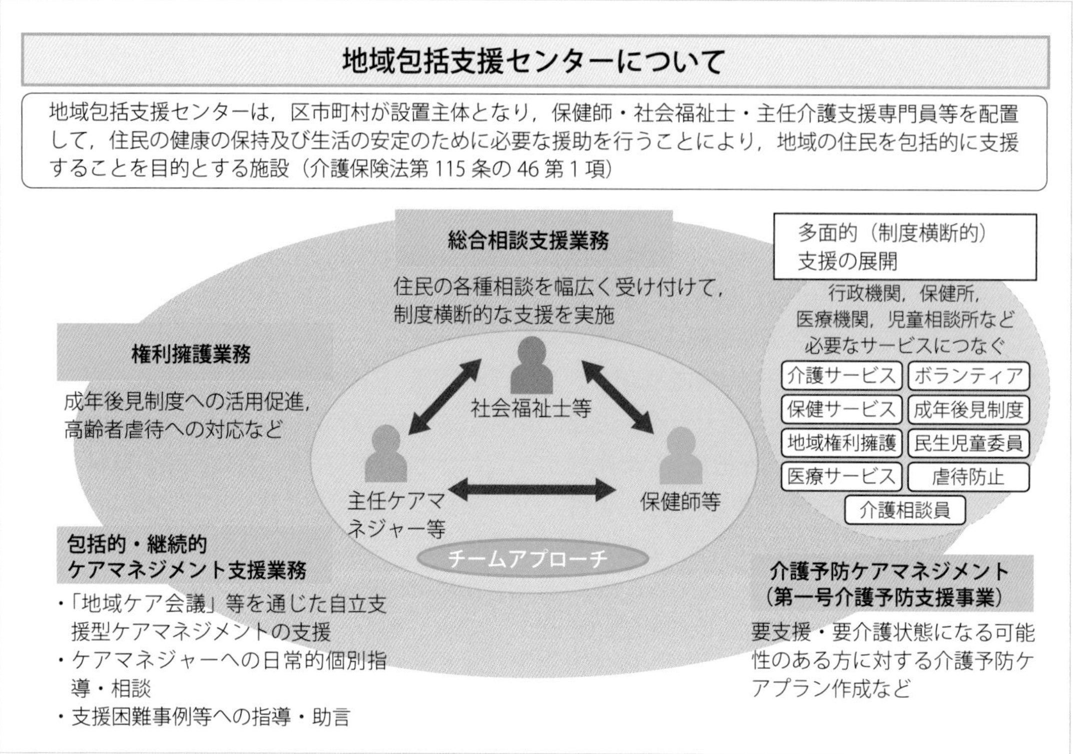

地域包括支援センターは，地域包括ケアシステムの構築に向けた中核的な機関であり，地域支援事業の包括的支援事業を一体的に実施する。住民の各種相談を幅広く受け付けるなかで，地域住民の心身の健康の保持と生活の安定のために必要な援助を行う。
地域包括支援センターは，認知症高齢者の支援の要ともいえる。その役割を理解し，連携を図ることは，認知症高齢者が望む生活を支えるうえで重要となる。
医療機関においては，認知症の人の在宅生活継続に向けた支援を行うにあたり，地域包括支援センターと連携していくことが求められている。
厚生労働省ホームページ．https://www.mhlw.go.jp/content/12300000/000756893.pdf（最終アクセス：2022年1月25日）を一部改変．

04 看護の実際

生活状況の把握と地域連携

Aさんの了承を得て，地域包括支援センターに自宅訪問の協力を要請した。糖尿病の疾患に関することだけでなく，生活全般について，つまり，生活の支援者，衣食住に関わる現状と本人の困りごとについての情報などを一緒に検討し，対応してほしいと依頼した。

地域包括支援センターの相談員の自宅訪問の結果を聞いたところ，Aさんは季節の変わり目に体調を崩すことが何度かあり，食事の支度も十分にできなくなっていたことがわかった。Aさんなりに考えて総菜を購入し，食欲がないときには内服薬を自己判断で調整していたことがうかがわれた。身の回りのことも十分にできなくなっていたが，地域の支援を受けることは申し訳ないという気持ちがあり，また，そもそも支援を受ける方法を知らなかった。経済的に現在は年金で生活できているが，病を抱えながらの今後の生活を考えると出費はできるだけ抑えておきたいという思いもあったと感じられた。そのようなさまざまな心情が，地域の支援を受けることを消極的にさせていたようである。

また，そのような状況に直面して，生活への意欲が低下し，日課にしていた散歩もしなくなり，自宅にこもりがちとなっていた。そのため運動量も低下し，血糖値が不安定になる一端となっていたと考えられた。

自宅の環境は，物が整理されておらず雑然とし，消費期限切れの食品もあった。薬はテーブルの目につくところに置かれていた。残薬の確認をした際，数があっていないことにAさん自身は気づいていなかったことから，服薬の意思はあったと判断できた。

地域包括支援センターの相談員と検討し，医療支援とともに生活支援が必要であると判断した。要介護認定の申請を行い，判定が出るまでは社会福祉協議会による訪問介護サービス（家事支援：食事・掃除・選択・買い物）と医療保険による訪問看護の導入が地域包括支援センター相談員から提案された。AさんのADL（activities of daily living：日常生活動作）では要介護認定で「要支援」となる可能性があり，引き続き地域包括支援センターの相談員がサービスの調整と今後の生活について，Aさんとともに考えていくこととなった。

医師・外来看護師・地域との連携

院内では，地域包括支援センターの相談員からの情報から，Aさんの内服薬と食事の管理について医師，薬剤師と検討した。

内服薬は，高齢者の糖尿病血糖コントロール目標（図3）を考慮し，一時的にSU薬を増量（グリクラジド100mg）した。さらに腎機能が低下しており，薬剤の効果が増強しやすい状態にあることを考慮し，次の受診を2週間後と期間を短くした。

今後，Aさんの活動量や食事摂取量が変動していく可能性があるため，訪問介護のヘルパーとともに買い物に行くこと，Aさんの嗜好にあわせた栄養管理を訪問看護師の指導を受けながら行うことを提案した。Aさんは10年以上も自分で栄養管理をしており，糖尿病の知識もある。Aさん自身が考えながら栄養管理ができるように，Aさんには次回の受診までの食事をノートに書きためてもらい，受診の際に院内の栄養士から食品の選択についてAさんの嗜好を考慮したアドバイスを行ってもらった。

支援の方針としては，できるだけ本人にできることは一緒に行い，自己効力感を高められるよう支援をすることとした。今後の治療についても，独居であることや老化を考えて，内服薬はできるだけ少ない回数で血糖コントロールできること，さらにアドヒアランス[※5]が得られるように，地域包括支援センター相談員，訪問介護のヘルパー，訪問看護師とともに検討を継続していくことにした。

Aさんの生活に関わる困りごとを1つずつ解決し，より安心できる生活を目指すよう，考えていくこととした。経済的な困窮はなかったが，今後のことを考えると成年後見人についても検討することとした。Aさんには薬の飲み忘れ以外に，食品の消費期限の管理が十分にはできていないという物忘れの症状があった。身体的な影響からせん妄との関連も考えられ，年齢相当のもの忘れなのか，認知症の初期症状なのか，現状では判断できない。認知症に関する医療的なことは身体の状況が改善した時点で，今後の経過をみながら適切なタイミングで介入することにした。

【解説】 さまざまな観点での判断を必要とする「食事」

高齢者は食事摂取量も個人差があり，多様である。また，単に治療食が遵守されればよいというものではない。糖尿病であっても日常のなかで食べることが楽しみの1つとなるような工夫が必要である。一方的に栄養指導をするのではなく，生活のなかで無理のない栄養管理方法を個別的に確立していく必要がある。

図3 高齢者糖尿病の血糖コントロール目標(HbA1c値)

患者の特徴・健康状態注1)		カテゴリーⅠ ①認知機能正常 かつ ②ADL 自立		カテゴリーⅡ ①軽度認知障害～軽度認知症 または ②手段的 ADL 低下，基本的 ADL 自立	カテゴリーⅢ ①中等度以上の認知症 または ②基本的 ADL 低下 または ③多くの併存疾患や機能障害
重症低血糖が危惧される薬剤(インスリン製剤，SU 薬，グリニド薬など)の使用	なし 注2)	7.0%未満		7.0%未満	8.0%未満
	あり 注3)	65 歳以上 75 歳未満 7.5% 未満 (下限 6.5%)	75 歳以上 8.0%未満 (下限 7.0%)	8.0%未満 (下限 7.0%)	8.5% 未満 (下限 7.5%)

治療目標は，年齢，罹病期間，低血糖の危険性，サポート体制などに加え，高齢者では認知機能や基本的ADL，手段的ADL，併存疾患なども考慮して個別に設定する。ただし，加齢に伴って重症低血糖の危険性が高くなることに十分注意する。

注1：認知機能や基本的ADL（着衣，移動，入浴，トイレの使用など），手段的ADL（IADL：買い物，食事の準備，服薬管理，金銭管理など）の評価に関しては，日本老年医学会のホームページ（http://www.jpn-geriat-soc.or.jp/）を参照する。エンドオブライフの状態では，著しい高血糖を防止し，それに伴う脱水や急性合併症を予防する治療を優先する。

注2：高齢者糖尿病においても，合併症予防のための目標は7.0%未満である。ただし，適切な食事療法や運動療法だけで達成可能な場合，または薬物療法の副作用なく達成可能な場合の目標を6.0%未満，治療の強化が難しい場合の目標を8.0%未満とする。下限を設けない。カテゴリーⅢに該当する状態で，多剤併用による有害作用が懸念される場合や，重篤な併存疾患を有し，社会的サポートが乏しい場合などには，8.5%未満を目標とすることも許容される。

注3：糖尿病罹病期間も考慮し，合併症発症・進展阻止が優先される場合には，重症低血糖を予防する対策を講じつつ，個々の高齢者ごとに個別の目標や下限を設定してもよい。65歳未満からこれらの薬剤を用いて治療中であり，かつ血糖コントロール状態が図の目標や下限を下回る場合には，基本的に現状を維持するが，重症低血糖に十分注意する。グリニド薬は，種類・使用量・血糖値等を勘案し，重症低血糖が危惧されない薬剤に分類される場合もある。

【重要な注意事項】

糖尿病治療薬の使用にあたっては，日本老年医学会編「高齢者の安全な薬物療法ガイドライン」を参照すること。薬剤使用時には多剤併用を避け，副作用の出現に十分に注意する。

日本老年医学会・日本糖尿病学会編・著：高齢者糖尿病診療ガイドライン2017，p46，南江堂，2017.

05 看護の評価

地域包括支援センターの協力のもと，家事支援と訪問看護の導入，内服薬の変更をして2か月後，Aさんの血糖値は160mg/dLと安定してきた。HbA1cは7.5％と血糖コントロールの目標値となった。生活も，食事はヘルパーとともに好きなものを一緒に買い行き，訪問看護師に食事の内容を確認してもらいながら，無理のない栄養管理が継続できるようになった。

栄養管理が整ってきたためか，腎機能も尿素窒素(blood urea nitrogen：BUN) 21mg/dL，クレアチニン(Cre) 0.80mg/dLと改善し，糖尿病性腎症など新たな合併症を発症することはなかった。

訪問看護師の定期的な観察により，Aさん自身では気づかない倦怠感や「このくらいは大丈夫」と自己判断しがちなAさんに適切に対応できるようになり，シックデイの予防と早期発見につながった。日課であった散歩もはじめら

※5 アドヒアランス　患者が治療方針の決定に同意し，積極的に治療を受けること

れるようになり，運動量が増えた。これも血糖値改善の一助となったと考えられた。

今回の病状の変化は，フレイルの状態にある高齢者が体調不良を起こしたことが契機となったと考えられる。Aさんの「このくらいなら自分でなんとかできる」という思いに反して，今までできていたことができなくなっていたと考える。この状態で，教育入院という選択肢もあったが，外来治療のまま地域との連携を図った。

外来での支援は患者自ら申し出てはじまることが多いが，高齢者ならではの社会支援に対するさまざまな心情がある。本人の望む生活を話してもらう機会をつくり，高齢者がどのような心情になっているのか考えなくてはならない。高齢者の日常に目を向けて小さな変化をいかにキャッチするのかが重要となる。Aさんの場合，血糖値だけに着目するのではなく，その背景にあるものに目を向けたことで支援の手がかりを見つけることにつながったと考える。

06 まとめ

高齢患者の場合，病状や老化の進行を踏まえて生活支援を考えていかなければならない。外来での看護師と患者の関わりはごく短い時間である。しかし，在宅生活を継続するうえで，病状の管理という役割を通して地域と連携し，サポート体制を構築することができる。地域との連携により，高齢者の日常の小さな変化に対応できること，そして，高齢者個々にあわせたバリエーションのあるケアと体制を整えることが重要と考える。

地域と連携することにより，外来だけ，医療だけではできないことを可能にする。そのためにも，外来看護師が多職種，多機関と連携をとり，チームの一員として高齢者をサポートしていく役割を担う必要がある。

引用文献

1） 国立国際医療研究センター糖尿病情報センター：認知症．http://dmic.ncgm.go.jp/general/about-dm/070/060/01.html（最終アクセス：2022年1月14日）

参考文献

・日本老年医学会・日本糖尿病学会編・著：高齢者糖尿病診療ガイドライン2017，p46，南江堂，2017.
・瀬戸奈津子，平野美雪，林弥江・他：看護師が援助に困難を感じた糖尿病外来患者に対する援助の手がかり―ディスカッションを通して―．日本糖尿病教育・看護学会誌，21（1）：69-75, 2017.
・新見明子編：根拠がわかる疾患別看護過程－病態生理と実践がみえる関連図と事例展開　改訂第2版，pp190-208, 南江堂，2016.
・東京都医師会編：住み慣れた街でいつまでも－フレイル予防で健康長寿－，東京都多職種連携連絡会製作・監修，p4，東京都福祉保健局医療政策部医療政策課，2017.

問題患者と捉えられていた高齢患者のニーズを理解したことで，問題が問題でなくなった事例

本事例では，療養病床に入院した高齢患者のアセスメントについて述べる。患者の言動について，それを引き起こしている原因を探ること，認知症による生活障害を日々のケアや患者の言動から紐解くこと，そのために介護スタッフやリハビリテーションスタッフなど他職種から情報を得ること，看護師として，認知症と糖尿病などの疾患を併せもった状態を把握し，疾患の悪化を捉えることが重要だった事例である。

01 事例紹介

Aさんは80歳代の女性である。自宅で転倒して左大腿骨頸部を骨折し，整形外科で人工骨頭置換術を行った。退院する時期になり，自宅には段差があり車いすで生活するのは難しいこと，日中，家族は不在になるため，Aさん一人では再転倒の危険もあることから，自宅以外への退院が検討された。糖尿病で体調が悪くなったこともあり，家族とAさんとで相談し，長期療養目的でB病院療養病床※1に転院となった。

Aさんには前病院から，骨折とその治療に伴う排尿管理のため尿道留置カテーテルが留置されていた。

既往歴は，高血圧（50歳代～），糖尿病，慢性腎臓病，脳梗塞（70歳代～）であった。

入院時に家族から以下の情報を確認した。

- 家族構成：長男家族と同居。夫とは数年前に死別。
- 生活歴：主婦として家族を支え，義父母も看取った。裁縫や書道などが得意。
- 性格：明るく我慢強い性格。人と関わることが好き。

02 入院初期の状況とアセスメント

入院して間もない頃の状況

Aさんは徐々に環境に慣れていった様子がみられた。日中は車いすでホールに出て，食事やほかの患者と談笑していた。介護スタッフからは，「体操や歌の会などのレクリエーションにも積極的に参加して楽しんでいる」と情報があった。夜勤の看護師からは，「就寝前にブロチゾラム（ブロチゾラムOD）錠（0.25mg）を内服することで，夜間はよく眠れている」と申し送られていた。担当のリハビリテーションスタッフからは，生活歴をいかして書道や手芸も少しずつはじめていること，手術をした左足の痛みを訴えることもなく，立位訓練や歩行訓練

※1 療養病床　疾患が慢性期の状態にあって，長期にわたり療養を必要とする患者のための病床。病床面積や談話室の設備が必須であり，医師・看護師・介護士の配置人数が定められているなど，人的・物的に長期療養患者にふさわしい療養環境を有する病床。

にも意欲的に取り組んでいることが報告されていた。そして，数週間後には，病棟内で見守りによる歩行器歩行ができるようになった。

並行して看護師は，尿道留置カテーテル抜去について医師と検討した。排泄機能をアセスメントし，カテーテルを抜去した結果，Aさんはズボンや下着の着脱を介助すれば，トイレで排泄できるようになった。

入院初期のアセスメント

これらの情報から，看護・介護スタッフ，リハビリテーションスタッフ，医師との合同カンファレンスで「Aさんは環境に適応し穏やかに過ごせている。脳梗塞の既往はあるが，入院時の改訂長谷川式簡易知能評価スケール（HDS-R）では25/30点であり，記憶障害は年齢相応である。リハビリテーションおよびケアによって運動機能も改善したが，歩行可能となったことで転倒・再骨折のリスクがあるため，転倒に注意する必要がある」とアセスメントされ，転倒予防のケアプランが立案された。

03 Aさんに起きた変化に対するアセスメントとケア

入院から数か月後のAさんの状況

入院から数か月経過した頃より，Aさんは幻聴を訴えるようになった。「隣の患者からいじめられている」と事実とは異なる被害を訴える言動もみられるようになった。「包丁を持って脅される」「あなた，あの人とグルなんでしょう」とスタッフに訴え，隣の患者のベッドに歩行器をぶつけたり，カーテンを開けて直接大きな声で訴えることもあった。「死体がベッドの下に埋められている」と訴えることもあった。これはテレビのニュースを見た後だった。

看護・介護スタッフが話を聞くとますます感情が高ぶるため，興奮しているときには安全に配慮して見守るようにした。そのことでAさんは「私のことを放っておくなんて。私，何，悪いことをしたのさ。みんなで私に意地悪する」と，ますます感情的になった。看護・介護スタッフはAさんについて，「怖い」「お世話が大変」「ほかの患者さんにも悪影響」と話すようになった。

Aさんに起きていることを理解するための情報収集

筆者は，Aさんに何が生じているのかを理解するために，まず，どのようなときに感情的な訴えや興奮状態が起きているか確認した。介護スタッフからは，午前中は穏やかなことが多いが，夕方から夜にかけて扇風機や換気扇の音が「うるさい」と大きな声を出すことがある，家族の面会後，嬉しそうにしていても急に声を荒げることが多い，ケアのために訪室した際，Aさんを起こすと悪いと思って起きている同室者から先にケアを行い，その後Aさんのところに行くと「後回しにされた」と怒るとのことだった。また，入浴の順番とその理由を説明したとき，「わかったよ」と応じてくれることもあれば，「どうしてそうなるのさ」と不機嫌になることもあるという情報を得た。

バイタルサインや血液検査データの経過，内服薬の影響がないかについても確認した。

Aさんの血圧は150～200/60～90mmHgと変動があり，降圧薬を調整していた〔アムロジピンベシル酸塩（アムロジピンOD）錠2.5mg1錠/1回昼食後，カンデサルタンシレキセチル（カンデサルタン）錠8mg　1錠/1回昼食後〕。血圧が高いときに頭痛を訴えることもあれば，頭痛をまったく訴えないこともあった。頭痛は安静にすることで解消していた。

血糖コントロールについては看護師と主治医で検討し，Aさんの年齢や糖尿病の経過を考慮し，持効型インスリン（ランタス12U　朝食前皮下注射）をベースにスルホニル尿素類経口糖尿病薬〔グリベンクラミド（グリベンクラミド）錠1.25mg　1錠/1回〕の内服としていた。食事を2/3～全量摂取（1,400～1,600kcal程度）した状態で空腹時血糖値は120～200mg/dL，HbA1c 9.0％台で推移していた。

栄養状態については，総蛋白（total protein：TP）6.7g/dL，アルブミン（albumin：Alb）3.6g/dL，コリンエステラーゼ（cholinesterase：Ch-E）140U/L，血色素（hemoglobin：Hb）11.9g/dL，身長158cm，体重45kgと良好であったが，腎機能は尿素窒素（blood urea nitrogen：BUN）13.5mg/dL，クレアチニン（creatinine：Cr）0.84mg/dL，推定糸球体濾過量（estimated glomerular filtration rate：e-GFR）49mL/分とやや低下していた。

入院して数週間後にリハビリテーションスタッフが実施した認知機能検査の1つであるCOGNISTAT（コグニスタット）※2では，記憶は正常域だが，見当識や注意，言語の理解が低下していることがわかった。主治医には，入院時の脳CT所見を確認した。基底核および左小脳に陳旧性の脳梗塞，大脳白質に虚血性変化がみられるが，心身の状態に影響を及ぼす状態ではないとの見解だった。

精神科医にもAさんの感情的な訴えについて相談したところ，「脳血管性認知症で，記銘力は保たれているが，それ以外の認知機能障害が背景になり精神症状が出ている。周囲の出来事，スタッフのひと言ひと言から，自身にとって害があるように解釈している。本人もその考えにとらわれて言動の制御ができない状態である」との見解だった。また，就寝前にブロチゾラムを内服しているが，ベンゾジアゼピン系睡眠薬はせん妄を誘発する可能性があることを指摘された。

アセスメント

当初，私たち看護師は，Aさんの言語的コミュニケーションが良好で，会話の内容をよく憶えていること，改訂長谷川式簡易知能評価スケールでは25/30点と高く，記銘力が保持されていたことから，「認知症ではなく，年齢相応の認知機能低下がある」と捉えていた。しかし，COGNISTATで，記憶以外の見当識や注意，言語の理解の低下があることがわかった。例えば，言語の理解が低下した場合，一度に2つのことを伝えると聞き間違いが起きやすい。Aさんに，入浴の順番とその理由など，一度に2つのことを説明したために話の内容が理解できず，「自分の順番が後回しにされた」という思いが記憶に残った可能性が考えられた。

また，Aさんは脳血管性認知症であり，認知機能に日内変動があったとも考えられる。声を荒げるのは，夕方から夜にかけてであったことや家族の面会後だったことから，疲労なども影響していた可能性があった。

Aさんは扇風機や換気扇の音をうるさいと感じていた。動いている私たちには気にならない音でも，ベッド臥床していると，機械の音は意外に響くことを考慮し，タイミングや必要性を考慮して本人に説明したうえで短時間のみ使用することが大切と考えられた。

また，Aさんは自分からは遠慮して言わないが，私たちが来るのを待っていたかもしれない。眠っているように見えても，目を閉じていただけかもしれない。声をかけて意向を確認

※2 COGNISTAT　認知機能の多面的評価を目的として開発された認知機能検査で，3領域の一般因子（覚醒水準，見当識，注意）と，5領域の認知機能（言語，構成，記憶，計算，推理）が評価できる。検査値を認知プロフィールで表わすため，被検者の「保持されている能力」と「低下している能力」を視覚的に捉えることができ，生活障害の理解や介入の指針を得る情報が得られる。詳しくは引用文献[1, 2]を参照。

することも必要だった。

Aさんは，骨折・手術を乗り越えて転院してきた。高齢者は加齢によって防衛力・予備力・適応力・回復力が低下する[3)]ため，新しい物理的・人的環境に適応するには心身の負担が大きい。楽しそうに体操や会話をしているように見えても，社会性が保たれているAさんは，スタッフや他患者に気を遣ってそうしていたのかもしれず，ストレスが少しずつ蓄積していたのではと考えられた。

入院から数か月が経過し，歩行器歩行やトイレでの排泄が可能になるなど，身体面の回復がスムーズに進んだ。その過程では，Aさんが自信を回復した反面，人の手を借りなければならないことで自尊心が傷ついていた可能性もあった。また，身体の回復とともに，これまで集中的に関わっていたスタッフの手や目が徐々に離れていくことで，必然的にAさんの思いに関心を寄せる状況が少なくなり，Aさんは寂しさや不安を感じていたかもしれない。Aさん自身も，身体機能の改善に伴い周囲に目が行くようになったが，見当識障害や理解力が低下していたために混乱したと考えられた。あるいは，血圧や血糖の変動による苦痛（頭痛）や不快（空腹や口渇など）があってもそれを言葉にできず，強い口調や態度で表現していた可能性も考えられた。

ケアプラン

上記のアセスメントより，Aさんへのケアプランを以下とした。そして，アセスメント内容とプランの具体策について看護・介護スタッフ，リハビリテーションスタッフと日々のミニミーティングや申し送りで共有して実施した。

(1) 見当識障害や言語の理解に応じた具体的で丁寧な説明を行い，不安を軽減する

COGNISTATの結果をもとに作業療法士と検討し，会話のなかでリアリティオリエンテーションを行う，一度に2つ以上のことを伝えない，手元に必要なものを1つだけ置くなど，具体的なケアプランを示した。

(2) 身体面を整え血糖や血圧をコントロールする

甘い飲み物を控えAさんの好きなお茶や水にする。病院食のほかに毎食ふりかけや佃煮を摂取していたが，長年好んで摂取しており楽しみでもあるため本人と相談しふりかけや佃煮は日に1食のみにする。午前・午後，病棟内を付き添い歩行する，リハビリテーションスタッフと協力し5日/週，敷地内の庭に散歩に行く，午後に30分ほど臥床し休息する。

(3) 環境調整

扇風機や換気扇は必要時，短時間の使用とし，本人に説明し了解を得てから使用するなどで不快な刺激を減らす。繰り返し流れるテレビのニュースをつけたままにしない。

(4) Aさんの頑張りを支え，要望に応える

できていること，頑張っていることを伝えるだけでなく，助けが必要なときは遠慮なく頼ってほしいことも伝える。Aさんの思いを確認し，望みをかなえる。例えば外泊ができるよう家族と調整するなど。

(5) 内服薬の調整と観察

せん妄を誘発する可能性のあるブロチゾラムを中止し，抗うつ薬〔トラゾドン塩酸塩（デジレル）錠25mg〕に変更された。また，被害的な思考に陥る精神状態に対し，精神科医より〔リスペリドン（リスペリドン）1mg/日　昼・夕食後〕が処方された。これらの効果と有害事象の観察を行った。

結果

ケアプランを実施し数週間ほどで被害的な思考・言動はなくなり，Aさんは病院の環境のなかで穏やかに過ごせるようになった。血糖値は150～200mg/dLと安定して推移し，血圧も

110～130/70～80mmHgと落ち着いていた。リスペリドンの有害事象（ふらつき・転倒，誤嚥など）もなく，精神状態も落ち着いてきたため徐々に減量し，中止することができた。

年末年始の家族・親戚が集まるときには外泊もでき，大変喜んでいた。外泊から戻ってきたときには，「本当にお嫁さんがよくやってくれた。自分は舅，姑を看取って苦労したから，お嫁さんには迷惑をかけたくないと思っている。お互い気も遣うしね。ここにいるのがいいと思う」と話してくれた。

04 再度Aさんに起きた変化に対するアセスメントとケア

入院から2年半経過後に生じた感情の不安定さ

入院から2年半が経過した。Aさんは再び「私に点数をつけているんでしょう」「パズルをしないとおやつがもらえないのか」「私の大事にしている物を盗っていく人がいる」「放っておかれた」等の訴えが頻繁にみられるようになった。しかし，話を聞いているうちにすぐにいつもの穏やかなAさんに戻ることが多かった。看護・介護スタッフは，「Aさんの気分の波が激しくなった」と報告し合っていた。ケアの際，Aさんは「看護師に蹴られた。蹴り返してやろうか」と怒り，蹴ろうとすることもあった。また，臥床中にティッシュの箱で壁やテーブルを叩き続けることがあった。夜に「火事だ，逃げろー」と大声を出すこともあった。これは，テレビの電源の赤いランプを見て言ったようであった。

看護・介護スタッフは，「認知症が進んで混乱しているのかもしれない」と感じており，ほかの患者への影響もあるので，どうしたら大きな音をたてたり夜間に大声を出したりするのを止めてもらえるかを話し合ったが，結論は出なかった。

原因を探る～情報収集と共有

Aさんがどのようなときに「放っておかれる」と言うのかを看護・介護スタッフに確認した。すると，食事のときに多いことがわかった。ある介護スタッフから，「ほかの患者の食事介助をしながらAさんの自力摂取を見守っているときに多いように感じる」という意見が聞かれた。Aさんは，それまで箸を使って食事をしていたが，箸を1本しか持たなかったり，2本持っていても副菜をつまんだり切ったりできず，徐々にスプーンを使用するようになっていた。配膳しても食べはじめないときは，最初の一口，二口を介助することにより自力で摂取できるときもあれば，そのまま最後の一口まで介助が必要なときもあった。

ある看護師は，食事介助中にAさんから「みんな，私が何もできないと思っているでしょう」と言われたことがあり，「Aさんには介助をしてほしい気持ちもあるけれど，ホールなどほかの患者さんもいるところで介助を受けることで，恥ずかしかったり，傷ついたりしているということもあると思う。付きっきりで介助しすぎるのもよくないと思った。その日，そのときで本人にお手伝いが必要かを確認しながら行うのがよいのではないかと思う」と話してくれた。しかし，介護スタッフからは「食事介助をしたほうがいいのか，見守ったほうがいいのか，対応が難しい」という意見も出された。

Aさんが「看護師に蹴られた」と言ったのは，体位変換やベッドから車いすへの移乗介助時だった。その頃，Aさんは，左膝・大腿・腰部の痛みを訴え，歩行時のふらつきも強くなっていた。そのため，日中は付き添いで歩行器歩行，夜間は車いす使用，入浴は機械浴に変更していた。左膝の痛みは関節痛という診断があり，痛みを訴えたときに鎮痛薬（アセトアミノフェン

200mg　1錠）を内服したり外用薬を塗ったりしていた。また，Aさんは自ら動けるときと動けないときの差も大きかった。左下肢の痛みを訴えて動かないときや，ただ「動きたくない」と言って動かないときもあった。排泄動作は，トイレまでの誘導，ズボンや下着の上げ下ろしを行うことで，トイレで排泄可能なときもあれば，足の痛みを訴え，オムツに排泄することもあった。

認知症が進んだと感じたのはどんなところからかを看護師に確認したところ，Aさんが家族の面会時に長男と次男の区別がつかなくなったことをあげた。また，Aさんは，ナースコールを鳴らさず，「おーい」と大声で呼ぶようになっていた。しかし，訪室しても何も訴えないため，スタッフが「のどが渇いているのか」「お腹が空いているのか」「トイレに行きたいのか」「足が痛いのか」などの要望を1つひとつ確認する必要があることをあげた。

記録や血液検査データからも身体面について確認した。糖尿病については，夕方の血糖値が300～400mg/dL台と高値になるため，インスリンを持効型インスリン（ランタス）から混合型インスリン（ノボリン30R）に移行し調整中だった。栄養状態は，血液検査データではここ半年間，大きな変化はなかった（TP 6.5g/dL，Alb 3.2g/dL，Ch-E 160U/L，Hb 12.0g/dL，体重50.0kg）。血圧は，200/70mmHg台と収縮期血圧が高くなるときがあり，収縮期血圧170mmHg以上の場合，頓用で降圧薬のテープ製剤〔ビソプロロールフマル酸塩（ビソノテープ）4mg〕を使用していた。高血圧時は頭痛やめまい，嘔気などの症状がみられるときとそうでないときがあった。腎機能は悪化しており（BUN 23.5mg/dL，Cr 1.22mg/dL，e-GFR 32mL/分），時々尿混濁がみられることがあったが，排尿量は保たれていた。下肢の浮腫などの症状はみられなかった。

アセスメント

Aさんに感情の不安定さや険しい表情，怒りの言動が出現した原因として，認知症の進行，糖尿病の悪化および合併症の進行，加齢および脳梗塞の進行による身体機能の低下，多様な痛み，それらによる精神的な苦痛が考えられた。

(1)認知症の進行について

Aさんは，険しい表情や怒りの言動があっても気分が容易に変わることから記銘力が低下していること，食事など生活援助の場面から失認や失行がみられたこと，長男と次男を間違うなど人の見当識障害がみられるようになったこと，もともと人と話をするのが好きだったが言葉が出にくくなり失語もみられるようになったなど，生活を通して認知症が進行していることが確認できた。しかし，それを考慮せず，これまで楽しんでいた余暇活動（パズルなど）を続けたことが負担になっていた可能性があった。言葉で自身のことをうまく伝えづらいAさんが，今行っている活動を本当に楽しめているか，様子や表情で確認し，答えやすい聞き方をして，その都度意思を確認する必要があったと考えられた。

Aさんは，脳血管疾患や身体疾患によって認知機能やその日の体調に波がある。食事は，明らかに介助が必要なときもあれば，Aさんのほうで介助してほしいと思うときもある。また，自分でできるときもあった。介助する，しないの二者択一ではなく，毎日，毎回，Aさんのその時々の状態や希望を確認してケアを行うことが大切であると考えられた。また，そうしなかったために険しい表情や怒りの言動につながっていたと考えられた。

(2)糖尿病の悪化および合併症の進行

Aさんは糖尿病の進行・悪化により血糖コントロールが不良となり，糖尿病の合併症として腎機能が低下し，高血圧や下肢の神経障害性疼痛が出現してきたと考えられた。疾患の悪化に伴う苦痛や倦怠感のために険しい表情や怒りの言動が現われていたとも考えられた。認知症の進行に加え，糖尿病性網膜症による視力低下によってもテレビの電源の赤いランプを火事と誤認した可能性も考えられた。また，高血糖や高血圧といった身体的要因によってせん妄を発症していた可能性も考えられた。

(3)加齢および脳梗塞の進行による身体機能の低下について

Aさんは，加齢による筋力低下に加え，糖尿病や高血圧の既往，入院時の頭部CTの所見から，姿勢保持や運動調節に関わる小脳や基底核の梗塞（ラクナ梗塞）が拡大していた可能性が考えられた。身体機能が低下し，思うように動けない苦痛があったと考えられた。一方，動くことができているときは，痛みが軽減していたか，本人の動きたいという気持ち（意欲）があったためと考えられた。

(4)多様な痛みの存在

関節痛，糖尿病の神経障害性疼痛のほかに，筋肉痛，不動の痛みなどもあったと考えられた。認知機能低下のために言葉での表現が適切にできず，「看護師に蹴られた」と痛みのことを訴えていたのかもしれない。ティッシュの箱で壁やテーブルを叩くことで，痛みを表現した可能性もある。頓用で鎮痛薬を使用していたが，痺れなど鎮痛薬が効かない痛みもある。それを必死で訴えていたのではないかと考えた。

(5)精神的な苦痛

Aさんは，認知機能や日常生活動作が低下していることを自身で感じ，思うようにならない苦痛，介助を受けていることでの自尊心の低下，これまで日々の生活のなかで楽しんでいた活動ができないことでのつらさ，寂しさなど精神的な苦痛も抱えていたと考える。また，大きな声でAさんに呼ばれたとき，私たちは「のどが渇いているのか」「トイレに行きたいのか」など，生活上の要望を確認している。しかし，一緒にいる，短い時間でも雑談をするなど，人としての関わりが少なくなっていた。そういうところもAさんは敏感に感じ，孤独感をもっていたかもしれなかった。

ケアプラン

私たちは，認知症が進行したと捉え，怒りとして表わされた言動・行動を止めようと思ってしまった。しかし，上記のように考えられることすべてをアセスメントすることで，Aさんの心身の苦痛に気づいた。Aさんは，残された能力を発揮して精いっぱいのサインを私たちに示してくれていたと捉え直すことができた。

そこで，ケアプランを以下のように修正し，これまで以上にチームで情報を共有し，ケアを行った。

①病状をコントロールし，身体的苦痛を可能な限り軽減する：痛みの有無を確認，鎮痛薬の使用，ゆっくり優しく触れるなど触れ方に注意する，不動の痛みの軽減のための他動運動や姿勢を調整するなど。

②揺らぐ認知機能や身体機能に応じて介助量を調節する：特に食事・排泄については，看護・介護スタッフで情報を共有し，そのときの介助量や方法について検討する。

③言語的に表現するのが困難なAさんの意思を表情や様子で確認する。

④言葉によらない余暇支援を選択する：散歩に行く，一緒に花を見る，音楽を聴く，そばにいる等。また，家族にもAさんの状態を説明し，対応方法を伝えた。

結果

このような対応で，Aさんの感情の不安定さや険しい表情，怒りの言動は軽減し，笑顔が増えた。面会に来る家族とも良い時間を過ごすことができている様子だった。

05 まとめ

この事例では，アセスメントが特に必要な時期が2回あった。1回目は，入院して数か月の頃である。患者は言語的コミュニケーションが良好で，記憶障害が軽度だったことから，看護師は，年齢相応の認知機能の低下と捉え，患者の生活の困難に気づかず対応してしまった。そのため患者は強い口調や態度となり，ケアに困難を感じたことから，多職種の力を借りてアセスメントをした。その結果，記憶障害以外の認知機能の低下とそれによる生活障害に気づき，ケアプランを修正することができた（図1）。

2回目は，数年が経過した頃である。徐々に認知症の進行と糖尿病の悪化による合併症の進行が推測されたにもかかわらず，これまでと同様の対応を続けたことで患者は心身のストレスを他者への怒りという形で示すようになった。ここで再度心身の状態を総合的にアセスメントすることで，患者の状態を理解し，苦痛を緩和できた（図2）。

表面に現われる現象だけを見て問題と捉えるのではなく，その背景にある原因を探り，患者の苦痛や真のニーズに気づくこと。言語・非言語のコミュニケーションで患者の意思を確認し，その時々の心身の状態に合わせたケアを行っていくこと。これは容易ではないが，重要であることに気づかせてくれた事例だった。

引用文献

1） 松田修，中谷三保子：日本語版COGNISTAT検査マニュアル，pp5-7，ワールドプランニング，2004.
2） 黒川由紀子，斎藤正彦，松田修：老年臨床心理学 老いの心に寄り添う技術，pp40-45，有斐閣，2005.
3） 北川公子，竹田恵子：加齢に伴う身体的側面の変化．系統看護学講座　専門分野Ⅱ　老年看護学　第9版，pp7-8，医学書院，2018.

参考文献

・工藤綾子，湯浅美千代編：エビデンスに基づく老年看護ケア関連図，中央法規出版，2019.

図1 看護師の思考・行動のプロセス（1）—入院から数か月

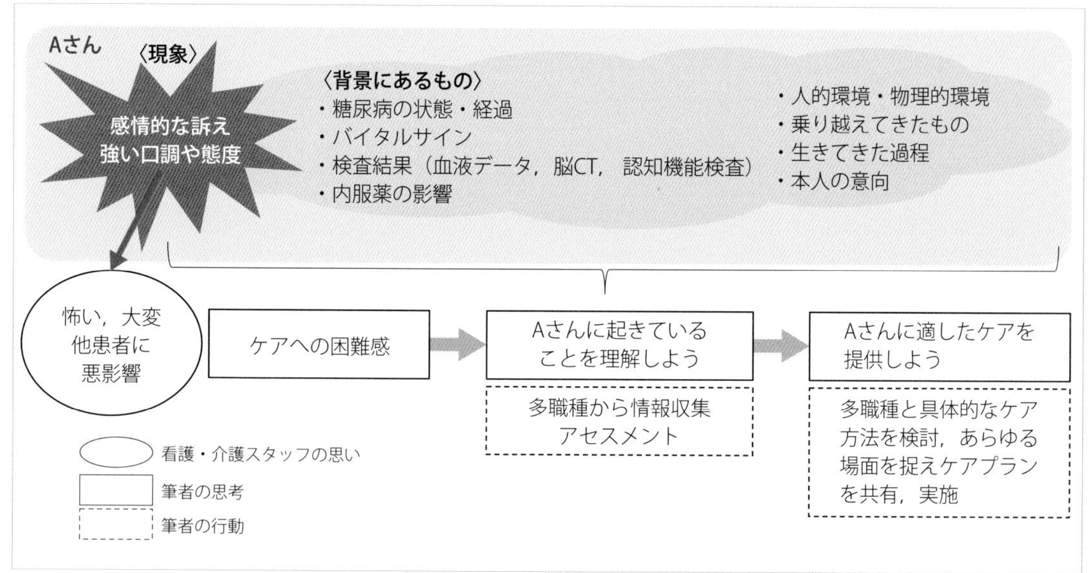

図2 看護師の思考・行動のプロセス(2)—数年後

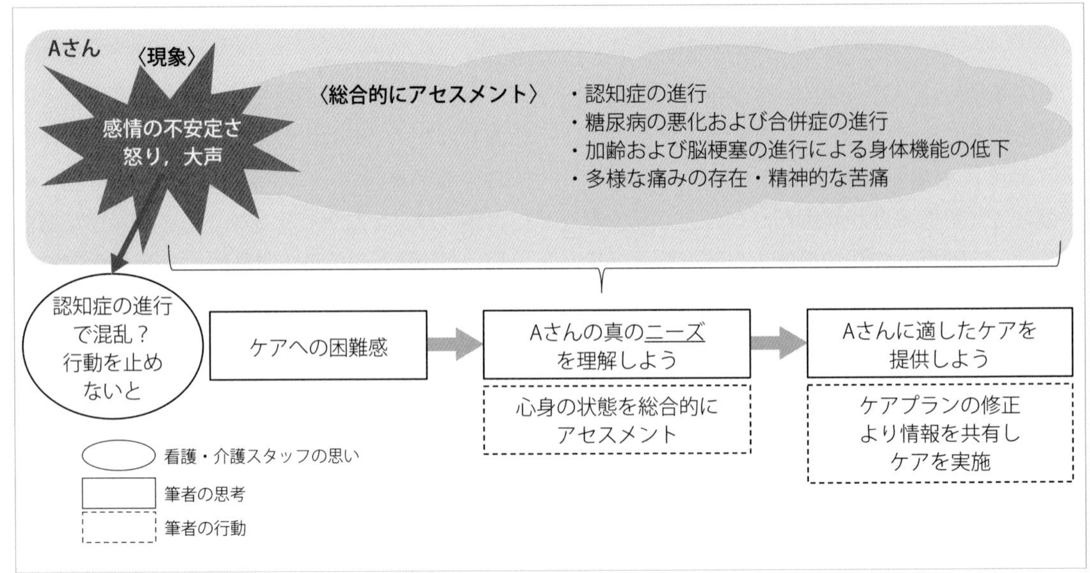

6 重度認知症をもち寝たきり状態の高齢者で，治療選択後，家族が葛藤した事例

筆者は看護小規模多機能型居宅介護事業所において，ケアマネジャー兼看護ケアの責任者という立場で高齢者とその家族に関わっている。今回，胃ろうを造設した90歳代女性Aさんとその家族への2年にわたる支援について，アセスメントを中心に述べる。

01 事例紹介

Aさんには左変形性膝関節症の手術歴があり，加齢とともに歩行が困難になっていた。物忘れや日付の感覚が曖昧になる，全体的に元気がなくぼんやりしているなどの状態が続き，要介護2の判定を受け，2回/週のデイサービスを利用していた。

夫，長男夫婦との4人暮らしである（図1）。Aさんと夫が主に過ごす部屋と長男夫婦が過ごす部屋は分かれていた。

ある日，Aさんは自宅でせんべいをのどに詰まらせ，家族が救急車を要請し，緊急入院となった。入院後，医師から嚥下機能が低下しているため胃ろう造設が必要と説明を受けた。家族で話し合い，子どもたちは父親の決定に従うと決め，夫は胃ろうの造設を決めた。

胃ろうを造設したAさんに対し，通っていたデイサービスでは対応が難しいことに加え，家族が病院からの早期の退院を希望したことから，看護小規模多機能型居宅介護（以下，看多機）の利用が決まった。

図1 家族構成

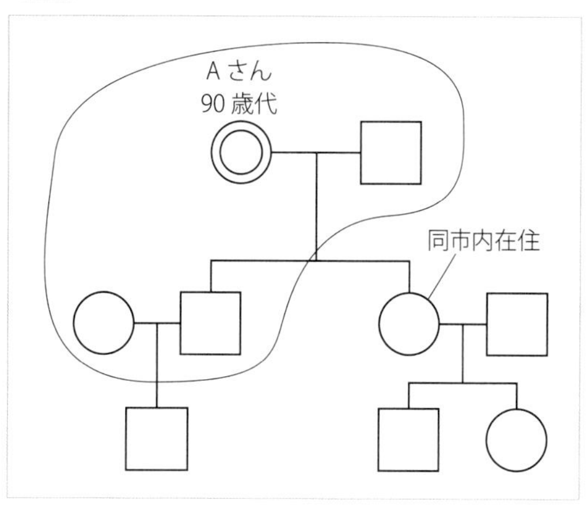

02 初期の情報収集：優先順位とポイント

初期の情報収集は，短期間で効率良く情報を集めることが重要である。そのためには，情報を集める相手の優先順位を意識して行っている（表1）。

在宅で療養生活を送る高齢者はすでになんらかの介護保険サービスを利用していることが多く，担当のケアマネジャー（介護支援専門員）が存在する。Aさんも入院前はデイサービスを利用しており，担当ケアマネジャーがいた。したがって，初期の情報収集は前担当ケアマネジャーから実施した。ケアマネジャーは，ケアプランをつくるにあたり，本人の暮らしのなかで本人の「○○したい」を探る役割がある。また，ケアプラン立案においては，介護者である家族との調整も大きな役割である。よって，ケアマネジャーからAさんとその家族の状況とそれぞれの思いを聞き取った。また，現在のAさんは意識レベルが低下している状況であり，入院中のAさんは本来のAさんとは言い難い。そこで，入院前の姿や「Aさんらしさ」を知っているケアマネジャーからその情報を得た。そして，Aさんが暮らしのなかで何を大切にし，笑顔になるのはどんなときなのかなどの情報も得た。

前担当ケアマネジャーからAさんと家族についての全体的な情報を収集した次の段階として，家族から情報収集を行った。家族は，情報をもちすぎていて何から話をしてよいのか自分たちでは判断できないことが多い。そこで，前担当ケアマネジャーから話を聞いていることを伝えながら，収集したい情報に的を絞り傾聴・共感の姿勢をもって情報収集を行った。そこで，ケアマネジャーから収集した情報と家族から得た情報の差異も意識しておく必要がある。その差異がなぜ生じているのかはアセスメントする重要なポイントとなる。

最後に，退院時カンファレンスの場でAさんの今の状態，疾患とADL（activiteies of daily living：日常生活動作）面を確認した。さらに客観的な視点の情報を得るため，病院内のソーシャルワーカーや病棟看護師から家族のことや退院後に必要なケアについて情報を収集した（表2）。

表1 在宅における初期情報収集時の優先順位とその理由

①前担当ケアマネジャー	・本人，家族の両者を客観的に把握している ・入院前の元気な本人を見ているため，本人の大切にしていたこと，考え方，性格などを知っている可能性が高い ・家族内のパワーバランスなどをアセスメントできている
②家族	・ケアマネジャーから情報を得たうえで，収集したい情報に的を絞って話が聞ける ・本人がどうしたいと思っているかを一番正しく想像できる存在である
③病院のソーシャルワーカー，看護師	・現状の身体状況や疾患の予後などについて把握している

表2 初期情報収集時のポイント

- 情報収集全体を通して，それぞれの立場からの情報に生じる差異を意識する
- 家族とは信頼関係を築くことができるように共感・傾聴のスタンスをとる
- Aさんを含む家族が，治療選択をするような場面が過去あったのか，あったのであればどのように乗り越えたのか
- 家族が今後のことをどの程度イメージできているのか

ケアマネジャー（介護支援専門員）

保健医療福祉分野での実務経験（医師，看護師，社会福祉士，介護福祉士等）が5年以上あり，介護支援専門員実務研修受講試験に合格し，介護支援専門員実務研修の課程を修了することで介護支援専門員となることができる。

ケアマネジャーの役割は，要介護者や要支援者が心身の状況や自立支援の視点に沿って適切なサービスが利用できるようにケアプランの作成や市町村・サービス事業者・施設などと連絡調整を行うことである[1)]。

03 得られた情報からのアセスメントと看護

前担当ケアマネジャー，家族，ソーシャルワーカーや病棟看護師から得られた情報をもとに，アセスメントをそれぞれ実施した。

前担当ケアマネジャーからの情報とアセスメント(表3)

Aさん夫婦はすでにそれぞれ90歳を超えており，Aさんは「夫の農業を支え苦労した」話などから，60年以上もの間二人でさまざまなことを乗り越えてきたことが想像できた。他者はもちろん，息子や娘たちも立ち入ることができない二人の絆があることを考慮すべきと思われた。

Aさんの治療法など大切な意思決定に際しては「決定権は夫にある」ため，今後も夫のAさんに対する思いをよく聞き，意思決定のプロセスに密に関わり支えていく必要がある。

Aさんは「おしゃべり好き」で「明るい性格」であり，Aさんの周りにはいつも人が集まってくるような様子が想像された。現状のAさんの姿とはかけ離れており，家族の戸惑いの大きさがうかがわれた。今後のAさんの経過によるが，再び「夫婦で縁側から庭を眺めるのが定番

表3 情報とアセスメント①

前ケアマネジャーからの情報	アセスメント
・Aさんはおしゃべり好き ・夫の農業を支え苦労したようだ ・夫婦で，縁側から庭を眺めるのが定番の過ごし方 ・夫婦で花が好き，知識も豊富だった ・Aさんの介護はほぼ夫が行っていた ・長男と夫が会話をしているのをあまり見たことがない ・長女も実家(Aさん宅)によく出入りしている ・長男の妻は補助的な立場で目立たない ・家族内の決定権は夫 ・夫はAさんが寒がりだと思っていて，夏に布団をかけすぎて熱中症になったことがある ・かかりつけ医は長いつきあいで夫婦で診てもらっている	＊Aさん夫婦はすでにそれぞれ90歳を超えており，60年以上もの間二人でさまざまなことを乗り越えてきたことが想像できる。これは他者はもちろん，息子や娘たちも立ち入ることができない二人の絆があることを十分に考慮すべきである。Aさんの大切な意思決定などに際しては，情報には決定権は夫とあるが，今後も夫のAさんに対する思いをよく聞き，意思決定までのプロセスにも密に関わり支えていく必要がある。 ＊Aさんは元来明るい性格で，Aさんの周りにはいつも人が集まってくるような様子が想像できる。現状のAさんとはかけ離れており，家族の戸惑いも大きいのではないかと思われる。今後のAさんの経過によるが，再び，夫婦で自宅の庭を眺めることができるようになることを大きな目標と考えたい。 ＊家族のバランスをみると，同居の長男の力を借りずAさんの介護を夫がほぼ一人で行っていたこと，長男とのやりとりが少ないという様子から，Aさん家族のなかで夫の存在感が大きく，家長としての役割を担い続けていることがうかがえる。しかし，夫が担うことができない生活の細かなところについてはおそらく長女が補っており，Aさんを自宅で支えるバランスがとれていたと考えられる。長期的(数年単位)に考えると，夫も加齢や体調の問題などでAさんの介護が困難になったり，体力的に負担の大きい部分を長男に頼らざるを得なくなったりすることは想像できる。Aさん家族のバランスが傾いたとき，どのように乗り越えていくか，誰が中心となっていくのかは今後見極めていく必要がある。 ＊家族が自宅で行う介護は，専門的な知識もないためAさんのために一生懸命に行うことが，逆効果となってしまうのはよくあることである。Aさん家族に適した介護技術やコツなどを少しずつ助言することで，今まで行ってきたやり方を否定せず介護に対する意欲を保っていけるような関わりが今後必要。 ＊かかりつけ医がAさん夫婦と長いつきあいということは心強い。訪問診療も視野に入れ，かかりつけ医からも情報収集が必要。

の過ごし方」となることを大きな目標としたいと考えた。

家族のバランスを見ると，「長男と夫との会話がみられない」，同居の長男の力を借りず，「夫がAさんの介護をほぼ一人で行っている」という情報から，家族のなかで家長である夫（＝父親）の存在感が大きいことがうかがえた。また，「近くに住む長女も実家（Aさん宅）によく出入りしている」「長男の妻は補助的な立場で目立たない」という情報から，夫が担うことができない生活の細かなところについては長女が補っていることが予測された。このような形でAさんを自宅で支えるバランスがとれていたと考えられる。今後は，夫も加齢や体調の問題などでAさんの介護が困難になったり，体力的に負担の大きい部分を長男に頼らざるを得なくなったりすることが想像できる。Aさん家族のバランスが傾いたとき，どのように乗り越えていくか，誰が中心となっていくのかを見極めていく必要がある。

「夫はAさんが寒がりだと思っていて，夏に布団をかけすぎて熱中症になったことがある」という情報から，専門的な知識をもたない夫がAさんのために一生懸命に行うことで，逆効果となってしまう可能性を示している。Aさん家族に適した介護技術やコツなどを少しずつ助言することで，今まで行ってきたやり方を否定せず介護に対する意欲を保っていけるような関わりが必要と考えた。

「Aさん夫婦とつきあいの長いかかりつけ医がいる」ことから，今後，訪問診療も視野に入れて，かかりつけ医からも情報収集するようにした。

家族からの情報とアセスメント（表4）

Aさんの状態は入院前と大きく変わり，胃ろう造設により経口摂取もなく，ほぼADLは全介助となって，家族の戸惑いが大きいことが感じ取れた。胃ろうの管理やオムツ交換など新たな介助量が増えるため，今まで夫一人で担ってきた介護を，家族が何をどの程度分担でき，介護保険サービスで何を補うかの判断が必要となると考えられた。

夫は，「オムツの交換が大変そうだな，今まではトイレになんとか連れて行ってたから」「食事はなんでもよく食べたのに」など，今までのAさんと現在のAさんの状況を比較するだけで，退院後の介護を具体的に想像できていなかった。まだ現状を受け止めることができていないため，楽観的な思考になっているように感じられた。

長女は父親とは異なり先のことを想像できるため不安が大きい様子であった。介護量が増えることが予測でき，高齢の父親だけでは支えきれないこともイメージしていることがうかがえた。Aさんは緊急入院であったこともあり，母親が亡くなるかもしれないという不安もよぎったと思われる。そのなかで，「自身の家庭や生活環境の維持」と「母親の介護」を天秤にかけ，漠然とした戸惑いがあると感じられた。

一方，長男からは具体的な発言はなく，夫や長女からも発言を促すようなやりとりがなかった。その様子から，日常的に長男が意見を主張することは少なく，夫が決定権をもち，Aさんや長女が補佐をするという家族の形を維持してきたと考えられた。したがって，Aさんの退院や今後のサービス利用などについては，長女を通して話を進め，長女から夫や長男へ相談事項などを伝え，夫に最終決定や了解を得ていくようにしたほうがよいと判断した。

ソーシャルワーカーや病棟看護師からの情報とアセスメント（表5）

病棟看護師から，Aさんの家族にオムツ交換や吸引，経管栄養の指導はまだ行っていないという話を聞いた。ソーシャルワーカーも，病棟看護師も，家族が早期に自宅への退院を希望している様子を話した。

また，「医師から今後経口摂取は難しいのでは

表4 情報とアセスメント②

家族からの情報	アセスメント
〈夫の思い〉 ・入院してから声をかけても目を開けたりしゃべったりすることが極端に少なくなった，張り合いがない ・退院はいつできるんだろうか ・オムツの交換が大変そうだな，今まではトイレになんとか連れて行ってたから ・食事はなんでもよく食べた，ゆっくり食べろって言ってたのに，詰まらせちゃって	＊今回の入院により，Aさんはほぼベッド上の生活となった。胃ろう造設により経口摂取もなく全体的にADL低下もあるため，家族の戸惑いは大きいことが感じ取れる。介助量が増えるため，今まで夫一人で担ってきた介護を，家族が何をどの程度分担でき，介護保険サービスで何を補うかの判断が必要となる。 ＊夫は，今までのAさんと現在のAさんの状況を比較するだけで，この先退院した際の介護のことなどを想像することができていない。現状を受け止めることがまだできておらず，楽観的な思考になっているように感じる。
〈長女の思い〉 ・母は，ずっと父の仕事を手伝ってきた人で，苦労したと思う ・急に胃ろうということになってしまって，正直まだ混乱している ・退院してから，食事などはどうしていくのか想像がつかない ・入院してから，一度も起き上がらないし，このまま寝たきりになってしまったら（涙ぐむ） ・今までは，母の世話を父がだいたいできていたので任せていたが，私も自分の家のこともあるので。心配だけど ・父は毎日面会に来てるんです，家にいても落ち着かないみたいで。車の運転は危なくて心配なんですが	＊長女は父親とは異なり，先のことを想像できるため不安が大きい。介護量が増えることを予測でき，高齢の父親だけでは支えきれないこともイメージしている様子がうかがえる。緊急入院であったこともあり，母親が亡くなるかもしれないという不安もよぎったと思われる。そのなかで，「自身の家庭や生活環境の維持」と「母親の介護」を天秤にかけ，漠然とどうしたらいいのかと戸惑っている。 ＊長男からは具体的な発言はなく，夫や長女からも無理に発言を促すようなやりとりがなかった。その様子から，日常的に長男が意見を主張することは少なく，夫が決定権をもち，今までもAさんや長女が補佐をするという家族の形を維持してきたと思われる。したがって，今回のAさんの退院や今後のサービス利用などについては，長女を通して話を進め，長女から夫や長男へ相談事項などを伝え，夫に最終決定や了解を得ていくという流れがよいと判断した。
〈長男〉 自発的な発言はなし	

表5 情報とアセスメント③

ソーシャルワーカーや病棟看護師からの情報	アセスメント
〈ソーシャルワーカー〉 ・医師からは，今後経口摂取は難しいのではないかと話がされている。家族はショックを受けているようだった ・病室でのリハビリなどを夫と長男がほぼ毎日見守っていた ・退院先については，自宅以外の選択肢は考えておらず，早期の退院を希望していた	＊医療従事者ではないAさん家族が，食べるという生活するうえで当たり前のことをAさんがすることで，肺炎を引き起こし，命を縮めてしまう可能性があるという現実を受け入れることは極めて難しいことであり，ショックを受けるのは当然である。家族は今後，「少しでも何か食べられないか？」とAさんの命が続く限り問いかけていくことになることも予測できる。日常的に覚醒レベルを上げる，発語を促し筋力の低下を予防するなどの関わりを基本とし，嚥下機能評価を実施しながら，経口摂取の可能性を探っていくことが在宅ケアのスタンスとして大切だと考える。
〈病棟看護師〉 ・適宜，吸引が必要な状態である ・オムツ交換や吸引，経管栄養の指導はまだ行っていないが，いつ退院できるのかは看護師によく聞いていた	＊ケアマネジャーからの情報，家族からの情報に差異はほとんどなく，Aさん家族がAさんを大切に思い，どんな状態でも自宅に帰ることだけを考え，家族で壁を乗り越えようとしているように見える。現実的には，経管栄養の投与方法やオムツ交換，吸引の手技や物品の準備などたくさんの課題があるが，1つひとつ解決し自宅に帰る道筋を提示し実現していく役割がある。

ないかと話がされ，家族はショックを受けている様子だった」というソーシャルワーカーからの情報があった。Aさんは食べることで肺炎を引き起こし，命を縮めてしまう可能性があるという現実を医療従事者ではないAさん家族が受け入れるのは極めて難しい。今後，家族から「少しでも何か食べられないか」と問いかけられることも予測された。日常的に覚醒レベルを上げる，発語を促し筋力の低下を予防するなどの関わりを基本とし，嚥下機能評価を実施しながら，経口摂取の可能性を探っていくことが大切と考えた。

統合したアセスメントと援助方針（表5）

ケアマネジャーからの情報，家族からの情報に差異はほとんどなく，Aさん家族がAさんを大切に思い，どんな状態でも自宅に帰ることだけを考え，家族で困難を乗り越えようとしていると考えられた。現実的には，経管栄養の投与方法やオムツ交換，吸引の手技や物品の準備などたくさんの課題があるが，看多機の泊まり機能を活用して自宅退院への道筋を提示し，実現していく方針を立てた。

ケア（初期の関わり）

アセスメントをもとに，初期の関わりとして以下を中心に看護を行った。

(1) 看多機の泊まり機能を活用しての指導

家族が最低限の介護を習得し，自宅で数時間でも過ごすことができることを目指し，日中家族に施設に来てもらい，介護技術の指導を実施した。

(2) 覚醒時間を増やすケア

リクライニング車いすを利用し，安定して座位を保持できるようにして，ベッドから離れ，外の風に当たったり，テレビを観たりなど刺激を多く受ける環境をつくるようにした。また，挨拶やAさんの名前を呼びかける機会を増やし，「はい」などの発語が増えるように関わるようにした。

(3) 家族との信頼関係の構築

家族が施設に来た際は，日常的なコミュニケーションをはじめ，施設に楽しく通ってもらえるような雰囲気づくりをした。家族の体調を気遣い，指導に無理がないかなどを確認した。また，家族それぞれの話を傾聴するようにした。

家族と信頼関係を築いていくなかで，家族それぞれの思いの変化を捉えていくようにした。

04 看護の評価

主に長女と長男に介護方法の指導を実施した。夫の負担を極力小さくすることで長女と筆者の考えが一致し，夫に介護方法を直接指導するのではなく，長女と長男に行っている指導をそばで見てもらう程度とした。

Aさんへの声かけや離床時間を増やすことで，表情に変化がみられるようになり，聞き取りにくいものの発語が増え唾液を嚥下できることも増えていった。吸引の回数に大きく変化はなかったが，少量のゼリーなどを経口摂取できるようになった。

また，車いすを使うことで，夫と外を散歩することができ，桜の樹の下で写真を撮ることもできた。

05 再アセスメント

ケアマネジャーがケアプランの見直しをするタイミングは，介護保険の更新時期以外では，本人の疾病や加齢によりADLに変化が生じた場合や生活の場を変更せざるを得ない場合などである。そのほかの見直しのタイミングとしては，介護者である家族に変化が生じた場合がある。

Aさん家族の場合も，利用開始から1年半が経過した頃に夫が急性心不全により緊急入院したことで，全体的な家族の介護力について再アセスメントをする必要性が生じた。家族の事情による再アセスメントであったため，Aさん本人の状態をいかに維持するか，また家族の負担をいかに最小にできるかをポイントとして考えた。

Aさんや家族の情報は把握できているので，アセスメントのきっかけとなったことを中心に，今後起こると思われる変化を予測して，Aさんと家族がどう進んでいきたいと思っているのかを引き出すようにしてアセスメントを行った（COLUMN参照）。

COLUMN

在宅での高齢者ケアの特徴

高齢者のケアに携わる際は，その配偶者も高齢であるため本人だけでなく常に配偶者の健康上の変化にも気を配る必要がある。配偶者の体調の良・不良によりケア対象者本人の体調や精神面にも影響する恐れがあるからである。「腰が痛い」などの関節痛や，「血圧が高い」などの健康相談も重要な情報として把握していくことが大切になる。

また，配偶者自身も要介護認定を受けて介護サービスを利用していることも少なくない。配偶者の担当ケアマネジャーとは，密に連携を取り，それぞれの様子や今後予測される変化なども共有し，子や孫などそのほかの家族と協同でアセスメントをすることもある。

得られた情報

(1) Aさんの状態

かかりつけ医の定期的な訪問診療を受け，Aさんの体調は安定していた。嚥下機能の著明な改善はみられず，胃ろうからの栄養摂取を継続していた。経口摂取量はごく少量であったが，家族が食べさせたいものなどを口にしていた。家族内での介護の役割分担がされ，Aさんが自宅で過ごす時間も確保できていた。

(2) 夫の状態

急性心不全の診断で緊急入院し，集中治療を受け，在宅酸素療法での退院が検討されたが，症状が改善されたため，ADLは入院前と変わらない状態で退院することができた。

(3) 長女の思い

長女は，「父も入院となって驚いた」「もしものことを考えたら母のことも含めてどうしていいのか頭が真っ白になった。このまま父が亡くなったとしたら，父が母のことを心残りだろうなと思った」と入院時のことを語り，「高齢の父に母のことを無理させていたのかとも思った」という言葉も聞かれた。

アセスメント

90歳代の夫婦にとって看多機利用開始から夫の入院までの1年半は安定した期間であったと思われた。安定した日々が続くことで，胃ろうを造設して良かったと家族が肯定的に考えるようになっていたと思われる。しかし，夫の入院をきっかけに，長女はAさんに胃ろうを造設し，自宅で看ていたことで父親に負担をかけてしまったのではないかと責任を感じるような発言がみられていた。90歳代の男性の健康状態を考えたとき，介護など身体・精神的な負担がない場合でも，加齢による心機能の低下は十分に考えられる。夫が急性心不全になったことはAさんの介護疲れが大きな原因とは言い難い。むしろ，夫はAさんのそばにいることを生きがいとし，大事な役割を担っていたからこそ，今まで元気に過ごせていたのではないかと考えられる。

今後の方向性として，「父親の負担を減らしたい」という長女の思いを尊重しながらも，夫の役割を奪ってしまうことはできない。家族全体で役割分担の再調整を行う必要がある。その際は家族それぞれの意見を聞きながら行う。

Aさんの介護をすることで家族の笑顔が消えてしまうことはAさんも望んではいないと考えられるため，家族に過度の負担がかかってしまわないように，一時的に介護老人保健施設や介護付き有料老人ホームなどに入所し，夫の体調をみて，再び在宅に戻るという方法も提示して検討してもらう。

06 再アセスメント後の実践と評価

夫の入院中は，Aさんが自宅に帰ることはせず，看多機での泊まりを継続し，家族が夫の対応に集中できるように配慮した。退院後，改めて，夫，長女，長男とこれからのことを話し合った。夫は「これまで通り自宅で介護したい気持ちはあるが，今までと同じだと妻や子どもたちにも心配をかけそうで不安がある。かといって，家族がいるのに施設というのは考えられない」と話した。長女は「父親が心配だが，役割を奪ってしまうという言葉が妙に腑に落ちた。その都度分量を調整しながら今までと大きく形を変えずにいきたい」と話した。長男も「自分もいるし，大きく変える必要はない」と話した。そこで，看多機を利用しながらの自宅介護を継続することになったが，看多機から自宅に戻る時間を少し減らし，Aさんが自宅に帰宅した際のスタッフの訪問回数を増やすことで，家族の負担軽減を図った。

訪問の機会が増えたことで，夫とスタッフとの関わりも増えた。夫の体調を気遣うことから，会話も増えた。

07 まとめ

在宅で高齢者の生活を支えるケアは，目まぐるしい大きな変化は少ないが，関わる期間が年単位で長期となることがある。また，本人のみならず，家族の都合や体調などによる増減や時には社会的な情勢が生活に影響を及ぼすこともある。よって，在宅において高齢者ケアのアセスメントをする際は，本人の疾患や，認知機能など基本的なことはもちろんだが，家族の関係性やパワーバランスを考慮する必要がある。さらに，その家族を取り巻くそれぞれの事情を念頭に置き，長期的な視点をもってアセスメントする必要がある。本人，家族の思いは，長期間のなかで変化し大きく揺れ動くからである。

アセスメントの中心は，本人とその周囲の人であり，看護師の概念ではなく，より個別的に柔軟な発想をもってアセスメントすることで，看護実践が多様化し，少しずつ起きる変化にも対応しやすくなると考える。

引用文献

1） 介護支援専門員実務研修テキスト作成委員会編：介護支援専門員実務研修テキスト　五訂，p10，長寿社会開発センター，2012.

参考文献

・内田陽子：在宅と病院をつなぐ認知症対応力アップマニュアル，照林社，2020.

・公益社団法人日本看護協会：介護施設の看護実践ガイド　第2版，医学書院，2018.

7 意思の表出が難しい認知症高齢者の退院後の生活の望みを聞き，多職種でマネジメントした事例

独居生活をしていたAさん（80歳代女性）について，入院中さまざまな情報を集めながら退院に向けた検討を行った。アルツハイマー型認知症と診断され，当初独居生活に戻るのは難しいと思われたが，多職種で自宅訪問し，IADL（instrumental activities of daily living：手段的日常生活動作）を把握したうえで支援体制を整え，自宅退院となった。この事例について報告する。

01 事例紹介

入院の経過

Aさんは胸部痛のためB病院を受診したところ，胸部CT検査にて急性大動脈解離スタンフォードB型（図1）と診断され，保存的治療目的で冠疾患集中治療室（coronary care unit：CCU）入院となった。酸素療法，降圧薬の点滴治療，安静療法を実施し，血圧が安定したところで内服治療に変更となった。

入院時からAさんとは言語的コミュニケーションがとりにくく，さらに入院3日目から夜間になると意識が混濁し落ち着きがなくなり，せん妄症状が出現した。抗精神病薬〔クエチアピン（セロクエル）1mg　1日2回（朝・夕）〕が開始され，入院6日目に一般病棟に転棟となった。

転棟後は，Aさんに意識混濁はなく落ち着いていたが，安静が守られず見守りを続けた。認知機能低下を疑い，脳神経内科を受診し，改訂長谷川式簡易知能評価スケール（Hasegawa Dementia Scale-Revised：HDS-R）12点，頭部CT検査では前頭葉の脳萎縮があり，Aさんはアルツハイマー型認知症と診断された。

入院前の生活背景

Aさんは未婚で，3人きょうだいの長女である。妹は同じ市内，弟は近県に住んでいる。Aさんは，以前は自宅1階で飲食店を営み，その2階で生活していた。市内に住む妹とは数年来交流がなかったことから，最近のAさんの生活について情報を得ることはできなかった。

図1　急性大動脈解離スタンフォードB型

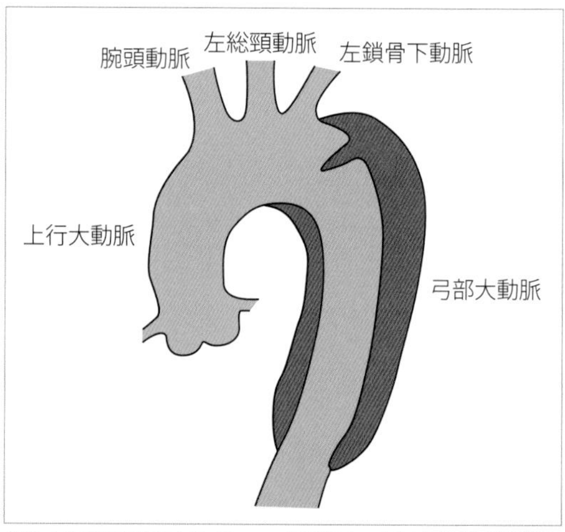

急性大動脈解離スタンフォードB型は，上行大動脈が解離していないタイプの急性大動脈解離で，手術を必要としない場合は，安静と薬剤による降圧，持続する痛みに対する鎮痛等の内科的アプローチによって治療する。血圧が安定した後もリハビリテーションをしながら徐々に身体を動かしていく。また急性期治療が終わり退院した後も，血圧の治療を継続しながら定期的に大動脈の解離や瘤の進行や再発がないかCT検査で診ていく必要がある。

看護方針

入院中は，Aさんの認知機能やコミュニケーション能力，ニーズをアセスメントし，安全に過ごせるようにケアを行う。また，退院後は定期的な受診，内服治療の継続が必要となるため，Aさんが退院後にどこでどのように過ごしたいのかの希望を踏まえ，できることとできないことを見極めて医療や生活の支援をしていくこととした。

02 情報を得ながらアセスメントしてケアにつなげる

認知機能のアセスメントとケア

Aさんは，アルツハイマー型認知症と診断されている。まずは，Aさんにどのような認知症の症状があり日常生活にどのような影響があるのかを，アセスメントしてケアにつなげる必要がある。Aさんの認知症の症状について表1に示す。

(1)記憶のアセスメントとケア

入院時，Aさんは名前は答えられるが，年齢や日付，住所は思い出そうとしている様子がみられるものの答えることができなかった。また，入院するまでの生活歴について尋ねても答えることができなかった。ただ，血圧や体温を測ろうとすると手を差し出し，食事の介助時に食べ物を認識すると口を開けることは可能であった。その場の状況の認識は可能であるが，記憶の低下がみられた。

また，一般病棟転棟後は，血圧や身体症状を観察して大動脈の再解離を予防しながら，安静度を徐々に拡大していった。Aさんは，看護師が「徐々に歩ける範囲を広げていきます。トイレに行きたいときは呼んでください」とナースコールの説明をしているときにはうなずいて聞いていたが，実際には一人で廊下を歩いている姿がみられた。説明したときの理解は可能であるが，時間の経過とともに説明を忘れている様子であった。

安静が守られないと血圧が上昇し，再解離や瘤拡大のリスクがあった。そのため，Aさんの記憶を補完し，合併症を起こすことなく生活できるようにケアをする必要があった。

Aさんを観察すると，検査説明の文書を読ん

表1 Aさんの認知症の症状と日常生活への影響

認知機能の障害		日常生活への影響	
		入院中の生活への影響	在宅生活で予測される影響
記憶障害	体験した出来事を忘れる	・安静の指示を忘れて行動するため，身体に負荷がかかる ・語彙の減少，簡単な言葉による会話	・薬剤の飲み忘れ ・同じものを何度も買う
見当識障害	状況（時間・場所・人）の認識ができない	・廊下で迷っており，トイレに行くことができない	・昼夜のリズムが崩れ，日中の活動低下から日常生活や社会生活が送れなくなる ・外出時に迷う
遂行機能障害	計画を立てて段取り良く進めることが苦手になる	未確認	・食事の準備ができない ・家の片づけができない
失行・失認	運動機能が損なわれていないのに目的に沿う動作・運動ができない	なし	なし

でいることに気づいた。そこで，Aさんの目に触れる場所に排泄時の対応について紙に書いておくこととした。文字を読める力で記憶の補完をすることとして，看護師全員で情報共有した。すると，数度に1回と回数は少ないもののナースコールを押すことができるようになり，車いす介助でトイレに移動し，排泄ができるようになった。

(2) 見当識のアセスメントとケア

徐々に安静度が拡大し，トイレ歩行が可能となった頃，Aさんが廊下で迷っていることがあった。自身の部屋とトイレの位置関係がわからない様子であった。そこで，自室からトイレまでの床に矢印を示し，それに沿って歩行できるように工夫することで迷うことなくトイレ歩行ができるようになった。

生活リズムを観察すると，食事や入浴などの場面では覚醒できていたが，刺激がなくなると日中でも寝てしまう状況があった。そこで，看護師や他職種が接するときには，「おはよう」「昼食ですよ」などの時間を表わす言葉を織り交ぜながら会話を進め，見当識を保てるようにした。

ほかにも生活リズムに影響する因子がないか確認したところ，CCUでせん妄を発症したときに開始された抗精神病薬の内服薬が朝食後・夕食後に継続されていた。抗精神病薬は，精神症状を抑え，静穏な状態に戻す。しかし効きすぎたり，量が多すぎると過度に鎮静された状態になり，眠気，ふらつき，倦怠感，疲労感が生じ，かえって日常生活に支障をきたすことになる。そこで，医師にAさんの生活状況や薬の影響について報告したところ，朝食後に服用していた抗精神病薬が中止となった。

その後，日中の刺激がない時間帯も覚醒していることができるようになった。

【解説】 見当識障害

見当識とは，時間・日付・季節，場所，人物の理解であり，認知症になるとこれらの理解が障害される。認知症の進行に伴い，時間→場所→人の順で障害されるといわれる。

(3) 言語機能のアセスメントとケア

Aさんは，簡単な問いかけにうなずいたり首を横に振ったりして，Yes・Noを示すことで自分の意思を伝えることができた。言葉でのコミュニケーションがどの程度可能であるかを観察すると，簡単な単語での発語がみられた。しかし，自ら話しかけることや会話を継続することはなく，無表情であった。Aさんは，アルツハイマー型認知症の記憶力低下の影響で，中等度のコミュニケーション能力の低下があり，さらに，意欲も低下していると考えられた。

そこで，Aさんとのコミュニケーションには，Aさんの理解を待ちながら会話を進めること，単語で発せられる言葉や表情から気持ちを察すること，Aさんが言いたいであろうことを簡単な言葉で確認していくこと，また，記憶の不確かさを補うために文字を活用していくこととした。

【解説】 アルツハイマー型認知症の人のコミュニケーション能力にあわせた支援

アルツハイマー型認知症の人のコミュニケーション能力は，認知症の進行に伴い徐々に低下する。軽度では，記憶や見当識の部分的な機能低下による言い間違いや名称が出てこないなどの早期困難が生じるが，話し言葉は流暢で文法の間違いもなく理解力の低下もあまり進んでいない。書き言葉の理解が可能なため，周囲の見守りがあればメモを活用するなどして自立した生活が可能である。中等度になると理解障害が進行し，語彙の減少や話し方の流暢性の低下，代名詞の増加がみられる。環境への配慮，単語や短い文章，非言語メッセージの活用などの手段を用いた関わりが有効である。

(4)その他の症状

Aさんには，アルツハイマー型認知症の遂行機能障害や失行・失認などの症状はなかった。しかし，入院環境では症状がみられなくても，在宅で複雑な刺激に対応するなかで顕在化することがある。入院前の情報と入院後の情報を統合して在宅での日常生活への影響を予測する必要がある。

臨床的認知症尺度による重症度の評価(表2)

臨床的認知症尺度(clinical dementia rating：CDR)は，認知症の重症度を評価する尺度

表2 臨床的認知症尺度(CDR)の判定表

CDR	0	0.5	1	2	3
	障害				
	なし 0	疑い 0.5	軽度 1	中等度 2	重度 3
記憶 (M)	記憶障害なし 軽度の一貫しない物忘れ	一貫した軽い物忘れ 出来事を部分的に思い出す良性健忘	中等度記憶障害 特に最近の出来事に対するもの 日常生活に支障	重度記憶障害 高度に学習したもののみ保持，新しいものはすぐに忘れる	重度記憶障害 断片的記憶のみ残存する程度
見当識 (O)	見当識障害なし	時間的関連の軽度の困難さ以外は障害なし	時間的関連の障害中程度あり，検査では場所の見当識良好，他の場所で時に地誌的失見当	時間的関連の障害重度，通常時間の失見当，しばしば場所の失見当	人物への見当識のみ
判断力と 問題解決 (JPS)	日常の問題を解決 仕事をこなす 金銭管理良好 過去の行動と関連した良好な判断	問題解決，類似性差異の指摘における軽度障害	問題解決，類似性差異の指摘における中程度障害 社会的判断は通常，保持される	問題解決，類似性差異の指摘における重度障害 社会的判断は通常，障害される	問題解決不能 判断不能
地域社会活動 (CA)	通常の仕事，買物，ボランティア，社会的グループで通常の自立した機能	左記の活動の軽度の障害	左記の活動のいくつかにかかわっていても，自立できない 一見正常	家庭外では自立不可能 家族のいる家の外に連れ出しても他人の目には一見活動可能に見える	家族のいる家の外に連れ出した場合生活不可能
家庭生活 および 趣味・関心 (HH)	家での生活，趣味，知的関心が十分保持されている	家での生活，趣味，知的関心が軽度障害されている	軽度しかし確実な家庭生活の障害 複雑な家事の障害，複雑な趣味や関心の喪失	単純な家事手伝いのみ可能 限定された関心	家庭内における意味のある生活活動困難
介護状況 (PC)	セルフケア完全		奨励が必要	着衣，衛生管理など身の回りのことに介助が必要	日常生活に十分な介護を要する 頻回な失禁

Morris JC：The Clinical Dementia Rating (CDR)：Current version and scoring rules. Neurology 43：2412-2414, 1993. / 目黒謙一：痴呆の臨床―CDR判定用ワークシート解説，p104，医学書院，2004.

〔AさんのCDR判定〕

	CDR				
	なし(0)	疑い(0.5)	軽度(1)	中等度(2)	重度(3)
記憶(M)				○3	
見当識(O)				○4	
判断力と問題解決(JPS)				○5	
地域社会活動(CA)				○6	
家庭生活および趣味・関心(HH)			○1		
介護状況(PC)			○2		

であり，認知機能や生活状況などに関する6つの項目について診察や周囲の人からの情報に基づいて評価する「観察法」である。それぞれの項目は「障害なし」な状態から「重度認知症」まで5つの段階に分類されている。評価表に基づいて分類することで認知症の程度だけでなく，特に障害されている機能を把握し，予後の見通しを立てるのに役立つ。

AさんのCDR値は2で，「記憶」「見当識」「判断力と問題解決」「地域社会活動」は中等度であるが，「家庭生活および趣味・関心」「介護状況」は軽度であった。

日常生活機能のアセスメントとケア

(1)視力・聴力

Aさんは，老眼による視力低下はあるものの聴力の低下はなかった。

(2)栄養状態

栄養状態を示す血液データの異常はなかったが，身長157cm，体重45kg〔肥満指数(body mass index：BMI) 18.26〕の痩せ型であった。入院後の食事摂取状況は良好であった。

(3)基本的日常生活動作(basic activities of daily living：BADL)[1)]

Aさんは，食事，排泄は自立，入浴・更衣は自発的な行動がなかったが，促しや見守りを行えば自立していた。歩行は自立，階段昇降は10段程度であれば可能であったが，迷うことがあるため見守りを継続した。歩行や階段昇降時の血圧は安定していた。バーセルインデックスは，85/100点であった(表3)。

(4)手段的日常生活動作(instrumental activities of daily living：IADL)[1)]

Aさんが在宅での生活を希望した場合には，一人暮らしが可能であるかを判断するためIADL[※1]を評価する必要がある。入院環境のなかで，IADLの評価は難しい。一人暮らしのAさんが再度自宅で暮らすことが可能かを判断するには，入院中に自宅を訪問して生活の様子を把握する必要がある。

※1 IADL　人が日常生活を送るために必要な動作のなかでも複雑で高次な動作で，掃除や洗濯などの家事動作全般から金銭管理や服薬管理などの応用的な動作。

表3 バーセルインデックス(Barthel Index)

項目	点数	判定	基準
1. 食事	10	自立	皿やテーブルから自力で食物を取って，食べることができる。自助具を用いてもよい。食事を妥当な時間に終える
	5	部分介助	なんらかの介助・監視が必要(食物を切り刻むなど)
2. 車いすとベッド間の移動	15	自立	すべての動作が可能(車いすを安全にベッドに近づける。ブレーキをかける。フットレストを持ち上げる。ベッドに安全に移る。臥位になる。ベッドの縁に腰掛ける。車いすの位置を変える。以上の動作の逆)
	10	最小限の介助	上記動作(1つ以上)最小限の介助または安全のための支持や監視が必要
	5	移乗の介助	自力で臥位から起き上がって腰掛けられるが，移乗に介助が必要
3. 整容	5	自立	手と顔を洗う，整髪する。歯を磨く，髭を剃る(道具は何でもよいが，引出しからの出納も含めて道具の操作・管理が介助なしにできる)。女性は化粧を含む(ただし，髪を編んだり，髪型を整えることは除く)
4. トイレ動作	10	自立	トイレへの出入り(腰掛け，離れを含む)，ボタンやファスナーの着脱と汚れないための準備，トイレット・ペーパーの使用，手すりの使用は可。トイレの代わりに差込便器を使う場合には，便器の洗浄管理ができる
	5	部分介助	バランス不安定，衣服操作，トイレット・ペーパーの使用に介助が必要
5. 入浴	5	自立	浴槽に入る，シャワーを使う，スポンジで洗う，このすべてがどんな方法でもよいが，他人の援助なしで可能
6. 平地歩行(車いす駆動)	15	自立	介助や監視なしに45m以上歩ける。義肢・装具や杖・歩行器(車付きを除く)を使用してよい。装具使用の場合には立位や座位でロック操作が可能なこと。装着と取りはずしが可能なこと
	10	部分介助	上記事項について，わずかな介助や監視があれば45m以上歩ける。
	5	車いす使用	歩くことはできないが，自力で車いす駆動ができる。角を曲がる，方向転換，テーブル，ベッド，トイレなどへの操作など。45m以上移動できる。患者が歩行可能なときは採点しない。
7. 階段昇降	10	自立	介助や監視なしで安全に階段昇降ができる。手すり・杖・クラッチの使用可。杖を持ったままの昇降も可能
	5	部分介助	上記事項について介助や監視が必要
8. 更衣	10	自立	通常つけている衣類，靴，装具の着脱(細かい着方までは必要条件としない：実用性があればよい)が行える
	5	部分介助	上記事項について，介助を要するが作業の半分以上は自分で行え，妥当な時間内に終了する
9. 排便コントロール	10	自立	排便の自制が可能で失敗がない。脊髄損傷患者などの排便訓練後の座薬や浣腸の使用を含む
	5	部分介助	座薬や浣腸の使用に介助を要したり，時々失敗する
10. 排尿コントロール	10	自立	昼夜とも排尿自制が可能。脊髄損傷患者の場合，集尿バッグなどの装着・清掃管理が自立している
	5	部分介助	時々失敗がある。トイレに行くことや尿器の準備が間に合わなかったり，集尿バッグの操作に介助が必要

Maboney FI, et al：Functional evaluation：The Barthel Index. Maryland State Med J, 14：64-65, 1965.

[AさんのBADL]

項目	判定	点数
1. 食事	自立	10
2. 車いすとベッド間の移動	自立	15
3. 整容	自立	5
4. トイレ動作	自立	10
5. 入浴	促しや見守りが必要	0
6. 平地歩行	自立	15
7. 階段昇降	迷うため監視が必要	5
8. 更衣	促しや見守りが必要	5
9. 排便コントロール	自立	10
10. 排尿コントロール	自立	10

03 Aさんの生活の場の希望を確認する

退院後の生活については，Aさん自身がどこでどのように過ごしたいと考えているのかの希望を軸に考えていく必要がある。しかし，Aさんにはアルツハイマー型認知症の症状である記憶や判断力の低下があった。また，コミュニケーション能力の低下があり，問いかけへのうなずきや簡単な単語での返答はできるが，長い会話はできなかった。Aさんの意思を確認するには，これまでの自宅での生活を想起し，さらに自身が置かれている状況を理解したうえで確認すること，コミュニケーションをとる際にはYes・Noや単語で答えられるよう工夫する必要があると判断した。

そこで，Aさんが自宅での生活を思い起こし，自身の気持ちが表出できるように，ゆっくりと落ち着いた静かな環境のなかで入院前の暮らしについて確認した。すると，語尾ははっきりしないが「店をして……」「買い物……タクシーで……」と単語での返答が少しずつ聞かれ始めた。安心して会話ができていることを確認してから，入院の経過や病気，気をつけなければならない点について簡潔に説明した。Aさんはうなずきながら聞いていた。そして，退院後の生活の場についての希望を確認すると，「家で……」という言葉が聞かれた。退院後，自宅で過ごしたいというAさんの意思と判断した。

【解説】 高齢者の意思確認時のポイント

高齢者の意思を確認する際は，残されたコミュニケーション能力を最大限発揮できるように環境を整え，信頼関係を築き，待つ，耳を傾け寄り添うことが重要である。

04 一人暮らしの可否を多職種でアセスメントする

退院後のIADLを把握するための情報収集

高齢で認知症のあるAさんが，独居生活を継続するには，老化や認知症の症状がどのように日常生活に影響するのかを予測して，支援体制を整える必要がある。例えば，Aさんは自身で時間や場所の見当識を保つことができない。一人暮らしでは，生活リズムが崩れて夜間に活動したり，外出した際には道に迷って家に戻れなくなる恐れがあった。さらに，社会生活を営むための基本的な能力であるIADLが保たれているのかを確認する必要があった。再発予防の服薬管理ができるのかも重要なIADLの1つである。

Aさんの自宅での暮らしぶりについての情報が少ないことから，外出の許可が得られた時期に，Aさんと院内外の多職種〔病棟看護師，理学療法士，医療ソーシャルワーカー（medical social worker：MSW），地域包括支援センターの職員〕で自宅を訪問し，状況を確認した。Aさんが家屋内を一人で行動することができるのか，金銭や電話の取り扱いができるのか，自宅の状況から入院前にどのような生活を送っていたのかを確認し，IADLの状況をアセスメントすることとした。そして，Aさんの記憶障害を考慮して，自宅で安全に一人暮らしができるのか，さらには一人暮らしをするためにはどのような支援が必要かについて検討した。

(1) IADL：金銭管理，電話，移送の能力の確認

Aさんは入院した際に，現金が入っている財布を持参していた。金銭の管理ができない場合は，相手に財布の中から現金を取ってもらう，あるいはお札のみ使用し小銭を使わないということがある。Aさんの自宅にはタクシーで往復し，Aさんが支払いや電話でタクシーの手配をできるのかを確認した。すると，金銭は小銭まで自身で支払うことができていたことから，日常の金銭の受け渡しは可能であること，番号さえわかれば電話をかけることが可能であることがわかった。また，自宅の鍵を自身で開け閉めすることができた。

(2) IADL：買い物，食事準備，家事，洗濯の能力の確認

次に，自宅の状況を確認した。自宅1階は飲食店を営んでいたときのままであった。また，1階に台所，浴室，2階の居間と寝室に家財道具があったことから，1階と2階を行き来して生活していることがわかった。

台所にはガスレンジに煮物が鍋に入ったままになっており，入院前まで自身で調理をしていたことがわかった。ただ，同じ調味料がいくつも置いてあり購入したことを忘れて同じものを買っていたと考えられた。

浴室が物置になっていたことから入浴をしていない，あるいは身体を拭いて過ごしていたと予測された。洗濯物が干してあったことから洗濯はできていたと思われた。ただ，家全体に物が散乱して購入したままの状態の衣服や下着も多くみられた。

入院前に服用していた薬も数があっていなかったことから，内服薬の自己管理はできていなかったと考えられた。

以上の状況から，Aさんは，認知症の症状である記憶障害や遂行機能障害により日常生活に影響があったと考えられた（表4）。

表4 AさんのIADL評価　6/8点

項目	採点
A　電話を使用する能力	1　番号がわかれば自分でかけることができる，電話に出られる
B　買い物	0　少額の買い物は自分で行える
C　食事の準備	1　入院前は調理をしていた
D　家事	1　家全体に物が散乱
E　洗濯	1　入院前は洗濯をしていた
F　移送の形式	1　タクシーを利用，その他の公的輸送機関は利用しない
G　服薬管理	0　自分の薬を管理できない
H　財産取り扱い能力	1　日々の小銭は管理するが預金や大金などは手助けが必要

一人暮らしの可否のアセスメント

入院中は活気のない表情をしていたAさんが，自宅に帰ったとたんに生き生きとした表情で，誘導なく自身の意思で家の中を動いていた。Aさんは，「ここ（自宅）で……」と自宅で暮らすことを希望した。

多職種で検討した結果，服薬管理，生活の見守り，入浴や買い物を介護サービスで整えれば一人で生活することができるだろうというアセスメントに至った。Aさんにも介護サービスの必要性を説明したところ，笑顔でうなずいた。

05 独居生活のケアマネジメント

Aさんが安全に独居生活を続けることを援助方針とし，支援体制を整えることになった。Aさんはこれまで，介護保険の認定を受けたことがなかった。入院中に介護保険の申請を行うが，結果が出るのは退院後になるため，要介護度を予測して暫定的に介護サービスを組み立てることとなった。

医療的支援

Aさんの大動脈解離は，内科的治療によっても再発の危険がなくなったわけではない。その後の生活によっては解離が徐々に拡大する可能性が残されている。定期的に医療機関に通院して検査を受けて経過観察をすることが必要である。また，解離の再発を予防するには，血圧を適切に保つために服薬管理が重要となる。自宅訪問の状況で，服薬管理が不十分であったことから内服薬の管理方法を変更することとした。

入院前は1日3回の用法で，1つの薬袋に複数の内服薬が入っている状態であった。各内服薬の数が異なっていたことから，複数の内服薬が入っていることが認識できず，すべての内服薬を服用していなかった可能性があった。そこで，医師に相談して服薬の回数を見直した。1日2回朝夕食後に服用していた降圧薬は，血圧が安定していたことから1日1回朝食後のみとなった。また，精神的にも安定していたため夕食後に服用していた抗精神病薬は中止となった。その結果，内服薬は朝食後薬のみとなった。服薬の自己管理はリスクがあると考え，訪問介護を週7回午前中に導入し，訪問介護員の見守りのもと朝食後薬の服用をすることとした。医療機関への定期通院についても，訪問介護員の付き添いによる受診支援を行うこととした。

生活支援

自宅訪問の状況から，家事のうち，調理・洗濯は自立できていただろうと予測された。そこで，退院後は週7回，朝食後薬の服用支援の際に訪問介護員と一緒に調理，洗濯を行い，Aさんの自立の状況を見守ることとした。掃除は，一人では困難と判断し，上記とは別に週1回の訪問介護サービスでの対応を計画した。さらに，時間の見当識の保持や入浴の機会，社会とのつながりを保ち認知症の進行を予防するために週1回デイサービスを計画した。そして，ケアマネジャーがAさんのできること，できないことをアセスメントして，サービスの見直しをすることとなった。

06 援助の評価

Aさんは介護保険によるサービスを整えたのちに自宅に退院した。退院翌朝に訪問介護員が訪問した際には，すでに買い物をした様子があり，さらに炊飯器でご飯を炊いていた。おそらく退院日に買い物に行き，朝食の準備をしたことがうかがわれた。Aさんは私たちの予測を超えて自発的に行動できていた。このことから，入院中の姿だけで「認知症があるから一人暮らしは無理である」と判断せず，「認知症があっても高齢者がもっている能力を最大限にいかして生活する」にはどのようにすればいいのかを考え，全体像を捉えて支援していくことが重要であった。そのためには，言語的コミュニケーション能力が低下していても，本人の意思を把握するために環境を整え，コミュニケーションの手がかりをつかむことが必要であった。

引用文献

1）長寿科学総合研究CGAガイドライン研究班：高齢者総合的機能評価ガイドライン，鳥羽研二監，厚生科学研究所，2003.

参考文献

・日本循環器学会/日本心臓血管外科学会/日本胸部外科学会/日本血管外科学会：2020年改訂版　大動脈瘤・大動脈解離診療ガイドライン，2020. https://www.j-circ.or.jp/cms/wp-content/uploads/2020/07/JCS2020_Ogino.pdf（最終アクセス2022年1月17日）

8 在宅での生活をよく聞いたことで，発症の原因を予測でき，退院指導にいかした事例

慢性心不全急性増悪のため入退院を繰り返していたAさん(80歳代男性)に対し，退院調整看護師の立場で退院に向け，心不全悪化の原因についてアセスメントし，ケアにつなげた。この事例を報告する。

01 事例紹介

入院までの経過

Aさんは妻(70歳代)と二人暮らしで，自宅兼店舗で喫茶店を経営しており，数年前までは常連客で賑わっていたが，最近ではほとんどお客さんが来なくなっていた。若い頃から喫煙・飲酒をしており，高血圧のため外来受診をしていた。何度か，禁煙・禁酒するよう指導を受けていたが，やめることができずにいた。

半年前から下肢の浮腫と労作時の息切れが出現し，NYHA (New York Heart Association：ニューヨーク心臓協会)心機能分類：クラスⅠ～Ⅱ度程度，ステージCの軽度うっ血性心不全※1と診断された(図1，表1)。妻と一緒に塩分や水分の制限に関する指導を受け，朝食後に内服する数種類の薬が処方された。しかし，受診の際に妻にAさんの服薬状況を確認すると，きちんと服用できていない状況が見受けられ，この3か月の間に2度の入退院を繰り返していた。

図1 心不全ステージ分類と身体機能の変化

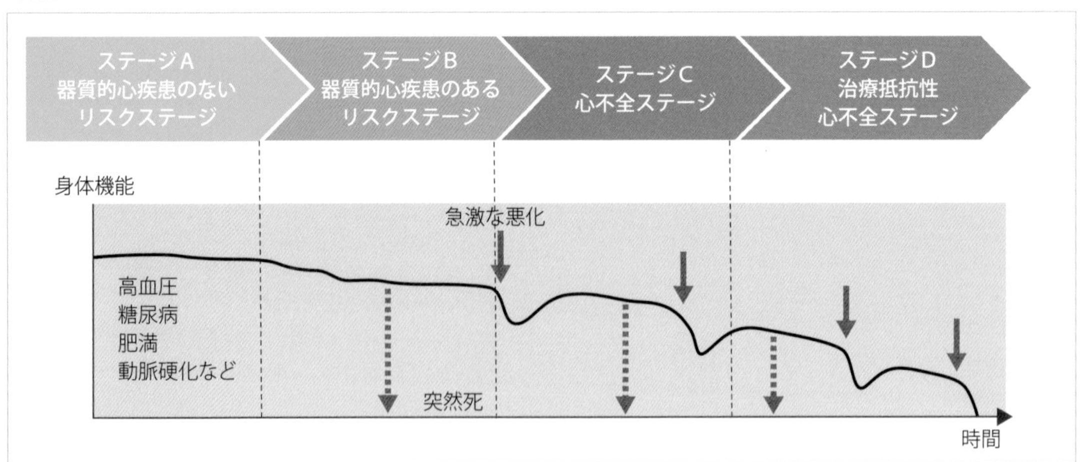

日本循環器学会/日本心不全学会：急性・慢性心不全診療ガイドライン(2017年改訂版)．を参考に作成

※1 うっ血性心不全　心臓のポンプ機能が低下することによって，肺や全身に血液が滞ってしまう状態である。糖尿病・高血圧などの生活習慣病による動脈硬化が発症の一因になる。左心不全の症状として息切れ・呼吸困難・起座呼吸などが起こり，右心不全では浮腫・体重増加などが現われる。

表1 心不全の病期の進行

心不全ステージ分類	NYHA心機能分類
ステージA	該当なし
ステージB	該当なし
ステージC	Ⅰ 心疾患はあるが身体活動に制限はない 日常的な身体活動では著しい疲労，動悸，呼吸困難あるいは狭心痛を生じない
	Ⅱ 軽度ないし中等度の身体活動の制限がある。安静時には無症状 日常的な身体活動で疲労，動悸，呼吸困難あるいは狭心痛を生じ
	Ⅲ 高度な身体活動の制限がある。安静時には無症状 日常的な身体活動以下の労作で疲労，動悸，呼吸困難あるいは狭心痛を生じる
	Ⅳ 心疾患のためいかなる身体活動も制限される 心不全症状や狭心痛が安静時にも存在する。わずかな労作でこれらの症状は増悪する
ステージD	Ⅲ 高度な身体活動の制限がある。安静時には無症状 日常的な身体活動以下の労作で疲労，動悸，呼吸困難あるいは狭心痛を生じる
	Ⅳ 心疾患のためいかなる身体活動も制限される 心不全症状や狭心痛が安静時にも存在する。わずかな労作でこれらの症状は増悪する

日本循環器学会/日本心不全学会：急性・慢性心不全診療ガイドライン（2017年改訂版）．を参考に作成

入院後の経過

今回，Aさんは慢性心不全急性増悪のため3回目の入院となった。利尿薬の点滴，安静，1,200mL/日の飲水制限により，5日で息苦しさは改善し，適正体重となったため利尿薬は内服に変更となった。入院中，Aさんは端座位で過ごすことが多く，処方薬の服用には応じていた。

02 退院支援のためのアセスメントに向けた情報収集

退院支援・退院調整のためには，入院前の生活状況に関する情報を収集し，退院後に予測される医療管理上の課題，生活・介護上の課題を明確にする必要がある（図2，表2）。そのために多方面から情報を集める必要がある。

(1) カルテからの在宅時の内服状況と担当医の判断に関する情報収集

自宅から持ってきていた処方薬を確認すると，利尿薬だけが多く残っていた。

担当医はこれまでの経過やAさんが「薬は自分が好きなように飲む」と話していたことから，Aさんを服薬コンプライアンスが良くない患者と考えており，再度，服薬指導を行っても慢性心不全増悪の予防にあまり効果はないだろうと考えていた。

図2 退院支援・退院調整のプロセス

入院
退院
退院支援が
必要な患者の
特定
情報収集
アセスメント
課題の抽出
患者・家族の
意思決定支援
医療・ケアに
関する支援
環境調整
社会資源の調整

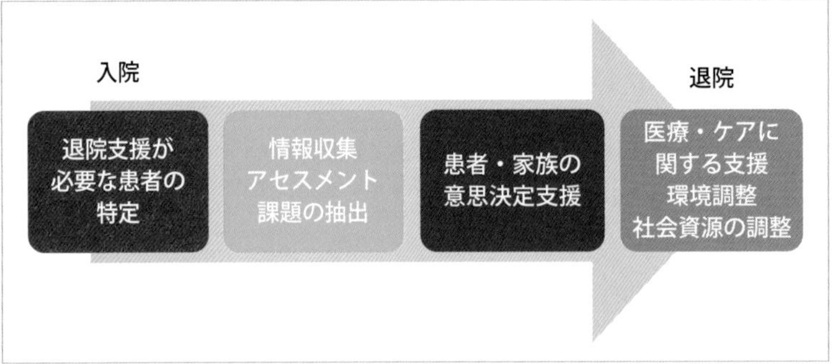

表2 退院支援・退院調整に必要な情報収集の視点

入院前の情報
・生活状況，習慣 ・家族状況，介護体制（サービス利用状況） ・住宅環境
課題の明確化のための情報
医療管理上の課題
・病状確認，治療状況，今後の予測 ・本人・家族の理解，告知状況，受け入れ状況 ・退院後の医療管理のポイント，管理能力の有無 ・在宅医療処置の内容，セルフケア能力
生活・介護上の課題
・ADL：食事，入浴・洗髪，洗面・歯磨き，更衣・整容，排泄，移動 ・IADL：電話の使用，買い物，食事の準備，家事，洗濯，外出，服薬管理，金銭管理 ・家屋評価：玄関，浴室，トイレ，家屋内の移動など ・介護力評価：家族関係，介護負担，経済面など

ADL：activities of daily living（日常生活動作），IADL：instrumental ADL（手段的ADL）

宇都宮宏子，三輪恭子編：これからの退院支援・退院調整　ジェネラリストナースがつなぐ外来・病棟・地域，日本看護協会出版会，2011.を参考に作成

(2) 情報提供書からの情報収集

Aさんは要介護1の認定を受けており，ケアマネジャーから情報提供書が届いていた。そこから，自宅では福祉用具（手すり付きの玄関用ステップ，シャワーチェア，自費でのベッド設置）を利用し，通所リハビリテーションに週1回通っていたことがわかった。

(3) 妻からの情報収集

客観的に在宅での状況を捉えることや，生活状況をより詳細に知るために妻に来院してもらい話を聞いた。以下がそのときの会話である。

看護師「ご自宅では，Aさんはいつもどのように過ごしていたのですか？」

妻「日中，本人は喫茶店のほうに出て，いつも決まった椅子に座って過ごしていました。ポットをそばに置いてお茶を入れて飲んでいましたね。水分をどれくらい摂っていたかはわかりませんが，そんなに多くはないと思います。食事は私がつくるので塩分には気をつけていました。薬は服薬ボックスを使って管理をしていて，飲み忘れはほとんどありません。昼はあまりトイレに行くことはないのですが，夜に頻繁にトイレに行くの

が嫌だと言って，利尿薬だけ1週間くらい前から抜いていたようです。体がだんだんとむくんでいるのがわかるようになって困っていましたが，どうしたらよいかわかりませんでした。注意しても聞く耳をもたなかったです。もともと，頑固な性格ですので」

看護師「それは心配でしたね。飲酒については最近いかがですか？」

妻「最近は，日中にお酒を飲むことはなくなっています。ただ，夜に眠れないときにはよく飲んでいるみたいです。煙草は，知っている範囲では最近吸っていないようです」

(4) 担当ケアマネジャーからの情報収集

自宅の環境やAさんのサービスについての意向を確認するために，担当ケアマネジャーに連絡を取った。担当ケアマネジャーから，「Aさんの家の中はそれなりに段差がありますが，手すりなどで環境を整えているのでたいていのことは自立しています。居室からトイレまでは5～6mくらいです。通所リハビリテーションは，足腰が弱くならないようにという本人の希望で通うようになりました。服薬や水分の管理のために何度か通所の回数を増やすことも提案しましたが，今以上に外出することは望まれていませんでした。以前から，どこよりも自分の喫茶店が落ち着くみたいで，好きな音楽を聴いて過ごしているみたいです。自分のペースで生活したいという思いが強いのだと思います」との話があった。

(5) Aさんの病状認識と治療についての考えの確認

Aさんは処方薬のうち，利尿薬だけ服用することをやめていたようであった。Aさんが，慢性心不全や内服治療をどのように考えているかを確認することが重要と考え，本人に話を聞かせてもらうことにした。図3がそのときの会話である。

Aさんは食事や水分摂取には本人なりに気を遣っているようであったが具体的ではなく，薬や飲酒については話したくない様子であった。

図3 Aさんの医療同意能力の確認

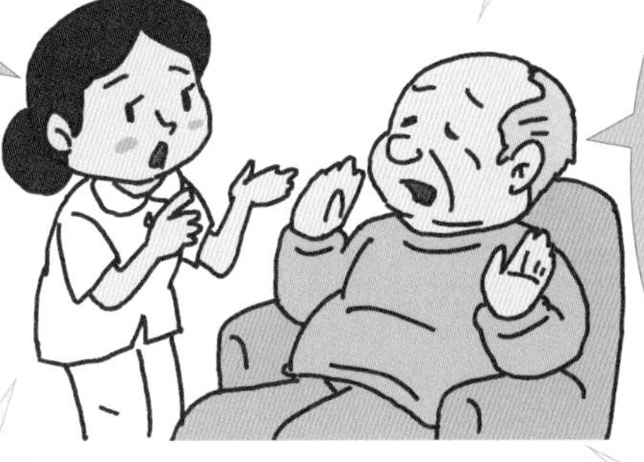

COLUMN

医療同意能力とは

提案された医療のベネフィット（益）とリスク（害），その他の代替となる治療法を含む医療的判断の性質と結果を理解し，評価でき，かつ十分な説明を受けたうえでの結論に到達し，それを相手に伝える能力である。その能力をアセスメントして意思決定支援を行う（図4）[3]。

図4 医療同意能力と評価のための質問

理解（understanding）

インフォームドコンセントのための治療についての情報開示で与えられた情報を了解する能力

【評価のための質問】
- 「医師があなたに説明したこと（疾患名，治療，治療を受ける・受けないことによるメリット・デメリットなど）を，あなたの言葉で教えてください」

認識（appreciation）

疾患および行いうる治療についての患者の考え，特に，理解したことを自分自身の状況に当てはめて考えられる能力

【評価のための質問】
- 「医師の言ったことについて，あなたはどう思いますか」
- 「あなたの今の状態を治療するには，どんな選択が良いと思いますか」
- 「どうしてそう思うのか教えてください」

論理的思考（reasoning）

治療に関する情報および自分の希望を論理的方法で処理できる能力

【評価のための質問】
- 「〈選択した治療〉が良いと思うのはどうしてか教えてください」
- 「あなたの気持ちとしては，〈選択した治療〉を選んだ最も大きな理由は何ですか」
- 「この治療があなたの日常生活にどのような影響を及ぼすと思いますか」

意思の表明（expressing a choice）

自分の希望を表明する能力

【評価のための質問】
- 「どうすることが良いと思いますか」「今はどのように思いますか」

三村將監・成本迅監訳：医療従事者のための同意能力評価の進め方・考え方，新興医学出版社，2015. を参考に作成

03 アセスメント（退院に向けた課題の抽出）

(1) Aさんの病状認識について

Aさんは慢性心不全により体液貯留が起こること，悪化予防のために利尿薬を服用する必要があることは理解できていた。しかし，利尿薬を服用すると夜間を中心に何度もトイレへ行かなければならないこと，利尿薬を中止したことによる下肢浮腫の増強や腰痛がトイレへの移動をさらに面倒に思わせていることが考えられた。Aさんにとっては，利尿薬を服用しないことで慢性心不全が悪化することよりも，利尿薬を服用して夜間に何度もトイレへ通うことのほうを苦痛が大きいと考えていると推測した。

Aさんが利尿薬を服用してもよいと思えるためには，排尿に関連する苦痛を緩和することが必要である。

(2) 身体状況について

Aさんは軽度の慢性心不全であり，病状の悪化を予防することが身体機能や生活を維持することにつながる。

高齢者は，加齢に伴い抗利尿ホルモンの分泌低下が起こり，夜間の尿量が多くなりやすい。加えて，Aさんは日中，喫茶店の椅子に座って過ごしているため下肢に浮腫が起きやすい状態である。高血圧や動脈硬化があると，日中に立位や端座位で過ごすことで腎臓への血流量が低下しやすくなり，その結果，尿量減少やうっ血状態になりやすい。逆に，睡眠中には臥床することで重力の影響がなくなるため腎臓への血流量が増加し，日中に起こったうっ血を改善しようとすることで，夜間の多尿・頻尿になっていることが考えられた（図5）。

そのほかにも，頻尿となる原因として，過活動膀胱や前立腺肥大による蓄尿障害・膀胱容量の低下・残尿なども考えられるが，夜間にのみ排尿回数が増加している点からは，これらの影響は少ないと考えた。

まずは入院中に尿量測定を行い，1回尿量や

図5 心不全による高齢者の夜間頻尿の成因

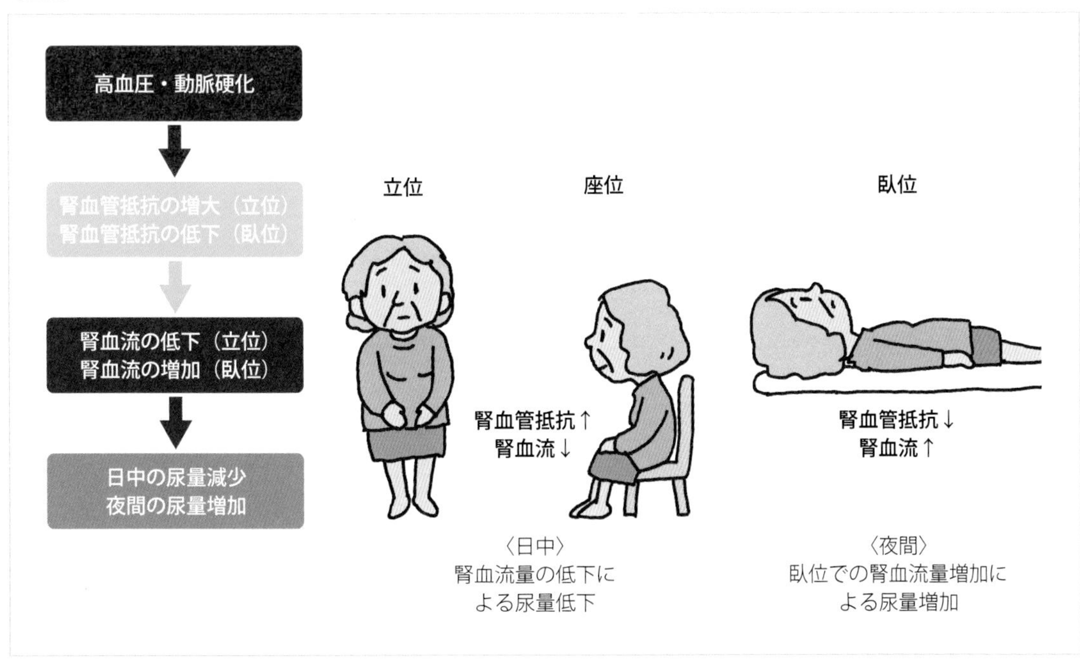

3 事例から理解する気づきとアセスメント

日中/夜間の尿量を確認してみる必要がある。

(3)生活状況，支援状況について

自宅での水分制限に関する具体的な方法は決められていなかった。Aさんは就寝前に利尿作用のあるものを摂取している様子はなかった。不眠の際には飲酒をしてしまう習慣があり，水分摂取量の増加につながっているが，不眠には夜間頻尿による睡眠の中断や心不全による呼吸困難が影響していた可能性が考えられた。不眠が継続することに伴う転倒・骨折や，活気の低下・うつ傾向などの精神症状が現われるリスクもある。

夜間頻尿を改善することは，不眠や飲酒の改善にもつながる可能性があり，介入の必要があると考えた。しかし，禁酒については，受診のたびに医療者にすすめられてきたがやめることができなかった後ろめたさがあるからなのか，Aさんの触れられたくない部分であるように見受けられた。

また，Aさんが長年営んできた喫茶店で過ごすことは，お店の手入れや以前賑わっていた頃の思い出が生活の活性化につながると考えられた。離床の機会にもなるため，継続してもらうことが生活機能の維持のためにも良いと思われた。

同居している妻は調理の際の減塩やAさんが飲酒をしないように注意をしている。妻はAさんに禁酒やきちんとした服薬をしてもらいたいと思っていても，頑固な性格のAさんと長年連れ添っていることで，自分の関わりでAさんの行動を変えることは難しいとも感じていると考えられた。

これらのことから，在宅での病状管理について，妻以外に助言ができる支援者がいれば病状の悪化予防の助けになる可能性があると考えた。

(4)アセスメントの統合

Aさんの医療上の課題は，慢性心不全の治療のための利尿薬を自分の判断で中止してしまうことであるが，利尿薬を服用すると生活上の課題として夜間頻尿，それに伴う不眠や飲酒が起こってくる。Aさんは夜間頻尿の原因を利尿薬と考えているため，夜間頻尿を改善することができれば利尿薬の服用継続，ひいては慢性心不全の増悪予防ができると考えた。

04 アセスメントに対する看護と退院後の支援の確認

夜間頻尿となっていると考えられる要因についてAさんに説明し，まずは自宅と同じような生活スタイルで過ごしてもらい，日中・夜間の尿量測定を行った。尿量測定の結果，1回尿量は減少していないが夜間の排尿回数・尿量が多くなっていることが確認できた。

夜間にトイレに行く回数を減らすための方法（表3）をAさんと相談し，日中に下肢を挙上した臥位で30分程度過ごすことを提案した。Aさんは，「それくらいならしてみてもよい」と，試してみることになった。

その結果，夜間にトイレへ行く回数は約2回に減少し，以前よりも睡眠がとりやすくなった。

トイレ歩行の妨げになりかねない腰痛には，担当医に鎮痛薬を定期的に処方してもらった。

退院後の水分摂取方法については看護師とAさん・妻で相談し，決められた量をポットへ入れておくこととなった。

また，夜間の排尿状況が服薬行動に影響していたため，訪問看護の導入をAさん，妻に了承してもらった。退院前には地域の支援者とともにカンファレンスを行い，通所リハビリテーションでも体重測定や昼寝の時間をとってもらうことを依頼した。訪問看護を行う看護師には，慢性心不全の管理と併せて排尿状況を確認し助言してもらい，Aさんとの関係構築のためにしばらくは飲酒について確認するのは控えたほうがよいと伝えた。

表3 夜間多尿に対する生活指導

- 過剰な飲水を避ける
  （夜間の飲水過多を避ける，1日の飲水量は体重の2～2.5％程度）
- 夕方，または夜間に散歩などの運動（1日20分程度）を行う
  （筋肉のポンプ作用で間質に貯留した水分を血管内に戻す，汗として体外に排出する）
- 下肢を挙上した30分以内の昼寝を行う
- 弾性ストッキングを使用する
- カフェイン，アルコールの摂取を控える

青木芳隆，横山修：高齢者夜間頻尿の病態と対処．日本老年医学会雑誌，50（4）：434-439，2013．を参考に作成

05 看護の評価

Aさんの退院から数週間後に，訪問看護ステーションの看護師からAさんについて連絡をもらった。Aさんは利尿薬の服用が継続できており，体重増加はなく，睡眠もとりやすくなり，飲酒が少なくなっているとのことであった。Aさんの性格や考え方を踏まえた方法で排泄に伴う苦痛を緩和できたことが，結果として慢性心不全の適切な管理にもつながった事例であると考える。

引用文献

1) 日本循環器学会/日本心不全学会：急性・慢性心不全診療ガイドライン（2017年改訂版）https://www.j-circ.or.jp/cms/wp-content/uploads/2017/06/JCS2017_tsutsui_h.pdf（最終アクセス2022年1月19日）
2) 宇都宮宏子，三輪恭子編：これからの退院支援・退院調整　ジェネラリストナースがつなぐ外来・病棟・地域，日本看護協会出版会，2011.
3) 三村將監・成本迅監訳：医療従事者のための同意能力評価の進め方・考え方，新興医学出版社，2015.
4) 青木芳隆，横山修：高齢者夜間頻尿の病態と対処．日本老年医学会雑誌，50（4）：434-439，2013.

参考文献

・成本迅，「認知症高齢者の医療選択をサポートするシステムの開発」プロジェクト編著：認知症の人の医療選択と意思決定支援，クリエイツかもがわ，2016.

索引

◆さ

◆た

◆な

◆は

◆ま

◆や

◆ら

編集・執筆者一覧

Profiles of Contributors

◆編集

湯浅美千代　順天堂大学大学院医療看護学研究科 教授

◆執筆（執筆順）

湯浅美千代　編集

島田　広美　順天堂大学大学院医療看護学研究科 先任准教授

丸山　　優　埼玉県立大学保健医療福祉学部看護学科 准教授

杉山　智子　順天堂大学大学院医療看護学研究科 准教授

佐瀬真粧美　東邦大学健康科学部看護学科 教授

東森　由香　順天堂大学大学院医療看護学研究科 博士後期課程

鳥田美紀代　東邦大学健康科学部看護学科 准教授

原田かおる　高槻赤十字訪問看護ステーション／高槻赤十字病院 看護副部長，老人看護専門看護師

佐藤　晶子　聖隷三方原病院看護部 課長，老人看護専門看護師

福田　智子　砂川市立病院認知症疾患医療センター 看護師長，老人看護専門看護師，認知症看護認定看護師

佐藤　典子　順天堂大学医学部附属順天堂東京江東高齢者医療センター，老人看護専門看護師

後　　智子　青梅慶友病院 病棟主任，老人看護専門看護師

佐藤　文美　複合型サービスじゃんけんぽん観音寺，老人看護専門看護師

内部　孝子　松江赤十字病院，老人看護専門看護師

立原　　怜　島根県立中央病院看護局，老人看護専門看護師

看護判断のための気づきとアセスメント

老年看護

2022年5月20日　発行

ゆあさみちよ
編　集　湯浅美千代
発行者　荘村明彦
発行所　中央法規出版株式会社
〒110-0016　東京都台東区台東3-29-1　中央法規ビル
TEL 03-6387-3196
https://www.chuohoki.co.jp/

装　幀　二ノ宮匡
本文デザイン・編集協力　クリエイティブセンター広研
印刷・製本　広研印刷株式会社

ISBN978-4-8058-8435-5
落丁本・乱丁本はお取り替えいたします。
定価はカバーに表示してあります。

○本書へのご質問について
本書の内容に関するご質問については，下記URLから「お問い合わせフォーム」にご入力いただきますようお願いいたします。
https://www.chuohoki.co.jp/contact/